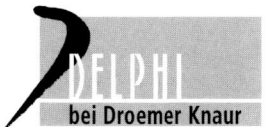

GESUNDHEIT
DURCH
CHINESISCHE
MEDIZIN

Selbstheilung mit
Kräutern, Akupressur, Qi Gong
und richtiger Ernährung

DR. STEPHEN GASCOIGNE

UNTER MITARBEIT VON

James MacRitchie
QI GONG

Robert Cran
CHINESISCHE MASSAGE

Gill Orsman
FOTOS

Delphi bei Droemer Knaur

HERAUSGEGEBEN VON

Gerhard Riemann

AUS DEM ENGLISCHEN VON

Franchita Mirella Cattani

HINWEIS FÜR DEN LESER

Bevor Sie irgendeinem Rat in diesem Buch nachkommen, empfehle ich Ihnen, sich bei gesundheitlichen Problemen oder bestimmten Leiden mit Ihrem Arzt oder Heilpraktiker zu besprechen, falls Sie Zweifel hegen, ob die jeweiligen Hilfsmittel auch in Ihrer Situation angebracht sind. Obwohl die Ratschläge in diesem Buch von Autor und Verlag sorgfältig geprüft wurden, kann keine Haftung für etwaige Folgen nichtsachgemäßer Anwendung einer der hier empfohlenen therapeutischen Methoden übernommen werden.

Für meinen Vater Bill,
in Liebe und Dankbarkeit

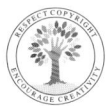

© Copyright deutschsprachige Ausgabe 1997 by
Droemersche Verlagsanstalt Th. Knaur Nachf., München
© Copyright Originalausgabe 1997 by Dr. Stephen Gascoigne
© Copyright Fotos 1997 by Gill Orsman und Stephen Marwood
© Copyright Illustrationen 1997 by Julie Carpenter
Originaltitel: The Chinese Way to Health
Originalverlag: Eddison Sadd Editions Ltd., London
Das Werk einschließlich aller seiner Teile ist urheberrechtlich geschützt.
Jede Verwertung außerhalb der engen Grenzen des Urheberrechtsgesetzes ist ohne Zustimmung
des Verlages unzulässig und strafbar. Das gilt insbesondere für Vervielfältigungen, Übersetzungen,
Mikroverfilmungen und die Einspeicherung und Verarbeitung in elektronischen Systemen.
Umschlaggestaltung: Vision Creativ, München
Umschlagfotos: Samy Hart; TIB München
Satz: Setzerei Vornehm, München
Druck und Bindearbeiten: Dai Nippon Printing Company (Hong Kong) Ltd.
Printed in Hong Kong
ISBN 3-426-29014-6
2 4 5 3 1

Inhalt

Einleitung • 6

Erstes Kapitel

URSPRUNG UND GESCHICHTE • 10

Zweites Kapitel

QI • 18
Die Körperenergie

Drittes Kapitel

DER LEBENSSTIL • 42
Meditation • Ernährung • Alltag

Viertes Kapitel

QI GONG • 62

Fünftes Kapitel

DIE CHINESISCHE MASSAGE • 84

Sechstes Kapitel

DIE CHINESISCHE KRÄUTERHEILKUNDE • 102

Siebentes Kapitel

EIGENBEHANDLUNG BEI ALLTÄGLICHEN BESCHWERDEN • 126

Achtes Kapitel

CHINESISCHE ÄRZTE • 148
Methoden und Ausbildung

Adressen/Literatur • 157
Register • 158
Über den Autor und die Berater • 160
Dank • 160

EINLEITUNG

Die Gesundheit ist, wie es heißt, unser höchstes Gut, und wir wüßten alle gern, wie man stets gesund bleiben und sich wohl fühlen kann. Die westliche Medizin besticht zwar durch eine perfektionierte Chirurgie und spektakuläre Heilerfolge bei akuten Krankheiten, vor allem auch in Notfällen, doch eine wirklich erfolgreiche Therapie bei chronischen Krankheiten und Degenerationserscheinungen kann sie in vielen Fällen nicht bieten. Genau das ist aber die Stärke der chinesischen Medizin, die mit ihrer einmaligen Sicht des Menschen als Ganzheit, als Energienetz miteinander verbundener Leitbahnen und Organe, immer größere Anerkennung findet.

Die Anzahl der Menschen, die sich den traditionellen Weisheitslehren zuwenden, ist in einem steten Wachstum begriffen. Die einen suchen Hilfe bei bestimmten gesundheitlichen Problemen, andere möchten ihre Gesundheit erhalten und das Wohlbefinden steigern, wieder andere haben eher ein »theoretisches« Interesse an der chinesischen oder östlichen Weisheit und Philosophie. Wie dem auch sei, die chinesische Medizin bietet Ihnen eine so umfassende Sicht und ein so fundiertes Wissen, daß sie Ihnen bestimmt eine Hilfe sein wird.

Als ich Ende der siebziger und zu Beginn der achtziger Jahre in einer herkömmlichen Arztpraxis arbeitete, wußte ich von chinesischer Medizin noch kaum etwas. Ich hörte zum ersten Mal davon, als einige Patienten plötzlich symptomfrei zur Untersuchung kamen, und zwar nicht, weil ich etwas zur Behebung ihrer Leiden getan hätte, sondern weil sie zu einer Akupunktursitzung oder Heilkräuterbehandlung gegangen waren. Dies erweckte ein starkes Interesse in mir, so daß ich schließlich eine Ausbildung in chinesischer Medizin absolvierte. Im Laufe der

Jahre machte ich die Erfahrung, daß man mit chinesischer Medizin äußerst wirksam, sicher und auf sanfte Weise therapieren kann. Inzwischen ist die Akupunktur (eine ihrer wichtigsten Behandlungsmethoden) weithin bekannt, und man begegnet der chinesischen Kräuterheilkunde, *Qi Gong*, *T'ai Chi Chuan*, der chinesische Massage (*An Mo* und *Tui Na*) sowie anderen Heilansätzen aus dieser großen Schatzkammer immer häufiger. Viele haben sich solchen Behandlungen erfolgreich unterzogen, und immer mehr ziehen sie in Betracht.

WAS IST CHINESISCHE MEDIZIN?

Die chinesische Medizin ist ein ganzheitlicher Heilansatz, der eine Tradition von viertausend Jahren hat. Im Laufe vieler Jahrhunderte hat sie sich von ihrem Ursprungsland aus weit verbreitet und ist nun auf der ganzen Welt vertreten. Sie liefert die philosophische Grundlage für verwandte Heilsysteme in den Nachbarländern Korea, Japan und Vietnam. Manche verwenden den umfassenden Begriff »östliche Medizin«, wenn sie diese Richtungen einschließen möchten.

Ihr Grundprinzip besagt, daß die universelle Lebensenergie *Qi* (»Tschi« ausgesprochen) den ganzen Körper und den ihn umgebenden Raum durchdringt. Der Mensch ist gesund, wenn das Qi ausgeglichen und harmonisch fließt. Der philosophischen Grundlage der chinesischen Medizin zufolge beruht der Qi-Fluß auf einer steten Dynamik zwischen den beiden Polen *Yin* und *Yang*. Diese Gesetzmäßigkeit gilt für das gesamte Universum. Sorgt man beim Menschen für ein ausgewogenes Verhältnis der beiden Kräfte, können Krankheiten geheilt werden. Das ist der Kern der chinesischen Medizin. Ihre Grundsätze sind universell und auf alle Menschen anwendbar. Eine eingehende Betrachtung der Theorie von Yin und Yang – und der Fünf Elemente (*siehe S. 30*) – ist zum Verständnis der Funktion der inneren Organe und ihrer Wechselwirkung mit der Umwelt wesentlich.

DAS MODERNE GESUNDHEITSWESEN

In den vergangenen zwanzig Jahren haben sich die Ansichten über Gesundheit und Krankheit im Westen zu wandeln begonnen. Wer mehr Verantwortung für die eigene Gesundheit übernimmt, macht sich mit Heilweisen wie der chinesischen Medizin vertraut, die ein aktives Mitmachen des Patienten erfordern.

Die chinesische Medizin hat sich seit jeher vor allem damit befaßt, präventiv die Gesundheit zu erhalten, und sich nicht darauf beschränkt, Krankheiten und Gesundheitsmängel zu kurieren. Sie bietet im akuten Fall eine ausgezeichnete Krankheitsbehandlung, aber Vorbeugen ist stets besser als Heilen. Ein chinesisches Sprichwort besagt, eine Krankheit zu behandeln sei, wie einen Brunnen zu graben, wenn man Durst habe.

Gesundheit ist nicht einfach das Fehlen von Krankheitssymptomen, sondern ein vitales, dynamisches Wohlbefinden. Die chinesische Medizin erklärt deshalb auch, woran es liegt, wenn man sich »nicht so richtig wohl« fühlt, also an keiner Krankheit leidet, aber auch nicht ganz gesund ist. Sie beugt späteren schwereren Schädigungen vor, und sie steigert Ihre Vitalität.

BEHANDLUNGSARTEN

Das schöne an der chinesischen Medizin ist, daß sie ein klares, aber dennoch profundes Verständnis der Funktionsweise des Körpers vermittelt, ebenso wie sie die Zusammenhänge zwischen uns und unserer Umgebung aufzeigt. Ändern wir unsere Gewohnheiten oder wenden wir bestimmte Behandlungen an, so können wir etwaige Disharmonien korrigieren und uns insgesamt stärken.

Die chinesische Medizin kennt im wesentlichen die folgend genannten acht Methoden zur Vorbeugung und Behandlung von Krankheiten. Viele Ansätze zu kennen ist stets nützlich, weil sich die Therapie dann auf die individuellen Bedürfnisse maßschneidern läßt. Manchmal genügt eine kleine Veränderung in einem Lebensbereich – zum Beispiel Ernährung oder Bewegung. Reicht dies nicht aus, kann man weitere Maßnahmen ergreifen, etwa die Akupunktur und Kräuterheilkunde anwenden.

Meditation

Meditation wird als die wirksamste Methode zur Aufrechterhaltung einer guten Gesundheit erachtet. Sie wirkt umfassend und nicht nur auf der körperlichen, sondern auch auf der seelischen und schließlich geistigen Ebene. Im dritten Kapitel erfahren Sie mehr darüber und lernen einige einfache Meditationsübungen kennen.

Ernährung

Die Gesundheit ist wesentlich von der Ernährung abhängig. Die chinesische Medizin beschreibt, wie die verschiedenen Nahrungsmittel energetisch auf die subtilen körperlichen Prozesse und die Organe einwirken. Ebenso werden Ernährungsumstellungen vorgeschlagen, um den Auswirkungen verschiedener Einflüsse – etwa der Witterung und des Lebensstils – entgegenzuwirken. Im dritten Kapitel erfahren Sie auch hierüber mehr.

Bewegung

Vor allem beim Qi Gong und T'ai Chi Chuan, einer Abwandlung des Qi Gong mit zusätzlichen Übungen für den Kampfsport und Langlebigkeit, leiten die Gedanken das Qi in einer

Folge von sanften Bewegungen. Diese Übungen wurden schon im 4. Jahrhundert v. Chr. ausgeführt. Sie wurzeln im Schamanismus einer Zeit, in welcher der Sage nach Herren der Winde und des Regens, der Fruchtbarkeit und des Todes eine Vorrangstellung in der Gesellschaft innehatten. Im vierten Kapitel werden Ihnen einige einfache Qi-Gong-Übungen vorgestellt.

Massage

Die Massage ist eine der ältesten Heilweisen. Sie kann schnell erlernt und dann in vielen Situationen nutzbringend angewendet werden. Die chinesische Massage fördert den regelmäßigen Qi-Fluß im Körper, stärkt das Qi, wo es schwach ist, und löst etwaige Blockaden auf. Sie hat ähnliche Anwendungs- und Behandlungsbereiche wie die Akupunktur, aber das erwünschte Ergebnis wird statt mit Nadeln mit Fingerdruck erreicht (*siehe fünftes Kapitel*).

Heilkräuter

Die Kräuterbehandlung ist – wie die Akupunktur – eine stärkere Methode und wird traditionellerweise dann angewendet, wenn die bisher genannten, sanfteren, nicht ausreichend waren. Hochwirksame (Kräuter-)Arzneien werden verabreicht, die auf den jeweiligen Patienten abgestimmt sind und oft mit zusätzlichen Kräutern eine ausgewogene Mixtur ergeben. Bei falscher Anwendung können diese Arzneien jedoch schädlich sein; deswegen sollte man sie stets mit Bedacht und Sorgfalt auswählen bzw. herstellen. Im sechsten Kapitel werden einige einfache Rezepturen und einzelne Kräuter (die völlig gefahrlos zur effizienten Eigenbehandlung eingenommen werden können) beschrieben.

Akupunktur

Nur ausgebildete Akupunkteure sollten diese Behandlungsmethode durchführen, da sie nicht zur Eigentherapie gedacht ist. Bei dieser Technik wird mit feinen Nadeln an bestimmten Stellen des Körpers auf den Fluß des Qi eingewirkt. Jeder Reizpunkt liegt an einer Leitbahn (Meridian), in der Qi durch den Körper fließt (*siehe S. 24*). Durch die Nadel wird der Energiefluß an dieser Stelle sowohl im betreffenden Meridian als auch im entsprechenden Organ verändert. So kann man das Qi in den inneren Organen ausgleichen und stärken und die körpereigenen Selbstheilungskräfte aktivieren. Im achten Kapitel wird die Anwendung der Akupunktur durch Fachkundige beschrieben.

Astrologie

Die chinesische Astrologie ist eine komplexe Wahrsagekunst, die nützliche Einsichten in gegenwärtige Zustände liefert und den Blick dafür schärft, was in der Zukunft passieren könnte. Mit ihrer Hilfe kann man die Selbsterkenntnis vertiefen und lernen, wie man sich in den verschiedenen Situationen des Lebens angemessen verhalten sollte. Dies gewährleistet einen harmonischen Qi-Fluß und damit Gesundheit. Die Astrologie ist nicht Thema dieses Buches, doch finden Sie Literaturempfehlungen in der Bibliographie (*siehe S. 157*).

Geomantie

In China wird die Feinabstimmung der unmittelbaren äußeren Umgebung mit dem persönlichen Qi *Feng Shui* (wörtlich: »Wind und Wasser«) genannt. Es geht beispielsweise darum, das beste Gelände für einen Hausbau oder die optimale Arbeitsumgebung zu finden. In China wird Feng Shui sehr ernst genommen: Bevor Firmen, Regierungsorganisationen oder Privatleute in ein Gebäude ziehen, lassen sie in der Regel sein Feng Shui bestimmen.

Leben wir in Disharmonie mit dem Qi unserer Umgebung, wird das Körper-Qi davon betroffen, und Krankheiten oder widrige Umstände können sich einstellen: In klimatisierten Büros mit vielen Computern oder Maschinen und wenig Tageslicht sind die Angestellten zum Beispiel häufig erkältet. Auch dieses Thema wird hier nicht ausführlich behandelt. (*Siehe Bibliographie auf S. 157.*)

SELBSTHILFE

Die chinesische Medizin ist deshalb so schnell nachvollziehbar, weil sie die Abläufe im menschlichen Körper in einer klaren und verständlichen Sprache beschreibt, und zwar anhand einfacher Beobachtungen, die Ihnen wahrscheinlich schon vertraut sind, auch wenn es Ihnen bisher nicht bewußt war. Sie erklärt etwa, weshalb sich eine bestimmte Empfindung einstellt, wenn man eine gewisse Speise ißt oder sich in einem bestimmten Klima aufhält. Beschäftigt man sich mit chinesischer Medizin, lernt man bereits nach relativ kurzer Zeit zu verstehen, wie der Körper im wesentlichen funktioniert, wie man ihn gesund erhalten und Krankheiten behandeln kann.

Die Grenzen der Selbsthilfe – Vorsichtsmaßnahmen

Mit diesem Buch wird nicht versucht, Arztbesuche überflüssig zu machen. Die Erläuterungen dienen in erster Linie der Gesundheitsförderung.

Bei ernstzunehmenden Symptomen mit einer Verschlimmerung des Gesundheitszustandes, Beeinträchtigungen im Alltag oder bei der Arbeit oder solchen, die sich plötzlich im Laufe weniger Stunden einstellen, empfehle ich Ihnen dringend, ärztlichen Rat einzuholen. Das siebente Kapitel (*siehe S. 126ff*), in dem bestimmte Krankheitssymptome beschrieben werden, enthält klare Hinweise, wann der Besuch bei einem Arzt oder Heilpraktiker unumgänglich ist.

ÜBER DIESES BUCH

Im vorliegenden Buch werden die Grundsätze der chinesischen Medizin klar und praxisnah beschrieben. Es ist eine ideale Einführung in die Welt der chinesischen Medizin und bietet Ihnen Selbsthilfemethoden, die Sie im Alltag sowohl zur Befreiung von bestimmten Symptomen als auch generell zur Verbesserung der Gesundheit üben und anwenden können.

Nach einem Überblick über die Ursprünge und Geschichte dieser traditionsreichen Heilweisen sowie ihre Verbreitung im Westen werden im zweiten Kapitel die altbewährten Grundsätze der chinesischen Medizin beschrieben. Sie beruhen auf Beobachtungen, die einen unschätzbaren Wert für das Verständnis des Menschen und seines Lebensraumes haben. Vom dritten bis zum sechsten Kapitel werden Selbstbehandlungsmethoden zur Optimierung der Gesundheit und als Hilfen im Umgang mit etwaigen Leiden beschrieben, nämlich Meditation, Ernährung und Gestaltung der Lebensweise, Qi-Gong-Übungen, Massagetechniken und die Kräuterheilkunde. Im siebenten Kapitel sind häufig vorkommende Symptome in einer umfassenden Tabelle zusammengefaßt, aus der sich schnell die Behandlungsmöglichkeiten für ein Leiden ablesen lassen, und zwar mit Querverweisen auf die Kapitel drei bis sechs, damit Sie die Einzelheiten der jeweiligen Behandlungsarten gleich nachlesen können. Außerdem wird bei jedem Symptom angegeben, wann ärztliche Hilfe nötig ist.

Das Buch schließt mit einem Kapitel über Ausbildung, Arbeitsweise und Behandlungsmethoden von Ärzten der chinesischen Medizin sowie Hinweisen, wie Sie im Bedarfsfall einen kompetenten Arzt finden. Sollten Sie selbst den Wunsch nach einer Ausbildung in chinesischer Medizin haben, lesen Sie die bedenkenswerten Punkte dazu. Adressen finden Sie auf S. 157.

ERSTES KAPITEL

URSPRUNG UND GESCHICHTE

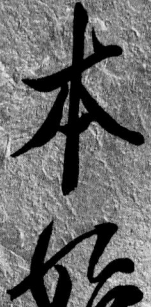

- Die Entstehung
der chinesischen Medizin
- Klassische Texte und führende Vertreter
- Die chinesische Medizin heute
- Verbreitung in Asien
und Einzug im Westen
- Die Weiterführung der Tradition

Das philosophische Gedankengut Chinas, zu dem auch die Medizin gehört, schenkt uns einen riesigen Wissensschatz. Es hat seine Ursprünge in einer Zeit, als magische Formeln und geistige Übungen im täglichen Leben eine große Rolle spielten. Heute wird das alles von vielen als Aberglauben abgetan, aber in Gesellschaften, die in Verbindung mit der Natur leben und sich einen Sinn für das Übernatürliche bewahrt haben, wird ihr wirklicher Wert noch immer anerkannt.

DER URSPRUNG DER CHINESISCHEN MEDIZIN

Archäologen haben Akupunkturnadeln gefunden, die etwa aus dem Jahr 1000 v. Chr. stammen, und aus der gleichen Zeit datieren alte Texte mit Hinweisen auf die Theorie von Yin und Yang. In zahlreichen alten Schriften werden Teilaspekte der chinesischen Medizin beschrieben, und die ersten Aufzeichnungen über die Fünf Elemente stammen aus der Zeit der Streitenden Reiche (476 bis 221 v. Chr.).

Das älteste in der chinesischen Medizin heute noch verwendete Grundlagenwerk *Huang-di Nei-jing* (»Des Gelben Kaisers Klassiker der Inneren Medizin«), wurde im 3. Jahrhundert v. Chr. geschrieben. Einige Passagen sind jedoch viel älter, möglicherweise Tausende von Jahren. Der legendäre Gelbe Kaiser soll um 2700 v. Chr. über eine zusammengewürfelte Anzahl chinesischer Stämme geherrscht haben, und das Buch ist in Dialogform zwischen ihm und seinem ersten Minister Qi Bo geschrieben. Es besteht aus zwei Teilen: Die »Elementaren Fragen« behandeln allgemeine medizinische Zusammenhänge, während die »Geistige Achse« auf die Akupunktur eingeht. Das *Nei Jing*, wie es auch genannt wird, gilt als die »Bibel« der chinesischen Medizin. Es enthält Wissen aus viel älteren

Schriften und macht deutlich, daß die chinesische Philosophie in der taoistischen Mystik und schamanistischen Praktiken wurzelt.

Seither sind viele Bücher geschrieben worden, die sowohl Schüler als auch chinesische Ärzte noch heute verwenden. Der »Kommentierte Klassiker der Schwierigkeiten« (*Nan Jing*) aus dem 1. oder 2. Jahrhundert n. Chr. behandelt Theorie und Praxis der Akupunktur. Er ist in einem anderen Stil als »Des Gelben Kaisers Klassiker der Inneren Medizin« verfaßt und läßt den Übergang von der schamanistischen Tradition zur heutigen erkennen.

Zwei wichtige Männer in der Geschichte der chinesischen Medizin stammen ebenfalls aus dieser Zeit. Hua Tuo war ein bedeutender Taoist, der verschiedene Behandlungsmethoden sowie Qi-Gong-Übungen ausarbeitete. Zhang Zhong-jing ist der Verfasser des *Shang han Lun*, des klassischen, heute noch verwendeten Textes »Über kälteinduzierte Krankheiten«, die durch klimatische bzw. Witterungseinflüsse auf den Körper entstehen. Er hat überdies verschiedene bekannte Kräutermixturen entwickelt, darunter das *Jin Gui Shen Qi Wan* (*siehe S. 120*) zur Behandlung von Nierendisharmonien, und ist Verfasser

11

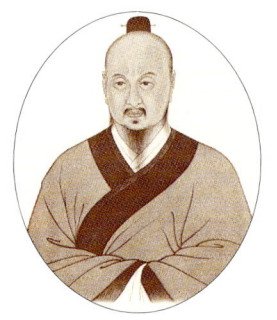

ZHANG ZHONG-JING
(150–219)

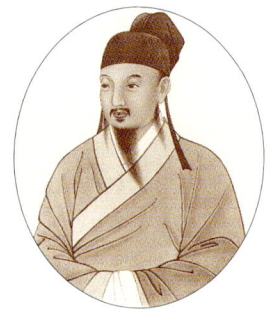

SUN SI-MIAO
(581–682)

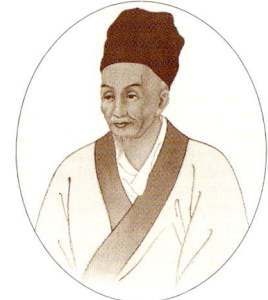

LI SHI-ZHEN
(1518–1593)

des Klassikers der Kräuterkunde *Jin-gui Yao-lue Fang Lun*, der »Wichtigen Verordnungen aus dem Goldenen Schrein«.

Um 600 n. Chr. wurde die chinesische Medizin vom Buddhismus beeinflußt, was besonders in den Werken des damals lebenden Sun Si-miao zum Ausdruck kommt. Er war wegen seiner Kenntnisse der chinesischen Kräuterheilkunde und der Behandlung von Frauen und Kindern als »König der Medizin« bekannt.

Aus der Song-Dynastie stammt »Das illustrierte Werk der Reizpunkte, die auf dem bronzenen Modell gefunden wurden« (*Tong-ren Shu-xue Zhen-jiu Tu Jing*), im 11. Jahrhundert n. Chr. von Wang Wei-yi geschrieben. Daraufhin wurden zwei lebensgroße Bronzefiguren mit sämtlichen Akupunkturpunkten gegossen. Die den Punkten entsprechenden Löcher waren mit Wachs versiegelt und die Bronzemodelle mit Wasser gefüllt; wenn man die Nadel richtig setzte, floß Wasser heraus. Was für ein anschauliches Lehrmittel!

Im 16. Jahrhundert verfaßte der in der Ming-Dynastie lebende Arzt Li Shi-zhen ein noch heute verwendetes Kräuterbuch, in dem er die Wirkung und Anwendung von nahezu 2000 Arzneien beschrieb. Auch seine klassischen »Pulsstudien« werden von Schülern und Ärzten der chinesischen Medizin unserer Zeit

beigezogen. Die Pulsdiagnose nimmt in der chinesischen Medizin einen wichtigen Platz ein und ist inzwischen zu einer exakten und differenzierten Kunst geworden (*siehe S. 151*).

In späteren Jahrhunderten, insbesondere den letzten 150 Jahren, fanden in China große soziale und politische Unruhen statt, die auch die medizinische Praxis stark beeinflußten. Zu Beginn des 20. Jahrhunderts wurde die konventionelle westliche, als »zivilisiert« und »hochentwickelt« geltende Medizin immer häufiger vorgezogen. Bis zur kommunistischen Revolution 1949 lief

Mit diesem einzigartigen Lehrmittel aus der Song-Dynastie lernten damalige Schüler, die Akupunkturnadeln richtig zu setzen. Bei falschem Anbringen der Nadeln floß kein Wasser.

die chinesische Medizin Gefahr, einen nicht wiedergutzumachenden Schaden zu erleiden.

Die Grundlagen der chinesischen Medizin werden seit mindestens 4000 Jahren angewandt, nur haben sich Behandlungsart und -stil im Laufe zunehmender Erfahrung und infolge verschiedener kultureller Einflüsse verändert. Die heutige chinesische Medizin ist das Ergebnis dieser komplexen Verbindung von Theorie und Praxis, von Gedankengut und Erfahrung. Sie entwickelt sich immer weiter, wenn neue Einflüsse auf sie einwirken, wobei in unserer Zeit vor allem die Interaktion mit dem Westen zum Tragen kommt.

DIE ENTWICKLUNG IN CHINA

Die Geschichte der chinesischen Medizin in China ist lang und ruhmreich. Im Lauf der Jahrhunderte hat sie zahlreiche Einflüsse aufgenommen und die verschiedensten Schulen hervorgebracht, die den diversen Behandlungsmethoden jeweils ein etwas unterschiedliches Gewicht beimaßen. So wurde beispielsweise in der zweiten Hälfte des 12. Jahrhunderts in der »Milz-und-Magen-Stärkungs«-Schule besonderer Wert auf die Stärkung der Verdauungsorgane gelegt. Im 16. Jahrhundert gab es eine »Schule zur Stärkung des Yang«, während im 17. und 18. Jahrhundert die Schule der »Hitzekrankheiten« Aufschwung nahm. Das liegt zum Teil an kulturellen Veränderungen in China, spiegelt jedoch auch Änderungen der Krankheitsmuster wider. Die Krankheit der einen Generation ist nicht die der nächsten. Die Muster verändern sich mit Lebensweise und Lebensbedingungen sowie seelischen Befindlichkeiten.

Dank dieser verschiedenen Schulen und Einflüsse sind uns zahlreiche und vielfältige Behandlungsmethoden überliefert worden, die noch heute angewendet werden. Ärzte, die im Schamanentum und in den ursprünglichen geistigen Übungen erfahren sind, üben ihre Kunst neben solchen aus, die »konventioneller« arbeiten. Dazu kommen die Anwender im Westen, deren unterschiedliche Herkunft ihren Stil färbt. Dies zeigt deutlich, daß nicht eine »einzig richtige« Anwendungsweise der chinesischen Medizin existiert, wenn auch die theoretischen Grundlagen dieselben sind und bleiben.

DIE CHINESISCHE MEDIZIN HEUTE

In der Volksrepublik China gewann die Ausübung der traditionellen Medizin des Landes seit der kommunistischen Revolution 1949 besondere Beachtung. In der ersten Hälfte dieses Jahrhunderts hatte die westliche Medizin immer mehr die Oberhand gewonnen. Die chinesische wurde als primitiv und unterentwickelt betrachtet, staatlich nicht unterstützt und daher immer mehr in den Hintergrund gedrängt. In den Augen der neuen Machthaber stellte sie sich jedoch als praktisch, einfach und bezahlbar sowie in allen Schichten der Bevölkerung anwendbar heraus. Seither wird sie staatlich gefördert und unterstützt und erfährt heute eine neue Blüte, was sich auf die Nachbarländer ausgewirkt und auch in Korea und Japan zu einem erneuten Aufschwung der traditionellen Medizin geführt hat.

Vor allem da die Kassen durch eine teure medizinische Technologie nur allzusehr belastet werden, könnte auch der Westen von einer weiteren Verbreitung der chinesischen Medizin profitieren. Ihre Behandlungsmethoden sind nicht nur verhältnismäßig preiswert, sondern darüber hinaus sehr wirksam.

Es gibt jedoch eine Kehrseite der Medaille dieses neuen Aufschwungs der chinesischen Medizin in China. Die kommunistische Regierung stellte sie ihren ideologischen Überzeugungen entsprechend unter Betonung materialistischer Grundsätze dar, wobei sie die geistigen unterdrückte. Das ist auch heute noch der Fall, und Zeiten verhältnismäßiger Freiheit werden von schonungsloser Kontrolle abgelöst.

Die jahrelange politische und religiöse Unterdrückung in China hat die Ausübung und das Studium geistiger Lehren sehr erschwert. Daher sind viele Meister der chinesischen Medizin nach der Revolution geflohen und haben sich in Taiwan, Korea oder noch weiter entfernt niedergelassen.

Es trifft wahrscheinlich zu, daß die geistigen Aspekte der chinesischen Medizin zur Zeit eher außerhalb Chinas und im Westen als in ihrem Ursprungsland zu finden sind. Ähnlich ist es dem tibetischen Buddhismus nach dem Einfall der Chinesen in Tibet 1959 und seiner brutalen Unterdrückung ergangen. Heute hat er in Indien und im Westen eine neue Blüte erlangt, kann aber im Ursprungsland nicht frei ausgeübt werden.

Das alles hat die Art chinesischer Medizin, die in den Westen gelangt ist, beeinflußt. Die sogenannte traditionelle chinesische Medizin (TCM) ist das Ergebnis der vorsätzlichen Eliminierung spiritueller Bereiche aus diesem Heilansatz. Das ist jedoch nicht vollständig gelungen, und die meisten Ärzte und Schüler haben herausgefunden, wie sich diese Schwierigkeit überbrücken läßt. Sie gehen beispielsweise zur Ausbildung nach Taiwan, Korea, Japan oder Vietnam (obzwar die dortige Lage seit 1975 derjenigen auf dem chinesischen Festland sehr ähnlich ist).

DIE VERBREITUNG IN ASIEN

Die chinesische Medizin hat sich von ihrem Ursprungsland aus mit wachsendem Kontakt zu den Nachbarländern verbreitet. In der Regel waren es buddhistische Mönche, die diese Heilkunde in andere asiatische Länder brachten. Das hat wiederum die chinesische Medizin und ihre enge Verbindung zwischen seelischen und körperlichen Belangen stark beeinflußt. Da buddhistische Mönche Mitgefühl und Hilfe für alle empfindenden Wesen geloben, ist es nur natürlich, daß die von ihnen ausgeübte Heilkunst dieses Mitgefühl widerspiegelt.

In den Ländern, in denen sich die chinesische Medizin verbreitete, gab es meistens bereits ein eigenes Heilwesen, das jedoch durch diesen neuen Einfluß bereichert wurde. Daraus entstanden für das jeweilige Land typische und einmalige Behandlungsmethoden, die auf den Grundlagen der chinesischen Medizin beruhen.

JAPAN

Die traditionelle japanische Medizin beruht auf Reinigung durch Baden, geistige Übungen zur Austreibung schädlicher Geister sowie der Kräuterkunde. Davon ist einiges erhalten geblieben, insbesondere das (auf der ganzen Welt verbreitete) Baden in heißen Quellen sowie Shinto und buddhistische Heilweisen.

Japan stand seit dem 5. Jahrhundert n. Chr. unter dem Einfluß der koreanischen Medizin; im 7. Jahrhundert setzte die Verbreitung der chinesischen Medizin direkt aus China ein. Buddhistische Mönche, die ins »Land der Mitte« gingen, um ihren Glauben zu vertiefen, brachten bei der Rückkehr viele Erkenntnisse der chinesischen Medizin mit.

Die erste japanische medizinische Schrift, die »Gesammelten geordneten Verschreibungen großer Einheit« (*Daidô ruijûhô*), wurde im Jahr 808 n. Chr. verfaßt. Auch die 984 n. Chr. von Tambo no Yasuyori veröffentlichten »Wichtigsten medizinischen Techniken« (*Ishinpô*) werden als grundlegende Weiterführung der überlieferten traditionellen chinesischen Medizin anerkannt. Darin werden buddhistisches Gedankengut und taoistische Praxis miteinander verwoben.

KOREA

Da Korea an China angrenzt, wurde es kulturell und medizinisch sehr von seinem großen Nachbarn beeinflußt. Die chinesische Medizin hatte bereits um 100 n. Chr. in der Koguryô-Dynastie Einlaß ins Land gefunden. Die Koreaner änderten dieses Wissen jedoch vor dem Hintergrund ihrer eigenen Erfahrungen und lokalen Gegebenheiten ab und kombinierten es mit einheimi-

China und die heutzutage wichtigsten asiatischen Länder, in denen sich Grundlagen und Anwendung der chinesischen Medizin verbreiteten. Die besprochenen Länder sind fett gedruckt.

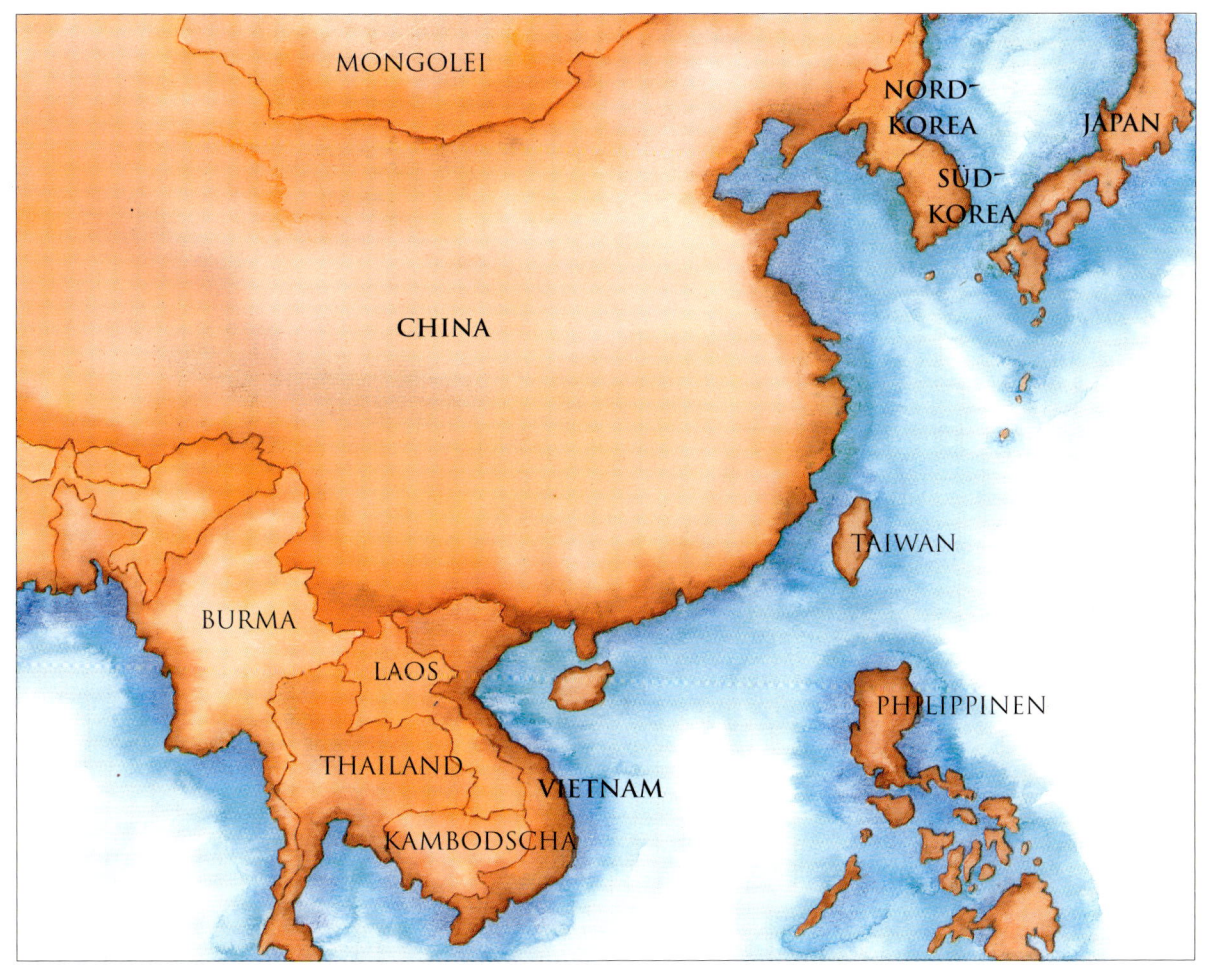

schen Behandlungsmethoden. Infolge seiner Verbindungen mit Indien durch buddhistische Mönche stand Korea zudem vom 4. bis 7. Jahrhundert n. Chr. auch unter dem Einfluß der indischen Medizin.

Im Laufe der Zeit entstanden viele medizinische Schriften in Korea, aber keine ist je wieder so bekannt geworden wie der 1631 veröffentlichte »Wertvolle Spiegel der östlichen Medizin« (*Tongûi pogam*), der noch heute als Lehrbuch dient und sowohl auf Urtexten wie »Des Gelben Kaisers Klassiker der Inneren Medizin« als auch auf dem örtlichen Erfahrungsschatz basiert.

Das Aufkommen der westlichen Medizin in Korea gefährdete die einheimische traditionelle Heilkunde. Zusätzlich zur Fremdherrschaft, insbesondere derjenigen Japans, wurde sie bis 1940 beinahe ausgerottet. Seither jedoch lebt sie wieder auf.

VIETNAM

Es gibt zwei verschiedene Strömungen in der vietnamesischen Medizin. Die ältere »Südliche Heilkunde« (*Thuoc nam*) entstand vor über 4500 Jahren in Südvietnam. Darin geht es um Akupunktur, Kräuteranwendungen und Ernäh-

rung. Die »Nördliche Heilkunde« (*Thuoc bac*) hingegen ist später – nach 179 v. Chr., als Vietnam unter chinesischer Herrschaft stand – aufgekommen und hat sich im wesentlichen »chinesisch« entwickelt. Umgekehrt hat Vietnam die chinesische Medizin durch Einfuhr vietnamesischer Kräuter nach China beeinflußt.

Im Lauf der Jahrhunderte haben sich nördliche und südliche Strömung eigenständig weiterentwickelt und dabei jeweils die andere beeinflußt. Die heutige traditionelle vietnamesische Medizin enthält Elemente beider Richtungen.

Die Heilkunde war insofern auf das spezifisch vietnamesische Klima abgestimmt, als während des Monsuns dort feuchte Hitze vorherrscht. Außerdem war sie – wie in China – eng mit einer überwiegend buddhistischen geistigen Übung verbunden.

Der im 18. Jahrhundert lebende vietnamesische Arzt Hai Thuong Lan Ong Le hun Trac schrieb viele Werke, worunter jedoch eines – seine »Abhandlung über das medizinische Wissen« (*Hai Thuong y tong tam linh*) – große Bedeutung erlangt hat und auch heute noch häufig von Studenten und praktizierenden Ärzten verwendet wird.

DIE BEGEGNUNG VON OST UND WEST

Viele Jahrhunderte hindurch fand ein Austausch zwischen der asiatischen und westlichen Kultur statt, der sich in Kunst, Töpferei, Wissenschaft und heute auch der medizinischen Praxis niedergeschlagen hat. Obwohl die chinesische die herkömmliche westliche Medizin nicht beeinflussen konnte, haben sich doch viele westliche Ärzte in China und anderen östlichen Ländern ausbilden lassen und sind mit asiatischen Behandlungsmethoden zu ihren Patienten zurückgekehrt.

Zu den ersten, die in Berührung mit der chinesischen Kultur kamen, gehörten Jesuiten und Angestellte der holländischen Ostindien-Gesellschaft (Dutch East India Company). Der holländische Arzt Willem ten Rhijne veröffentlichte 1683 ein Werk über die Akupunktur und Moxibustion (Verbrennung des würzigen getrockneten Heilkrautes Beifuß zur Erwärmung bestimmter Punkte, um die Energie zu steigern, Entspannung zu fördern und Schmerz zu lindern). Um dieselbe Zeit verfaßten jesuitische Missionare in Japan eine ganze Anzahl weiterer Schriften über die chinesische Medizin.

Über die Jahrhunderte haben sich Chinesen in vielen verschiedenen Ländern niedergelassen und ihre Medizin angewendet. Allerdings blieben sie in der Regel eher unter sich, so daß sie wenig mit Kultur und Gedankengut des Westens in Berührung kamen. Erst nach 1960 machte sich ein bemerkenswerter Einfluß der chinesischen Medizin im Abendland bemerkbar (China hatte sich während der kulturellen Revolution stark gegen den Westen und seine Einflüsse abgeschirmt). Anläßlich einer Reise nach China wohnten Präsident Nixon und seine Begleiter 1972 einer damals aufsehenerregenden Anwendung der Akupunktur zur Anästhesie bei, und spätere Kontakte haben die chinesische Medizin im Westen noch bekannter gemacht.

Seither gibt es in der Volksrepublik China Ausbildungsmöglichkeiten; viele westliche Ärzte der chinesischen Medizin haben sie dort oder in anderen asiatischen Ländern erlernt, und zahlreiche Fachkundige sind aus China und seinen Nachbarländern in unsere Regionen gezogen.

In den letzten Jahren entstanden im Westen viele Institute und Schulen für chinesische Medizin, und man findet heute beinahe in jeder Stadt jemanden, der sie praktiziert. Es gibt schon eine relativ große Zahl von Akupunkteuren, und mit jedem Jahr werden Kräuterheilkunde, Qi Gong, Massage und Ernährungstherapie bekannter. Heute kann man sich auch bei uns meistens ohne allzu große Schwierigkeiten nach den Methoden chinesischer Medizin behandeln lassen.

ÜBERLIEFERUNG

Ursprünglich wurden Gedankengut und Praxis der chinesischen Medizin über ein Lehrer-Schüler-Verhältnis von Generation zu Generation weitervermittelt. Jeder Schüler lernte und praktizierte mit einem Meister, um die Stichhaltigkeit seiner Lehre selbst zu erfahren. Nach der Lehrzeit wurde er selbst zum Meister und gab sein Wissen an die nächste Generation weiter.

Eine solche Überlieferung ist untrennbar mit dem östlichen Gedankengut verbunden. Ganz ähnlich lassen sich die Lehren und geistigen Übungen des Buddhismus von der Gegenwart über eine Reihe von Meistern bis zu Buddha zurückverfolgen. Das gleiche trifft auf den Taoismus zu. So kann man die Lehren der chinesischen Medizin bis zu ihrem Ursprung zurückverfolgen. Dank diesem beinahe ununterbrochenen Zyklus der Lehrer-Schüler-Tradition kam die Verbindung von Theorie und Praxis zustande, die ursprüngliche Reinheit der Lehre wurde bewahrt, und die Anwendung blieb dennoch ursprünglich und dynamisch.

Seit der kommunistischen Revolution ist diese Tradition nicht mehr so verbreitet, sondern wurde zusehends von westlichen Ausbildungsmethoden abgelöst. Den abendländischen Medizinern stellt sich nun die Aufgabe, sich mit den alten Lehren und ihrem geistigen Ursprung zu befassen und deren Wahrheitsgehalt selber zu erfahren.

Soll der Wissensschatz der 4000 Jahre alten chinesischen Medizin weiterhin zu unser aller Nutzen am Leben erhalten werden, dann tragen wir nun die Verantwortung, Theorie und Praxis als Ganzes zu erlernen und unverfälscht weiterzugeben, nicht nur, damit die chinesische Medizin im Westen noch tiefere Wurzeln schlägt, sondern auch, damit sie sich in den nächsten Generationen weiterentwickeln kann.

ZWEITES KAPITEL

QI
DIE KÖRPERENERGIE

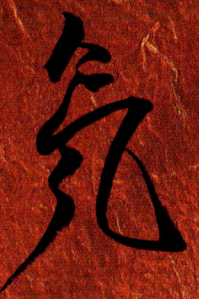

- Die Grundlagen
der chinesischen Medizin
- Yin und Yang
- Die Lebensenergie Qi
- Gesundheit und Krankheit
- Meridiane und Energiepunkte
im Körper
- Die Fünf Elemente und die wichtigsten
Organe in der chinesischen Medizin

Das zentrale Thema der chinesischen Medizin ist die Auffassung, daß die Lebensenergie Qi in Meridianen den Körper bis zu den inneren Organen durchströmt. Es nährt den Körper gemeinsam mit dem Blut und sorgt dafür, daß er richtig funktioniert. Wir sind gesund, wenn Qi und Blut als Lebensbasis im Gleichgewicht sind und harmonisch fließen. Wollen wir verstehen, wie Qi und Blut als Yin- und Yang-Aspekt mit der Gesundheit zusammenhängen, müssen wir zunächst das Prinzip von Yin und Yang und seine Rolle in der chinesischen Medizin betrachten.

YIN UND YANG

Das Prinzip von Yin und Yang bildet die Grundlage aller Aspekte der chinesischen Philosophie und Medizin. Es repräsentiert eine Weltsicht, die sich von der westlichen Philosophie unterscheidet, jedoch eine tiefe Einsicht über den Menschen und seine Umwelt sowie deren Wechselwirkung vermittelt. Die Qualitäten von Yin und Yang sind die Grundlage allen Seins. Sie symbolisieren die Dualität, wie sie sich in unserem Alltag offenbart. Die chinesische Medizin ist deshalb so wirksam, weil sie auf der Basis dieses Gedankenguts einen *ganzheitlichen* Ansatz mit einer *ganzheitlichen* Sicht des Menschen und des Kosmos darstellt und daher vielseitig anwendbar ist.

Yin und Yang sollten im Gleichgewicht sein. Überwiegt der eine oder andere Aspekt zum Nachteil des jeweils Gegenpoligen, ist die Harmonie gestört. Im Westen werden vor allem die »männlichen« Yang-Eigenschaften wie Durchsetzungs- und Leistungsvermögen betont. Ohne »weiblichen« Yin-Ausgleich durch Empfänglichkeit und Verwurzelung wird man aber aggressiv, gewinnsüchtig und jähzornig (die Begriffe »weiblich« und »männlich« sind in keiner Weise als

moralische Wertung zu verstehen). Ein chinesisches Sprichwort besagt: Yang ohne Yin ist wie ein Pferd ohne Zügel, Yin ohne Yang ist kalt und elend. Untrennbar voneinander abhängig, sind sie auch gleichwertig, was durch ihr Symbol eindrücklich versinnbildlicht wird. Dies bedeutet, daß eine extreme Überbetonung von Yin oder Yang ein solches Ungleichgewicht hervorruft, daß unweigerlich auch Krankheitssymptome auftreten.

Das bekannte Symbol, das hier abgebildet ist, verdeutlicht die Untrennbarkeit und die gegenseitige Abhängigkeit von Yin und Yang: In keiner Lebenslage existiert nur eines der beiden Prinzipien. Alle Dinge im Universum sind miteinander verbunden und verändern sich im steten Wechselspiel dieser beiden Pole.

YIN- UND YANG-ENTSPRECHUNGEN

Yin: *körperhaft, Materie, Struktur, Abstieg, unten, kalt, weiblich, passiv, Zusammenziehen, Inneres, Erde, Wasser*

Yang: *körperlos, Energie, Funktion, Aufstieg, oben, heiß, männlich, aktiv, Ausdehnung, Äußeres, Himmel, Feuer*

DUALITÄT UND EINHEIT

Einssein oder Einheit ist eine geistige Ebene, die unser weltliches Alltagsleben transzendiert. Es ist der Urzustand, mit dem wir die Verbindung wiederherzustellen suchen. Es gibt viele spirituelle Wege mit diesem Ziel. In China sind es vor allem der Taoismus und Buddhismus, die beide im 6. Jahrhundert v. Chr. begründet wurden, und einige Lehren, die sie vermitteln, sind noch älter. Die Meditation spielt hierbei eine wichtige Rolle, wovon im dritten Kapitel noch die Rede sein wird.

Alle großen Religionen und geistigen Lehrer leiten zur Erkenntnis des innersten Wesens – der Einheit – an. In den Begriffen der chinesischen Philosophie heißt das, die Dualität von Yang und Yin, von Himmel und Erde, zu tran-

szendieren. Gleichzeitig aber erdet uns der Kontakt mit der Welt und erinnert uns an unsere Sterblichkeit und unser Menschsein.

In der chinesischen Kultur besteht dank der Einsicht in die Verbundenheit aller Dinge seit jeher ein enger Zusammenhang zwischen Spiritualität und medizinischer Praxis, der in der Idee von Yin und Yang zum Ausdruck kommt.

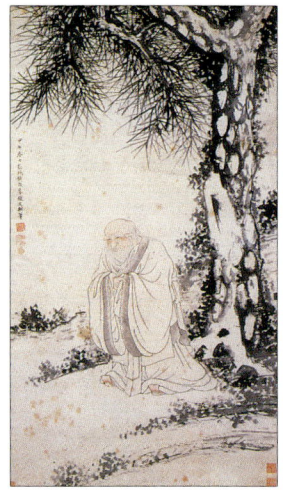

Lao-tzu, der legendäre Begründer des Taoismus

WAS IST QI?

Qi ist das aktive Prinzip, das sich aus der Dynamik zwischen Yin und Yang ergibt. Qi wird oft mit Energie übersetzt, weil es im Gedankengut des Westens keine genaue Entsprechung dafür gibt. Qi nimmt an verschiedenen Orten spezifische Formen an. Was wir gewöhnlich für feste Gegenstände halten, ist im Grunde materialisierte Energie. In den chinesischen Lehren heißt es: »Wenn Qi zusammenströmt, entsteht ein Körper; wenn es sich zerstreut, stirbt der Körper.« Qi ist die Lebenskraft, von welcher der physische Körper abhängig ist. Deshalb basiert die Gesundheit des Menschen in der chinesischen Medizin auf drei Faktoren:

- dem regelmäßigen Qi- und Blutfluß,
- einer guten Qi- und Blutqualität und
- gut arbeitenden Organen.

Da Qi mit Lebenskraft gleichgesetzt wird, sind die Organe demnach aus der Sicht des Qi zu

verstehen. Das unterscheidet die ganzheitliche energetische Sicht der chinesischen vom Organverständnis der traditionellen westlichen Medizin. Nach östlicher Auffassung gehört ein Organ zu einem bestimmten Funktionskreis und ist nicht nur ein »isoliertes« materielles Gefüge. Die Nieren beispielsweise sind nicht ein Organpaar im Unterleib, sondern werden mit dem gesamten dazugehörigen Körperbereich betrachtet, also Kreuz, Becken und den Fortpflanzungsorganen sowie Knien und Knochen. Außerdem steuern sie zur Energie aller anderen Organe bei.

DIE ROLLE DES QI

Qi fließt, ähnlich wie Blut, durch »Kanäle«, die Meridiane, und zwar sowohl an der Körperoberfläche als auch im Inneren, um eine Verbindung zu den Organen herzustellen und den ganzen Körper zu beleben. Es gibt zwölf Hauptmeridiane, wobei jeder einem Organ zugeordnet ist. An jedem Meridian liegen »Reizpunkte«, über die der Arzt Zugang zum Qi hat und die entsprechenden Organe behandeln kann *(auf S. 24 finden Sie eine nähere Betrachtung der Meridiane und Akupunkturpunkte).*

Neben dem Qi spielen auch das Blut und die Körpersäfte eine wichtige Rolle für die Gesundheit. In der nachfolgenden Tabelle sind ihre wichtigsten Funktionen, Störungen und Symptome aufgeführt.

Qi, Blut und Körpersäfte: Funktion, Störungen und Symptome

Substanz	Funktion	Störungen	Symptome
Qi	Wärmt den Körper; liefert die nötige Energie für den Stoffwechsel; schützt gegen Witterungseinflüsse (und Bakterien oder Viren); sorgt für die richtige Verteilung der Säfte. Lunge, Milz und Nieren sind die wichtigsten Organe für ein starkes, gesundes Qi. Die Leber ist für einen regelmäßigen Qi-Fluß zuständig.	Schwäche infolge Krankheit, schlechter Ernährung oder schwacher Konstitution, Überarbeitung und Altern.	Schwäche, Müdigkeit, Kälteempfinden und spezifische Symptome im betroffenen Organ.
		Behinderung des reibungslosen Qi-Flusses infolge Gemütsbewegung, Witterungseinflüssen, falscher Ernährung und Verletzungen.	Örtliche Schmerzen und Schwellungen. Manchmal Anzeichen einer seelischen Störung.
		Gegenläufiges Qi (fließt nicht in die normale Richtung).	Magen: Übelkeit oder Erbrechen; Lunge: Pfeifen, Husten; Milz: Vorfall.
Blut	Kühlt den Körper. Diese Flüssigkeit nimmt auf und nährt, speziell die Muskeln und Gelenke. Blut ist eine stärker materialisierte Form von Qi. Herz, Leber und Milz sind die wichtigsten Organe, die ein starkes, gesundes Blut gewährleisten.	Schwäche infolge schweren Blutverlustes oder verringerter Blutbildung, die oft bei schlechter Ernährung oder Verdauung eintritt.	Schwindel, Herzklopfen, Blässe, Schlaflosigkeit, Ängste, Mückensehen (Mouches volantes), trockene Haut und Haare.
		Unterbrochener Blutfluß infolge stagnierenden Qis, welches das Blut nicht genügend in Bewegung bringt; »Kälte« oder »Hitze« im Blut oder Verletzung.	Dunkle, matte Gesichtfarbe, leicht violette Lippen und Zunge, schmerzhafte Schwellungen, stete stechende Schmerzen und violettes, schwarzes oder dickes Blut. Manchmal blaue Flecken.
		Hitze.	Hellrote Blutung und Ausschlag. In schwerwiegenderen Fällen innere Unruhe, Delirium und Koma.
Säfte	Sie befeuchten, schmieren und nähren den Körper. Dazu gehören Schweiß, Speichel und die Verdauungssäfte sowie die Gelenk- und die Gehirn-Rückenmarks-Flüssigkeit.	Verlust infolge hohen oder lange andauernden Fiebers, starkes Schwitzen, übermäßiges Wasserlassen, Durchfall und Erbrechen.	Trockener Mund und Durst.
		Ansammlung.	Geschwollene Beine, Finger oder Augenlider, Husten mit schäumendem weißem Auswurf.

GESUNDHEIT UND KRANKHEIT

Die Chinesen haben eine ganz klare Auffassung von Gesundheit: Wenn Qi und Blut im Gleichgewicht sind und harmonisch durch den Körper fließen, sind geistiges, seelisches und körperliches Wohlbefinden und Vitalität die Folge. Jede Abweichung davon bedeutet Krankheit, und es gibt viele Faktoren, die solche Unregelmäßigkeiten verursachen können.

Das vollkommene Gleichgewicht ist ein Idealzustand. Natürlich sind uns durch Lebensweise, Erbgut und Einwirkungen der Umwelt Grenzen gesetzt. Deshalb sollten wir auch nicht krampfhaft versuchen, dieses ideale Gleichgewicht durch ein »perfektes« Verhalten zu erlangen, sondern das Leben als dynamischen Prozeß verstehen, in den wir die Balance von Qi und Blut durch Anpassung von Lebensweise und -zielen einbeziehen.

DISHARMONIEN IN QI UND BLUT

Bei Disharmonien in Qi und Blut »entstehen« den chinesischen Schriften zufolge »hundert Krankheiten«. Ungleichgewichte bewirken Krankheitssymptome sowie körperliches und seelisches Unwohlsein.

Es gibt viele Muster für Unausgewogenheiten in den verschiedenen Organen. Die Kunst der chinesischen Medizin besteht darin, die spezifische Disharmonie im und beste Behandlung für den *jeweiligen Einzelfall* genau zu bestimmen. Der Arzt stellt das Energiegleichgewicht des Patienten auf drei Arten fest: durch Befragen nach Symptomen, Fühlen des Pulses und die Zungendiagnose. Gesichtsfarbe und Haut liefern weitere Hinweise, manchmal auch eine Untersuchung des Körpers. Dann wird die Diagnose gestellt, und die Behandlung kann beginnen *(siehe auch achtes Kapitel).*

Ursachen von Disharmonien

Es gibt zahlreiche Erb- und Umweltfaktoren, die sich auf das Gleichgewicht von Qi und Blut auswirken.

Konstitution

Die ererbte Konstitution (die »Stärke« von Qi und Blut bei der Geburt) hängt von verschiedenen Faktoren ab:

- dem allgemeinen Gesundheitszustand der Eltern,
- ihrem Gesundheitszustand bei der Zeugung des Kindes,
- ihrem Alter bei der Zeugung.

In der Regel ist das Kind kerngesunder Eltern, die bei der Zeugung weder krank noch leidend und noch recht jung waren, stark und gesund. Anfang Zwanzig wird als das beste (wenn auch nicht immer ideale) Alter zum Kinderzeugen erachtet. Die Gesundheit des Kindes wird auch beeinträchtigt, wenn die Eltern unter Drogeneinfluß stehen oder oft erschöpft sind. Ebenso können ihm seelische Erschütterungen der Schwangeren schaden.

Klima und Witterung

Die fünf wichtigsten klimatischen Faktoren, die den Körper beeinflussen können, sind Wind, Kälte, Hitze, Feuchtigkeit und Trockenheit. Oft wird noch ein sechster, die (extreme) Sommerhitze, genannt. Einer oder mehrere dieser Einflüsse (beispielsweise Wind/Hitze) »dringt« nur dann »ein«, wenn wir bereits geschwächt oder »nicht ganz auf dem Posten« sind. Natürlich sind Wohnort und Jahreszeit ausschlaggebend für das Klima. Jedem der fünf Umweltfaktoren entspricht ein Element, ein Organ und eine Jahreszeit *(siehe S. 30 bis 41).*

22

Disharmonien bei Kindern

Nach der Geburt hängt die Gesundheit des Säuglings stark von seiner Umgebung ab. Babys leiden besonders unter Fehlernährung. Eine schwache Gesundheit ist manchmal auf Kuhmilchprodukte, frühzeitiges Abstillen sowie Medikamente und Impfungen zurückzuführen. Im dritten Kapitel wird die Ernährung eingehender behandelt, und auf S. 54 finden Sie Empfehlungen für eine gesunde Ernährung.

Kinder reagieren stark auf ein unharmonisches Familienleben. Zudem werden sie in der heutigen Gesellschaft, vor allem durch die Medien, immer früher auf eine Weise mit der Sexualität konfrontiert, die sie eigentlich erst später verkraften könnten. Kommen sie zu jung mit solchen Einflüssen in Berührung, entsteht manchmal eine Disharmonie von Qi und Blut.

Im Wachstum sind Muskeln und Knochen noch nicht fertig ausgebildet. Zuviel Sport, besonders bei Mädchen in der Pubertät, bewirkt manchmal Störungen im Blut, die sich später als schmerzhafte oder unregelmäßige Menstruation äußern. Auch zu früher Geschlechtsverkehr kann das Gleichgewicht beeinträchtigen. Die Reife wird erfahrungsgemäß um das achtzehnte Lebensjahr erlangt. Diese Bemerkungen sind nicht moralisch wertend gemeint, sondern das Ergebnis jahrhundertelanger Beobachtung durch chinesische Ärzte mit einem großen Verständnis der im Körperinneren wirksamen Energien.

Disharmonien bei Erwachsenen

Bei Erwachsenen sind Ernährung, Konstitution und Umwelteinflüsse zwar wichtig, aber nun spielen die Gefühle eine größere Rolle für unser Befinden. Wut, Freudenausbrüche, Sorge, Trauer, Angst, Schocks und zuviel geistige Arbeit können alle den Qi-Fluß beeinträchtigen. Jedes Gefühl entspricht einem Organ (siehe S. 31 bis 41); eine »zu starke« Empfindung kann sich nachteilig auf dieses auswirken oder umgekehrt aus einer Disharmonie des Organs entstehen. Kummer etwa ist das Gefühl, das der Lunge zugeordnet wird: Nach Trennungen entstehen manchmal Lungenleiden. Nach dem Tod des Partners bekommen viele Menschen eine Lungenentzündung oder Bronchitis. Umgekehrt kann sich eine Lungen-Qi-Disharmonie als Traurigkeit bemerkbar machen.

Überarbeitung und Müdigkeit erschöpfen die Körperenergie. Kurzfristig macht das meistens nichts, weil sie durch Ruhephasen regeneriert wird, aber auf Dauer können Organdisharmonien entstehen, weil mehr Qi und Blut erforderlich sind. Die Konstitution ist für die Gesundheit des Erwachsenen bestimmend. Hat man eine gute Gesundheit geerbt, leidet man später in der Regel weniger unter Krankheiten. Bei schlechtem Erbgut stellen sich Probleme meist früher ein.

EIN GESUNDES KIND AUFZIEHEN

- *Setzen Sie Ihr Kind nie extremer Kälte oder Hitze aus.*
- *Tragen Sie es nicht ständig – fehlender Erdkontakt macht scheu und ängstlich.*
- *Ziehen Sie ihm zum Spielen lockere Kleidung an.*
- *Halten Sie Rücken und Magen zum Schutz des Magen- und Nieren-Qi warm, ebenso Hände und Füße zum Schutz des Herz- und Lungen-Qi.*
- *Bei heißem Nacken ziehen Sie dem Kind etwas aus, sonst kann es anderntags Fieber bekommen.*
- *Massieren Sie Ihr Kind regelmäßig; die Massage auf S. 100 f. fördert seine Gesundheit.*
- *Achten Sie auf eine gesunde Ernährung für Babys und Kleinkinder – siehe S. 54.*
- *Baden Sie Ihr Kind nicht zu oft.*
- *Setzen Sie Ihr Kind keinem Streß oder Streit zwischen Erwachsenen aus.*

DAS ENERGIENIVEAU

Das Qi fließt sowohl tief im Körperinneren als auch nahe der Körperoberfläche durch Leitbahnen oder *Meridiane*. Auf jedem Meridian gibt es bestimmte Zugangs-»Punkte« zum Qi, über die sich Störungen sowohl des Meridians als auch der inneren Organe behandeln lassen. Disharmonien in den Meridianen äußern sich zum Beispiel als Schmerzen, Steifheit und Schwellungen. Im Körperinneren fließt das Qi in und zwischen den Organen. Entsprechende Störungen machen sich je nach befallenem Organ etwa als Durchfall oder Husten bemerkbar.

DIE MERIDIANE

Die Meridiane sind für den Fluß von Qi, Blut und Säften durch den Körper verantwortlich. (Der chinesische Terminus für »Blut« deckt sich nicht exakt mit dem unsrigen, und in der chinesischen Medizin existiert keine strenge Unterscheidung von Blutgefäßen und Leitbahnen. Die energetischen Gesichtspunkte überwiegen hier die anatomischen.) Es gibt zwölf Hauptmeridiane, die für einen ständigen Qi- und Blutzufluß zu den Organen sowie zur Körperoberfläche sorgen. Jedes Organ ist mit einem anderen gepaart *(siehe untenstehenden Kasten)*,

ebenso die Meridiane. Deshalb kann man etwa den Dickdarm über Lungenpunkte behandeln. Das wird auch in der (im sechsten Kapitel besprochenen) Kräuterheilkunde angewendet, wo beispielsweise ein Heilkraut für den Magen für Störungen der Milz eingesetzt wird *(siehe auch S. 31 bis 41)*.

Darüber hinaus gibt es acht weitere Meridiane, in die Qi und Blut bei großem Andrang überfließen können. Diese sogenannten »Sonderleitbahnen« spielen im Qi Gong und in der fortgeschrittenen Meditation eine Rolle. Zwei davon werden in der Praxis ständig verwendet: das Empfängergefäß (EG) und das Lenkergefäß (LG). Die entsprechenden Punkte finden Sie auf S. 29.

Je nach Symptom liefern Meridiane Hinweise auf den Zustand eines Organs. Seitliche Kopfschmerzen kommen häufig vom Gallenblasenmeridian, der die Seiten des Kopfes versorgt *(siehe S. 26 bis 28)*. Man kann also Schmerzen über Meridiane und Punkte behandeln, die scheinbar nichts mit dem jeweiligen Organ zu tun haben. Dafür gibt es verschiedene Methoden, wozu die Akupunktur und -pressur, die Massagearten An Mo oder Tui Na und Qi Gong gehören.

DIE PUNKTE

Die Reizpunkte sind Energieschaltstellen an den Meridianen. Man könnte sie mit markanten Stellen an einem Flußlauf vergleichen. Wasser sickert aus der Erde und sprudelt als Bach einen Hügel hinunter. Dieser wird zum Fluß und fließt langsamer, bildet Teiche und Seen, bis er ins Meer mündet. Ganz ähnlich ist der Energiefluß an manchen Stellen langsam und ruhig, an anderen jedoch stark und schnell. Jeder Punkt hat seine eigene Funktion, und durch die

---

DIE SECHS HAUPTMERIDIANPAARE

- *Lunge (Lu) und Dickdarm (Di)*
- *Milz (Mi) und Magen (Ma)*
- *Herz (H) und Dünndarm (Dü)*
- *Herzbeutelmeridian/Perikard (P) und Dreifacher Erwärmer/Sanjiao (DW)*
- *Nieren (N) und Blase (B)*
- *Leber (Le) und Gallenblase (GB)*

Behandlung verschiedener Punkte erzielt man eine ganz spezifische Wirkung.

Das chinesische Wort für »Reizpunkt«, *Xue Wei*, bedeutet wörtlich »hohler Ort«, und so fühlen sich die Stellen auch an. Entweder liegt ein Punkt in einer sichtbaren Körpervertiefung, oder die Haut ist dort spürbar anders. In China haben diese Punkte sehr poetische Bezeichnungen; jeder von ihnen hat seinen eigenen »Charakter«, der in seinem Namen bildhaft-anschaulich zum Ausdruck kommt. »Windteich« beispielsweise liegt im Nacken an der Stelle, an der sich der »Wind« vor seinem Eintritt in den Körper sammelt; »Hundert Zusammenkünfte« bezeichnet die Mündung verschiedener Meridiane auf dem Scheitel. Im Westen werden die Akupunkturpunkte meist mit Buchstaben und Zahlen benannt (die obenstehenden sind GB20 und LG20). Allerdings haben einige nur Namen, da sie nicht zu einem bestimmten Meridian gehören (im Text werden sie wo immer möglich mit der Buchstaben-Zahlen-Kombination angegeben).

Über diese Reizpunkte hat man Zugang zur Energie im Körperinneren. Der Punkt Ma36 am Bein beispielsweise gehört zum Magen; ihn zu massieren oder zu nadeln stärkt das Magen-Qi, und die Verdauung wird harmonischer. In China wird dieser Punkt häufig täglich massiert, weil der Tradition zufolge eine starke Magenenergie ein langes Leben und gute Gesundheit gewährleisten soll.

Bestimmte Punkte

In diesem Buch werden eine ganze Anzahl von Punkten erwähnt und in späteren Kapiteln im Zusammenhang mit Qi Gong, der chinesischen Tui-Na-Massage und der Selbsthilfe bei Symptomen erwähnt. Vorläufig reicht es, einige von ihnen an sich selbst, Familienangehörigen und Freunden zu bestimmen, zu lernen, wo sie sind

und wie sie sich anfühlen. Auf den nächsten Seiten sind die Punkte zwar genau angegeben, aber es ist trotzdem besser, ihre Lage aufzuspüren und etwaige Empfindungen selbst nachzuvollziehen.

Viele liegen in Knochennähe, in Hautfalten oder an ähnlichen leicht auffindbaren Orten. Man kann sie auch an der Energie unter der Haut erspüren, an der Wärme oder Kälte einer Körperstelle, da sie sich »anders« anfühlen als der umgebende Bereich, oder sie schmerzen etwas bei einer energetischen Disharmonie an diesem Punkt. Mit zunehmender Erfahrung sollte es Ihnen bald gelingen, sie alle selbst genau zu lokalisieren.

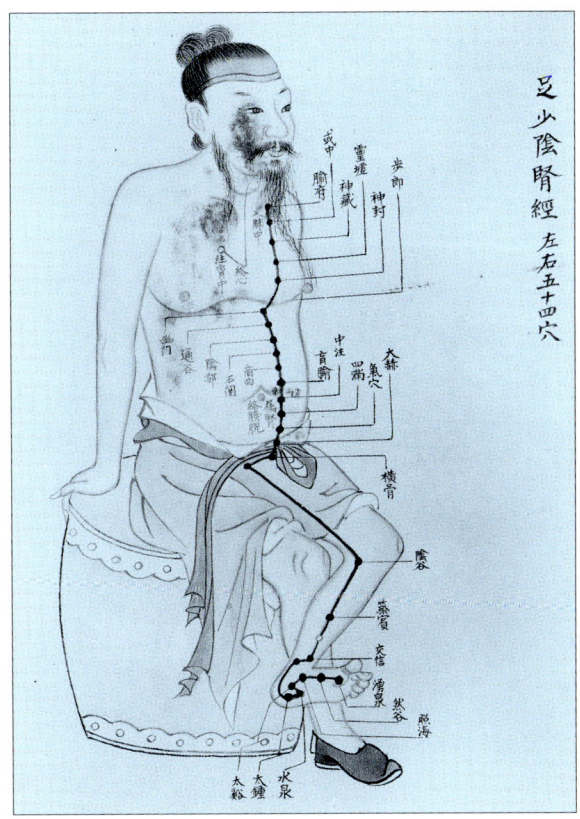

Historische Abbildung eines Mannes mit Nierenmeridian und entsprechenden Reizpunkten.

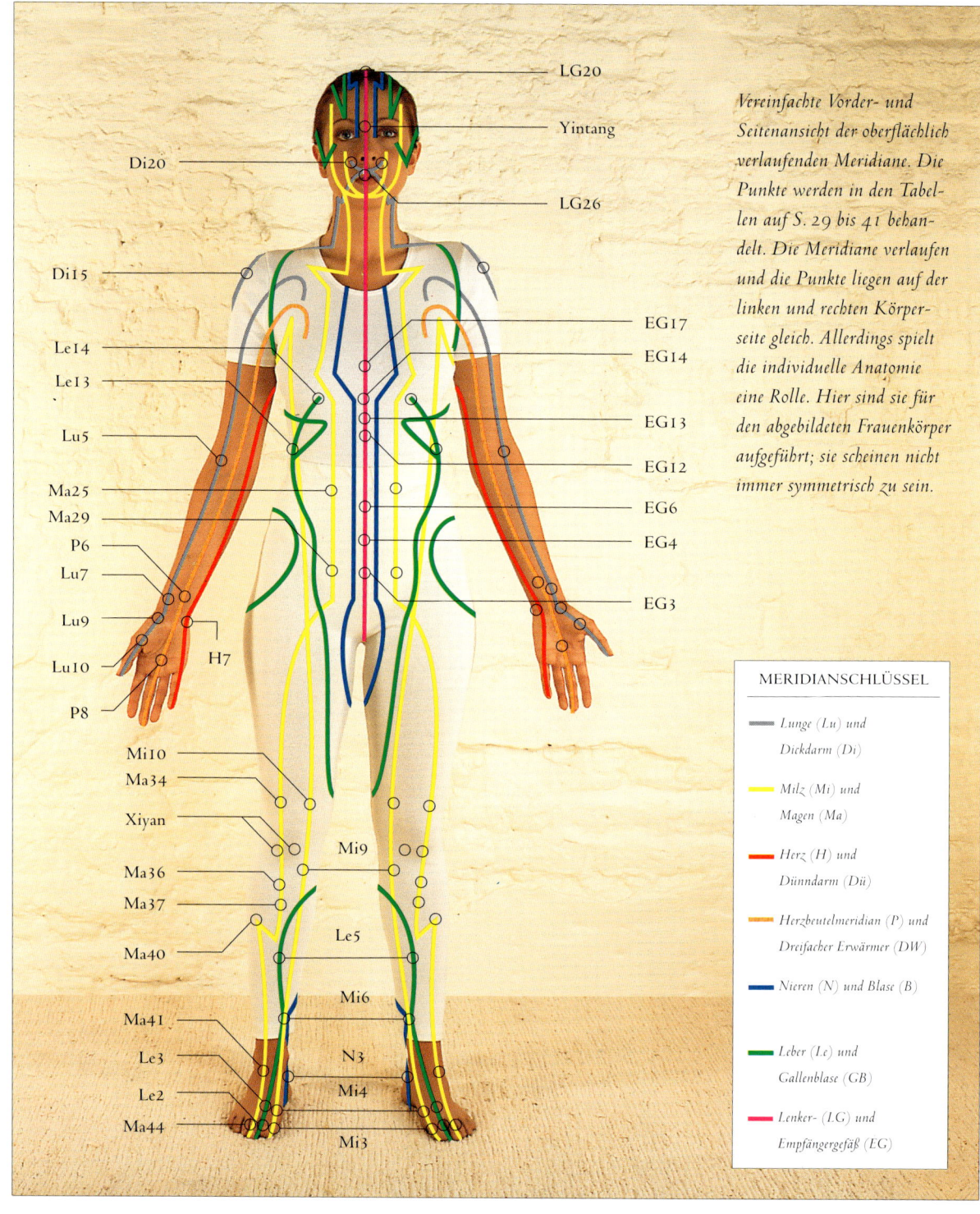

LG20

Yintang

Di20

LG26

Di15

EG17

Le14

EG14

Le13

Lu5

EG13

Ma25

EG12

Ma29

EG6

P6

EG4

Lu7

Lu9

Lu10

H7

EG3

P8

Mi10

Ma34

Xiyan

Mi9

Ma36

Ma37

Le5

Ma40

Mi6

Ma41

Le3

N3

Le2

Mi4

Ma44

Mi3

Vereinfachte Vorder- und Seitenansicht der oberflächlich verlaufenden Meridiane. Die Punkte werden in den Tabellen auf S. 29 bis 41 behandelt. Die Meridiane verlaufen und die Punkte liegen auf der linken und rechten Körperseite gleich. Allerdings spielt die individuelle Anatomie eine Rolle. Hier sind sie für den abgebildeten Frauenkörper aufgeführt; sie scheinen nicht immer symmetrisch zu sein.

MERIDIANSCHLÜSSEL

Lunge (Lu) und Dickdarm (Di)

Milz (Mi) und Magen (Ma)

Herz (H) und Dünndarm (Dü)

Herzbeutelmeridian (P) und Dreifacher Erwärmer (DW)

Nieren (N) und Blase (B)

Leber (Le) und Gallenblase (GB)

Lenker- (LG) und Empfängergefäß (EG)

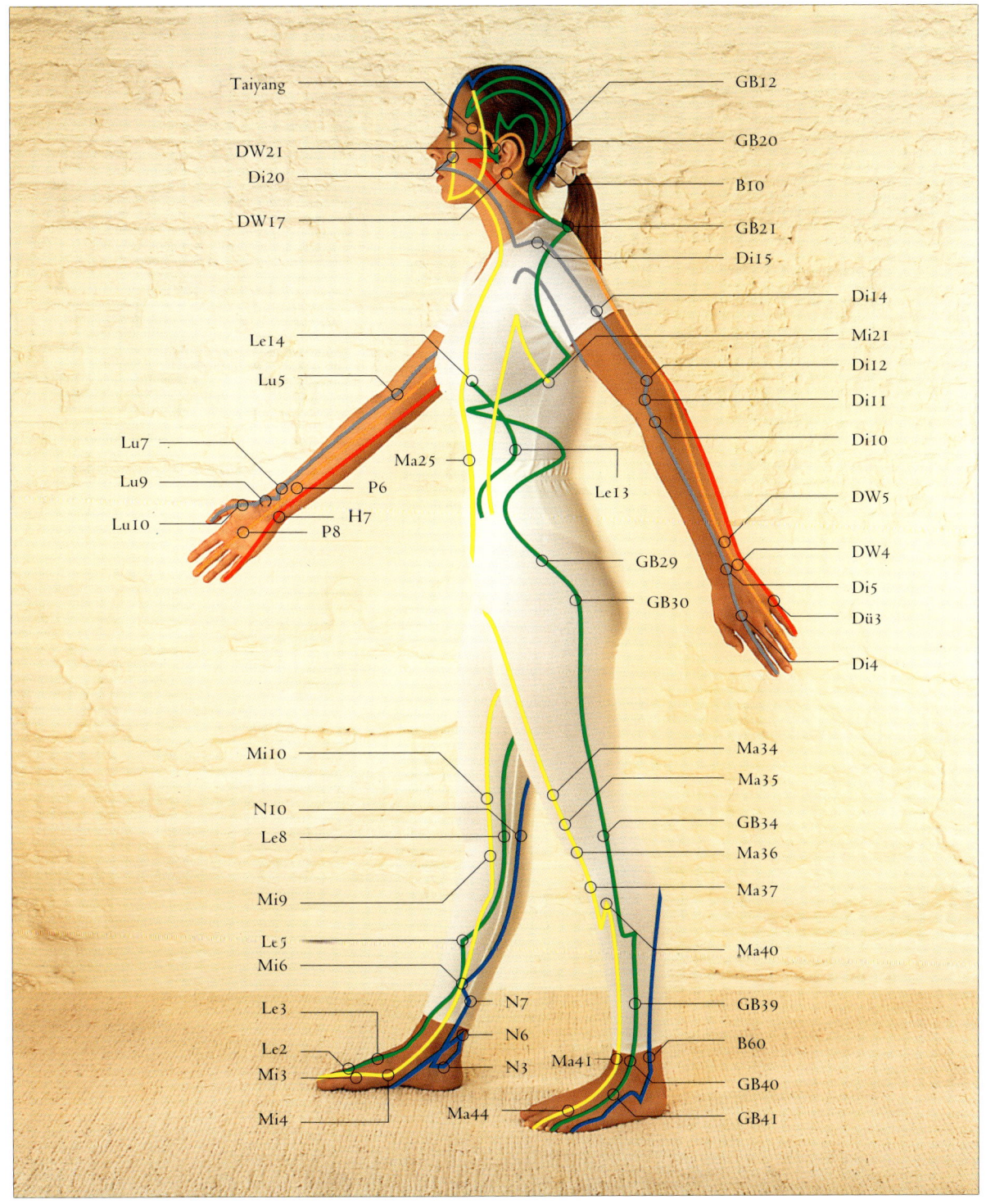

Taiyang
DW21
Di20
DW17
Le14
Lu5
Lu7
Lu9
Lu10
Ma25
P6
H7
P8
Le13
GB12
GB20
B10
GB21
Di15
Di14
Mi21
Di12
Di11
Di10
DW5
DW4
Di5
Dü3
Di4
GB29
GB30
Mi10
N10
Le8
Mi9
Le5
Mi6
Le3
Le2
Mi3
Mi4
N7
N6
N3
Ma44
Ma34
Ma35
GB34
Ma36
Ma37
Ma40
GB39
B60
GB40
GB41
Ma41

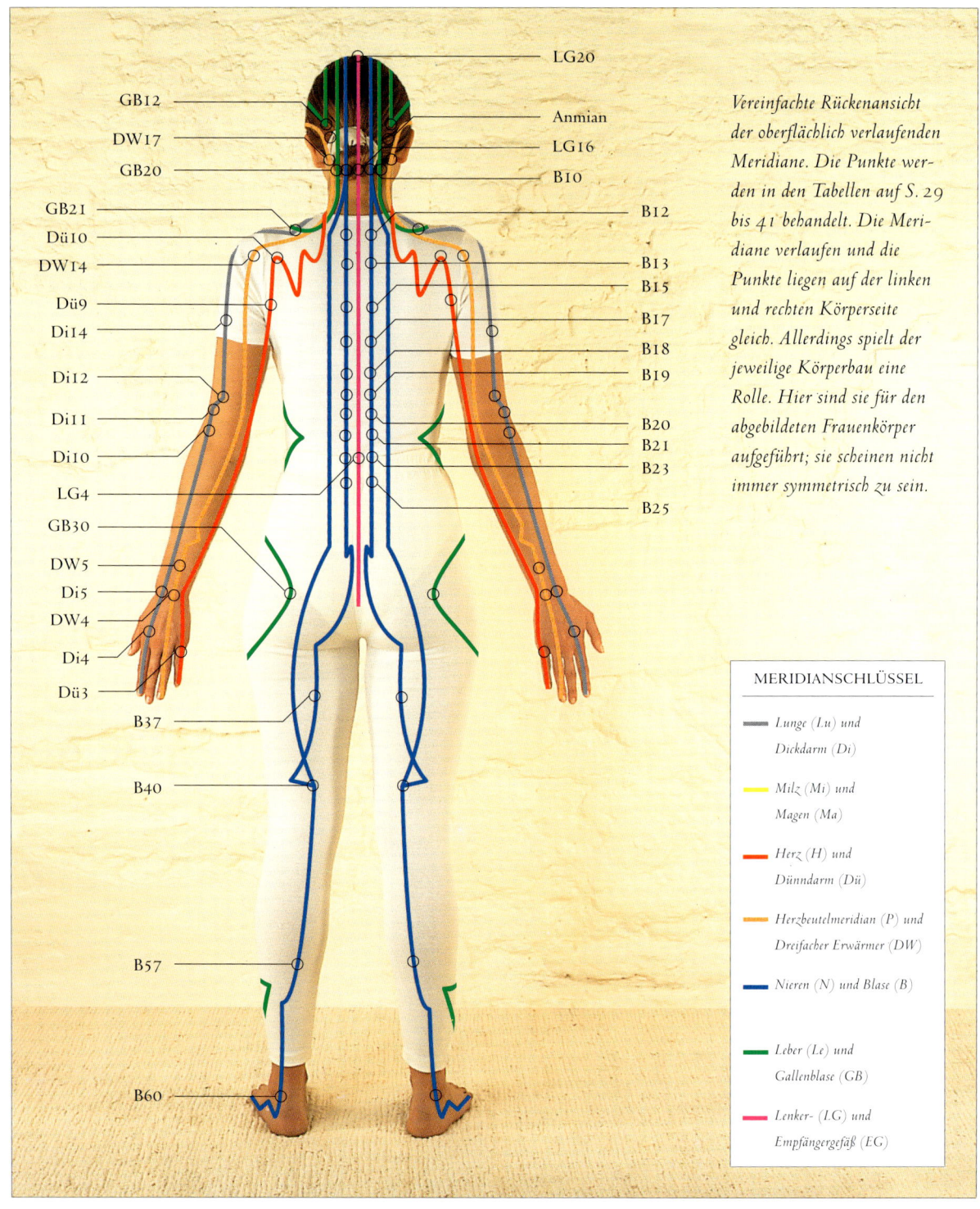

Vereinfachte Rückenansicht der oberflächlich verlaufenden Meridiane. Die Punkte werden in den Tabellen auf S. 29 bis 41 behandelt. Die Meridiane verlaufen und die Punkte liegen auf der linken und rechten Körperseite gleich. Allerdings spielt der jeweilige Körperbau eine Rolle. Hier sind sie für den abgebildeten Frauenkörper aufgeführt; sie scheinen nicht immer symmetrisch zu sein.

LG20
GB12
DW17
GB20
Anmian
LG16
B10
GB21
B12
Dü10
DW14
B13
B15
Dü9
Di14
B17
Di12
B18
Di11
B19
Di10
B20
B21
B23
LG4
B25
GB30
DW5
Di5
DW4
Di4
Dü3
B37
B40
B57
B60

MERIDIANSCHLÜSSEL

— Lunge (Lu) und Dickdarm (Di)

— Milz (Mi) und Magen (Ma)

— Herz (H) und Dünndarm (Dü)

— Herzbeutelmeridian (P) und Dreifacher Erwärmer (DW)

— Nieren (N) und Blase (B)

— Leber (Le) und Gallenblase (GB)

— Lenker- (LG) und Empfängergefäß (EG)

28

PUNKTE AUF DEN »SONDERLEITBAHNEN«		
Punkte	Funktionen	Verwendung
RUMPF (VORDERSEITE) UND BRUSTKORB		
EG3 In der Mitte zwischen den Polen*	Stärkt die Nieren, befreit den Unterleib von Hitze und Feuchtigkeit	Blasenentzündung, Scheidenfluß
EG4 Umschlossene Ursprungs-energie*	Stärkt die Nieren	Kreuzschmerzen, Impotenz, häufiges Wasser-lassen
EG6 Meer der Lebensenergie*	Stärkt die Nieren, stärkt das Qi	Scheidenfluß, Durchfall
EG12 In der Mitte der Magen-grube	Stärkt und reguliert Milz und Magen, wan-delt Feuchtigkeit und Schleim um	Verdauungsstörungen, Übelkeit, Erbrechen, Müdigkeit, Durchfall
EG13 Obere Magengrube	Stärkt den Magen	Verdauungsstörungen, Übelkeit, aufgetriebe-ner Oberbauch
EG14 Großes Palasttor	Beruhigt das Gemüt, besänftigt den Magen	Ängste, Husten, Erbrechen
EG17 Brustkorbmitte	Reguliert die Lungen, stärkt das Qi, ent-spannt den Brustkorb	Husten, Müdigkeit, Schluckauf, Ängste
RÜCKEN		
LG4 Lebenspforte	Stärkt die Nieren, reguliert das Wasser, wärmt das Yang, stärkt Kreuz und Knie und das *Jing* (die »Essenz«)	Menstruationsbeschwerden, Kreuzschmerzen, häufiges Wasserlassen, Inkontinenz, Impotenz
LG16 Windansammlung	Zerstreut Wind, Wind/Kälte und Wind/Hitze	Erkältungen, Kopfschmerzen, schwerer Kopf, verstopfte Nase
KOPF UND GESICHT		
Anmian – Ruhiger Schlaf *(außerhalb der Meridiane)*	Beruhigt das Gemüt	Schlaflosigkeit
Yintang – Stempelhalle *(außerhalb der Meridiane)*	Beruhigt das Gemüt, zerstreut Wind/Hitze	Kopfschmerzen, Ängste, Schlaflosigkeit
Taiyang – Schläfe *(außerhalb der Meridiane)*	Zerstreut Wind, wohltuend für die Augen	Seitliche Kopfschmerzen, Erkältungen
LG20 Hundert Zusammenkünfte	Beruhigt das Gemüt, verteilt das Leber-Qi	Mattheit, Müdigkeit und Zusammenbrüche, Kopfschmerzen
LG26 Mitte der Oberlippe	Befreit die Sinne, beruhigt das Gemüt, entla-stet das Kreuz	Kreuzschmerzen, Schock

* Nicht in der Schwangerschaft anzuwenden!

FÜNF ELEMENTE · FÜNF ORGANE

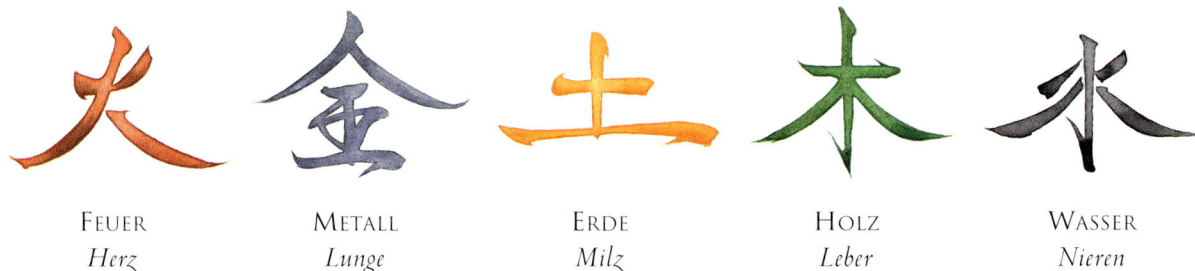

FEUER	METALL	ERDE	HOLZ	WASSER
Herz	*Lunge*	*Milz*	*Leber*	*Nieren*

Die bereits besprochene Dualität von Yin und Yang reicht an sich noch nicht für eine umfassende Beschreibung menschlicher Erfahrung aus. Es gibt Abstufungen von Yin und Yang, von Kälte und Wärme, und erst diese Nuancen lassen eine Deutung unserer Beziehung zur Natur zu – der Arbeitsweise von Körper und Geist und der Veränderungen je nach Jahres- und Tageszeit. Dennoch sind Yin und Yang eine jeweilige Äußerung unseres absoluten Wesens oder unserer Einheit *(siehe unten)*

Die Yin-Yang-Dualität kann um vier Elemente, die den vier Jahreszeiten entsprechen, erweitert werden. Jede Jahreszeit stellt eine bestimmte Energie dar; in der chinesischen Medizin werden ihnen die folgenden Elemente zugeteilt: Holz (Frühling), Feuer (Sommer), Metall (Herbst) und Wasser (Winter). Dieser Gedanke findet sich in zahlreichen medizinischen Überlieferungen und gehörte im Mittelalter auch zur europäischen Philosophie. In der chinesischen Medizin wird als fünftes Element eine mittlere (Wandlungs-)Phase (Erde) hinzugefügt. Diese Fünf Elemente sind nicht als reale Substanzen, sondern als Symbole bzw. abstrakte Kräfte zu verstehen.

Im Jahreslauf herrschen je nach Jahreszeit Yin oder Yang vor. Die stärkste Yang-Zeit ist als

EINHEIT

GEIST · GOTT · BUDDHANATUR

*Daraus entsteht die Dualität von Yin und Yang,
die Realität der Alltagserfahrung*

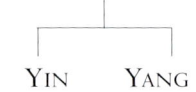

YIN   YANG

*Die Energien von Yin und Yang spiegeln unsere Beziehung
zur Natur wider – den jeweiligen Einfluß von Tages-
und Jahreszeit*

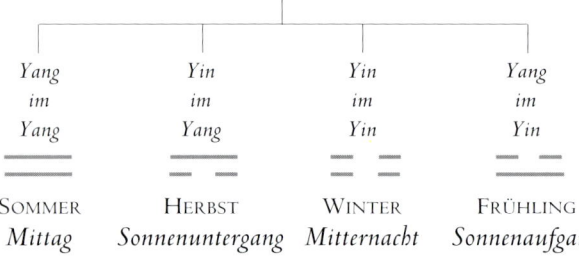

Yang im Yang	Yin im Yang	Yin im Yin	Yang im Yin
SOMMER	HERBST	WINTER	FRÜHLING
Mittag	*Sonnenuntergang*	*Mitternacht*	*Sonnenaufgang*

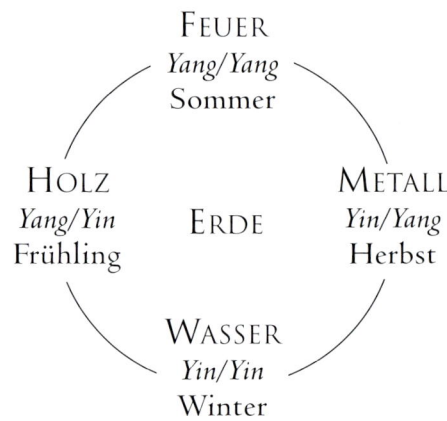

FEUER
Yang/Yang
Sommer

HOLZ
Yang/Yin
Frühling

ERDE

METALL
Yin/Yang
Herbst

WASSER
Yin/Yin
Winter

»Yang im Yang« bekannt und entspricht dem Hochsommer. Die stärkste Yin-Zeit ist die Zeit des »Yin im Yin«, also der tiefste Winter. Wenn das Winter-Yin zurückgeht, bricht das Yang hervor und ergießt sich in den Frühling: Das ist »Yang im Yin«. Umgekehrt erscheint das herbstliche »Yin im Yang«, wenn das Sommer-Yang verebbt und sich nach innen wendet.

Ebenso, wie sich Yin und Yang auf vier Elemente erweitern lassen, kann man diese wiederum zum sogenannten *Bagua* ausbauen. Das Bagua hat viele Bedeutungen *(siehe S. 69 f.)*. Jede Ausdehnung erlaubt eine weitere Differenzierung der Anwendung der ursprünglichen Grundlage Yin und Yang, bis zu den Hexagrammen des *I Ging* oder *Buchs der Wandlungen*, das in der Weissagungskunst Verwendung fand und für die Astrologie eine Rolle spielt. Hier zeigt sich die Tiefe der chinesischen Medizin und die Verbindung zwischen ihren verschiedenen Aspekten.

Jedes der Elemente entspricht einem Organ und Körperteil, aber auch Aspekten in der Natur. Das erlaubt ein Verständnis für die menschliche Energie und ihre Beziehung zur Umgebung. Die fünf Hauptorgane, denen die Kontrolle über die Körperfunktionen unterliegt, sind Herz, Lunge, Milz, Leber und die Nieren.

In diesem Kapitel werden die fünf Hauptorgane und Elemente im einzelnen beschrieben. Für jedes Organ werden nützliche Punkte auf dem jeweiligen Meridianpaar angegeben. Ihre genaue Lage ersehen Sie aus den Abbildungen auf Seite 26 bis 28.

Ab und zu wird es nützlich sein, diesen Abschnitt noch einmal zu lesen, besonders bei der Behandlung von Symptomen im siebenten Kapitel. Auf diese Weise werden Sie sich das Gedankengut der chinesischen Medizin nach und nach in Ihrem Alltag nutzbar machen.

FEUER · HERZ

Bei Feuer denkt man gleich an Hitze, Rot, Helligkeit und Aktivität. Deshalb entspricht es dem Sommer und dem Mittag und ist Yang im Yang. Es ist üppig und blühend. Dem Element Feuer ist das Herz zugeordnet.

Das Herz pumpt aktiv Blut durch den Körper und wandelt das Qi aus der Nahrung in Blut um. Es heißt: »Das Herz drückt dem Blut den roten Stempel auf.« Das Herz beherbergt nach traditioneller Auffassung Bewußtsein und Geist. Sämtliche mentalen Funktionen wie Denken, Erinnerungsvermögen und Konzentration sowie Schlaf und Träume hängen von einem gesunden Herzen ab, damit der Geist ruhig und entspannt ist.

Überliefertungsgemäß gehören zwei zusätzliche Organe zum Element Feuer; damit sind die auf Seite 24 aufgeführten zwölf Meridiane

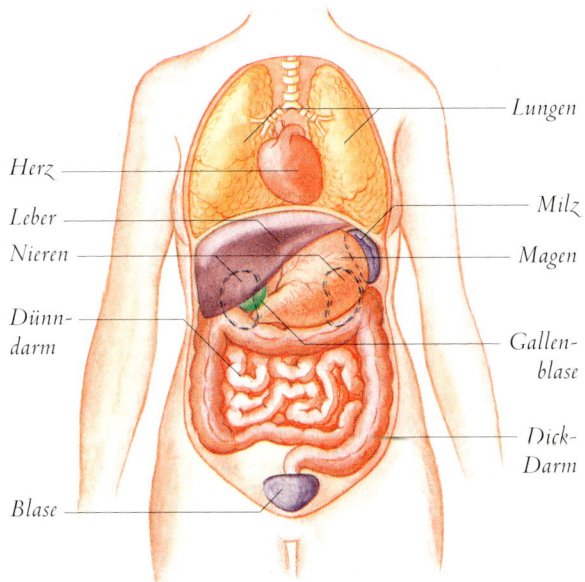

In dieser Abbildung sind die Organe abgebildet, die paarweise den Hauptmeridianen entsprechen (siehe auch S. 24). Die hier gestrichelt dargestellten Nieren liegen hinter den anderen Organen und dem Brustkorb.

Herz

Leber

Nieren

Dünn-darm

Blase

Lungen

Milz

Magen

Gallen-blase

Dick-Darm

vervollständigt. Da ist einmal der Herzbeutel oder Perikard, der das Herz umgibt und es von äußeren Einflüssen wie emotionalem Streß und Belastungen schützt. Er hängt eng mit der seelischen Befindlichkeit zusammen, und die Punkte auf diesem Meridian dienen zur Behandlung seelischer Störungen. Mit dem Herzbeutel gepaart ist der Dreifache Erwärmer (Sanjiao), ein Verbindungsweg durch den Körper, von dem die Bewegung des Wassers abhängt. In der westlichen Medizin gibt es kein entsprechendes Organ.

Disharmonien des Herzens

Im Herzen gibt es einen Yang- (Qi) und einen Yin-Aspekt (Blut). Das Herz-Qi bestimmt die Aktivität; Herz-Qi-Schwäche führt zu Müdigkeit, Blässe, Herzklopfen, kalten Gliedmaßen, Schwitzen am Tag, Atemnot und Beklemmung. In schwereren Fällen sammelt sich Wasser in den Beinen, das Kälteempfinden nimmt zu. Das Herzblut ist der Anker des Qi; bei einer Schwächung entsteht geistige Hyperaktivität. Zu den Anzeichen mangelnden Herzblutes gehören Ängste, Herzklopfen, Schlaflosigkeit, ein traumgestörter Schlaf, Vergeßlichkeit, Blässe und Benommenheit. Bei Beeinträchtigung des Yin in schwereren Fällen treten Hitze in Form von Nachtschweiß, Trockenheit in Mund und Kehle und manchmal leicht gerötete Wangen auf.

METALL · LUNGE

Das Metall nimmt viele Formen an. In seinem Urzustand »hält« es nichts »fest«. Nichts bleibt daran kleben; zu seinen natürlichen Eigenschaften gehört also Loslassen oder Trennung in vielen Formen. In der chinesischen Medizin wird ihm der Herbst zugeordnet; es ist Yin im Yang. Das ihm entsprechende Hauptorgan ist die Lunge.

DAS HERZ UND SEINE ENTSPRECHUNGEN

- **Farbe:** Rot, die Farbe des Herzens und des Blutes. Im Westen verwendet die Pharmaindustrie überwiegend Rot für Herztabletten.

- **Gefühle:** Freude und Liebe. In China trägt die Braut bei der Hochzeit häufig Rot. Einsamkeit und Trennungen beeinträchtigen die Herzenergie, deshalb spricht man von einem »gebrochenen Herzen« oder »Herzeleid«.

- **Geistige Entsprechungen:** Das Herz ist die »Wohnstatt des Geistes« (oder Shen). Dankbarkeit, Demut, Anerkennung und Höflichkeit entstehen hier, daher der Ausdruck: »gutes Herz«. Die Punkte auf dem Herzmeridian dienen der Behandlung geistiger Störungen wie Verwirrung oder Wahnvorstellungen.

- **Sinnesorgan:** die Zunge. Freude und Liebe entfalten sich nur durch Mitteilung.

- **Gepaartes Organ:** Dünndarm. Aufregung, Ärger und vor allem Ängste können Durchfall bewirken.

- **Geschmack:** bitter. Ein extrem bitterer Geschmack wirkt sich auf die Herzenergie aus. Bittere Kräuter werden gewöhnlich zur Behandlung zu großer Hitze eingesetzt.

- **Tageszeit:** Zwischen 11 und 13 Uhr ist die Herzenergie am stärksten. Herzanfälle infolge Stagnation der starken Energie kommen häufig mittags vor.

- **Jahreszeit:** Sommer, die heißeste, yangreichste Zeit, wenn die Natur am aktivsten ist.

- **Klima:** Hitze. Fieber kann das Herz mit Symptomen wie Delirium und Herzklopfen befallen. Die Hitze wirkt sich manchmal auch auf andere Organe aus.

Die Lunge nimmt Qi aus der Umwelt auf. Die Inspiration (das Einatmen) kann aus spiritueller Sicht als ein energiespendender, erhebender Zustand betrachtet werden, der uns tief berührt. Rein körperlich holen wir einfach phy-

HERZ, DÜNNDARM, HERZBEUTEL UND DREIFACHER-ERWÄRMER-MERIDIAN

Punkte	Funktionen	Verwendung
H7 Tor des Geistes	Stärkt und reguliert das Herz	Ängste, Schlaflosigkeit
Dü3 Hinterer Gebirgsbach	Entspannt die Sehnen, entlastet die Gelenke, lindert Schmerzen	Kreuzschmerzen
Dü9 Schulter	Entlastet die Schulter, zerstreut Wind	Schulterschmerzen
Dü10 Oberarmmuskel-Transportpunkt	Entlastet die Schulter, zerstreut Wind	Schulterschmerzen
P6 Innerer Paß	Stärkt und reguliert das Herz, beruhigt das Gemüt, weitet und entspannt Brust und Oberbauch	Ängste, Schlaflosigkeit, Verdauungsstörungen, Übelkeit, Erbrechen, morgendliche Übelkeit, Schluckauf
P8 Im Zentrum der Arbeit	Reguliert das Herz	Fieber, Bewußtlosigkeit; wird überwiegend im Qi Gong verwendet, um Qi aus dem Kosmos aufzunehmen und nach außen zu lenken
DW4 Yang-Teich	Zerstreut Wind	Halsschmerzen, Erkältungen, Schmerzen in Handgelenk und Unterarm
DW5 Äußerer Paß	Beseitigt Hitze, stärkt das Schutz-Qi, zerstreut Wind	Fieber, sich verlagernde Gelenkschmerzen, Erkältungen, Taubheit und Ohrensausen, Schmerzen in Handgelenk und Unterarm
DW14 Schulter-Knochenspalt	Entlastet die Schulter	Schulterschmerzen und -steifheit
DW17 Bedecken gegen den Wind	Entlastet die Ohren, zerstreut Wind und Kälte	Taubheit, Ohrensausen und -schmerzen, Hals- und Zahnschmerzen
DW21 Ohrtor	Entlastet die Ohren	Taubheit, Ohrensausen und -schmerzen

sisch Luft. Es ist sicherlich kein Zufall, daß Asthma heutzutage, wo Verzweiflung, Depression und allgemeiner Mangel an Inspiration vorherrschen, viel häufiger als früher vorkommt. Aufbereitete, klimatisierte, verschmutzte oder abgestandene Luft enthält weniger aufnehmbares Qi. Deshalb haben Städter oft Lungenleiden.

Der Lunge »untersteht« überdies die Haut, die Schutz gegen negative Einflüsse wie Witterung, Bakterien und Viren oder eine bedrückende Stimmung bietet. Die Lungenenergie fließt nach unten und außen und reguliert den Wasserfluß, speziell im Rumpf. Eine Störung des Wasserhaushalts führt zu mangelnder Schweißabsonderung, Wasserretention, spärlichem oder erschwertem Wasserlassen. Haut, Schweißdrüsen und Körperhaare unterstehen ebenfalls der Lunge. Eine Disharmonie verursacht beispielsweise trockene Haut, vermehrtes Schwitzen und eine größere Anfälligkeit für äußere Krankheitsursachen.

Disharmonien der Lunge

In der Lunge gibt es einen Yang- (Qi) sowie einen Yin-Aspekt, und die Symptome unterscheiden sich je nachdem, welcher von beiden betroffen ist. So wehrt das Lungen-Qi beispielsweise Witterungseinflüsse ab. Dringt ein Witterungseinfluß ein, so reagiert die Lunge durch Schließung der Poren; an der Körperoberfläche kommt es zu einem Kampf zwischen dem Qi des Betreffenden und dem Qi der Witterung. Daraus entstehen die typischen Erkältungssymptome.

Lungen-Qi-Schwäche kann auch zu Husten, Atemnot, Blässe, Müdigkeit und leiser Stimme führen. Bei einer zusätzlichen Anhäufung von Feuchtigkeit (Schleim) bildet sich manchmal weißer oder gelblicher Auswurf (siehe »Feuchtigkeit und Schleim«, S. 36). Eine Schwäche des Lungen-Yin (Wasser) bewirkt trockenen Husten, Nachtschweiß, leichte Wangenrötung, Trockenheit in Mund und Kehle und übermäßige Schlankheit (oder Gewichtsverlust, wenn sie erst beginnt) sowie heiße Handflächen und Fußsohlen. Der eventuell auftretende geringe Auswurf ist trocken und läßt sich schwer abhusten.

ERDE · MILZ

Mutter Erde nährt und trägt uns. Von Geburt auf sind es die Mütter, die uns schützen und sich um unser Wohlbefinden, Wachstum und unsere Entwicklung kümmern. Ganz ähnlich nimmt das Erd-Organ Milz Nahrung in den Körper auf und verwandelt sie in Qi, um alle anderen Organe mit Energie zu versorgen. Ohne diese Umwandlung wird sie nur herumgeschoben und bewirkt Darmkollern, oder wir wälzen ergebnislos Gedanken hin und her.

Die Milz ist das wichtigste Verdauungsorgan. Gemeinsam mit der Lunge liefert sie dem Körper Qi und schließlich auch Blut. Eine Schwäche des einen oder anderen Organs oder eine schlechte Ernährung oder Luft führen zu einer allgemeinen Schwächung des Körpers. Welche Rolle die Ernährung für die Gesundheit spielt und wie sie die Organe beeinflußt, können Sie im dritten Kapitel nachlesen (siehe S. 52).

DIE LUNGE UND IHRE ENTSPRECHUNGEN

- **Farbe:** *Weiß. In China gehört Weiß traditionell zum Tod. Das im Westen vorherrschende Schwarz ist später aufgekommen und spiegelt höchstwahrscheinlich unsere Schwierigkeiten im Umgang mit dem Tod; Schwarz entspricht dem Wasser (siehe S. 40) und der Angst.*

- **Gefühl:** *Kummer, Trauer. Am Element Metall bleibt nichts hängen, sondern alles gleitet daran ab. Die Lungen und das mit ihm gepaarte Organ, der Dünndarm, spielen beide eine große Rolle beim Loslassen.*

- **Geistige Entsprechungen:** *Empfindsamkeit, Mitgefühl, Verletzlichkeit und Offenheit. Disharmonien machen überempfindlich für äußere Einflüsse oder Stimmungen anderer oder aber unsensibel.*

- **Sinnesorgan:** *die Nase. Störungen äußern sich als verstopfte oder Triefnase, oder man riecht nichts mehr.*

- **Gepaartes Organ:** *Dickdarm. Deshalb regt die Zigarette den Stuhlgang an.*

- **Geschmack:** *scharf. Zu scharfes Essen – mit Cayenne- oder schwarzem Pfeffer – schadet der Lunge.*

- **Tageszeit:** *Zwischen 3 und 5 Uhr ist die Lungenenergie am stärksten. Das ist gewöhnlich auch die schlimmste Zeit bei Husten mit Auswurf.*

- **Jahreszeit:** *Herbst. Im Herbst zieht sich die Energie in Erwartung der Winterkälte nach innen zurück.*

- **Klima:** *trocken. Die Lungen sind feucht und werden durch Trockenheit leicht beeinträchtigt.*

	LUNGEN- UND DICKDARMMERIDIAN	
Punkte	**Funktionen**	**Verwendung**
Lu5 Teich der Elle	Stärkt und reguliert die Lunge, beseitigt Hitze	Husten mit Auswurf, Halsschmerzen und Schmerzen in den Ellenbogen
Lu7 Fehler in der Reihe	Reguliert die Lunge, zerstreut Wind/Kälte und Wind/Hitze	Kopfschmerzen, Erkältung, Husten, Halsschmerzen, Schmerzen im Handgelenk, Nackenschmerzen und steifer Nacken
Lu9 Tiefes Wasser	Stärkt und reguliert die Lunge, beseitigt Hitze	Husten, Halsschmerzen
Lu10 Fischähnliche Form	Kühlt Hitze in der Lunge, wohltuend für den Hals	Halsschmerzen, Heiserkeit
Di4 Geschlossenes Tal*	Zerstreut Wind, Wind/Kälte und Wind/Hitze	Erkältungen, Husten, Kopfschmerzen, Zahnschmerzen, Ausschlag, verstopfte und laufende Nase
Di5 Yang-Gebirgsbach	Zerstreut Wind/Hitze, wandelt Feuchtigkeit/Hitze um	Kopfschmerzen, Zahnschmerzen, Schmerzen im Handgelenk
Di10 Drei Meilen am Arm	Reguliert Magen und Darm	Verdauungsstörungen, Durchfall, Erbrechen, Ellenbogenschmerzen
Di11 Teich in der Biegung	Zerstreut Wind und Wind/Hitze, beseitigt Hitze	Ausschlag, Ellenbogenschmerzen, Fieber
Di12 Ellenbogen-Knochenspalt	Wohltuend für den Ellenbogen	Schmerzen in Ellenbogen und Arm
Di14 Oberarm	Entspannt die Sehnen	Schmerzen in Oberarm und Schulter
Di15 Schulter-Schlüsselbein	Entspannt die Sehnen, lindert Schulterschmerzen	Schulterschmerzen und steife Schultern
Di20 Den Duft empfangen	Öffnet die Nase, zerstreut Wind/Hitze	Verstopfte oder laufende Nase, Erkältungen

* Nicht in der Schwangerschaft anzuwenden!

Das Milz-Qi hält das Blut in seinen Bahnen. Bei Milz-Qi-Schwäche können blaue Flecken und Blutungen entstehen. Es hält auch die Organe an ihrem Platz und ist für die Muskeln zuständig. Bei starkem Milz-Qi sind die Muskeln gesund und stark, der Muskeltonus ist gut. Muskelschwund ist häufig auf ein schwaches Milz-Qi zurückzuführen.

Disharmonien der Milz
Ein schwaches Milz-Qi äußert sich meist als Verdauungsstörungen und Appetitlosigkeit, allgemeine Müdigkeit und Gliederschwere, Neigung zu Durchfall, Blässe und aufgetriebenem Unterleib.

In schwereren Fällen treten um vier bis fünf Uhr früh Kälte und der sogenannte »Hahnenschrei«-Durchfall auf. Bei einigen Patienten behindert eine Milz-Qi-Schwäche wiederum hauptsächlich die organhebende Funktion und führt zu Mastdarm- oder Gebärmuttervorfall. Ebenso können sich manchmal Schwierigkeiten aus der Feuchtigkeitsansammlung (Schleim) im Körper ergeben.

Feuchtigkeit und Schleim

Bei Milz-Qi-Schwäche wird weniger Qi erzeugt, und die Körpersäfte werden dickflüssiger als gewöhnlich. Deshalb entsteht mehr Schleim im Körper. In der chinesischen Medizin nennt man das Feuchtigkeit. Diese steigt entweder in die Lunge und führt zu Husten mit Auswurf, Nasenschleim und schwerem Kopf, oder sie sinkt nach unten in den Darm und bewirkt schleimigen Stuhl, Scheidenfluß oder Beschwerden beim Wasserlassen.

Zwischen Körper-Feuchtigkeit und Umwelt-Feuchtigkeit besteht ein Zusammenhang. In einem feuchten Klima sammelt sich Feuchtigkeit leichter an. Verdickt sie sich, wird sie als Schleim bezeichnet. Dieser wird als Auswurf aus der Lunge ausgehustet, äußert sich aber manchmal auch als Drüsenschwellungen, einem allgemein »dumpfen« Gefühl im Kopf oder in schwereren Fällen sogar als Verwirrung, Lähmung oder als Tumor.

HOLZ · LEBER

Das Element Holz entspricht einem Baum im Frühjahr, der nach der Winterruhe ausschlägt. Die Energie des Frühlings steigt mit dem neuen Wachstum in ihm auf. Beim Menschen entsprechen ihm Kindheit und Pubertät. Das dem Element Holz zugehörige Organ ist die Leber. Grün ist die Farbe des neuen Wachstums in der Natur; sie wird der Leber zugeordnet. Deshalb mögen viele Kinder grünes Gemüse nicht, weil sie bereits genügend von dieser Energie haben!

Die Leber sorgt für einen reibungslosen und harmonischen Energiefluß im Körper und allen seinen Organen. Schmerzen und seelische Störungen machen sich gewöhnlich bemerkbar, wenn die Leber den ausgeglichenen Qi-Fluß durch den Körper nicht gewährleistet. Sie spielt auch eine Rolle im Blutkreislauf: Wenn wir — speziell im Liegen — ruhen, fließt Blut zur Spei-

---

DIE MILZ UND IHRE ENTSPRECHUNGEN

- **Farbe:** *Gelb, die Farbe der Erde. Gelbe Nahrungsmittel, die in der Erde wachsen, stärken Milz und Magen. Dazu gehören Pastinaken, Kartoffeln, Möhren und diverse Kürbisse (alle in der Regel süß).*

- **Gefühl:** *Sympathie. Bei Milzdisharmonie hat man entweder zuwenig oder zuviel Mitgefühl. Letzteres kann das Milz-Qi auslaugen.*

- **Geistige Entsprechungen:** *Glaube, Vertrauen und Zuversicht. Die Milz ist der »Sitz des Denkens«. Eine Milz-Qi-Schwäche erschwert die Konzentration und Erinnerung. Zuviel geistige Arbeit kann das Milz-Qi verringern. Der Magen sorgt für Ausdauer und Durchhaltevermögen. Bei Magendisharmonien fehlen Geduld und Ausdauer manchmal.*

- **Sinnesorgan:** *der Mund. Aphthen, schmerzendes oder blutendes Zahnfleisch sowie Zahnschmerzen ergeben sich oft aus Magen- oder Milzdisharmonien.*

- **Gepaartes Organ:** *der Magen. Er nimmt die Nahrung auf, die das Qi der Milz »kocht«. Der Magen ist wie ein Kochtopf auf dem Milz-Feuer. Die Milz sorgt für die Umwandlung der Nahrung in Qi und Körpersäfte und verteilt sie an die übrigen Körperteile.*

- **Geschmack:** *süß. Zuviel Süßes schadet Magen und Milz. Verlangen nach Süßigkeiten ist ein Anzeichen für ein schwaches Milz-Qi.*

- **Tageszeit:** *Das Frühstück sollte die größte Mahlzeit sein, weil Milz- und Magenenergie zwischen 7 und 11 Uhr am stärksten sind. Essen Sie spätabends möglichst nicht mehr, weil die Organe ruhen.*

- **Jahreszeit:** *Oft wird hier der Spätsommer genannt. Analog zur zentralen Rolle von Milz und Magen stellt man sie sich besser als Mitte vor.*

- **Klima:** *feucht. Ein feuchtes Klima beeinträchtigt die Milz. Bei Störungen sammelt sich Feuchtigkeit im Körper an (siehe »Feuchtigkeit und Schleim«).*

MILZ- UND MAGENMERIDIAN

Punkte	Funktionen	Verwendung
Mi3 Höchstes Weiß	Stärkt und reguliert Milz und Magen, wandelt Feuchtigkeit und Feuchtigkeit/Hitze um	Appetitlosigkeit, Übelkeit, Erbrechen, Verdauungsstörungen, Durchfall, Aufstoßen, Verstopfung
Mi4 Gelber Kaiser	Stärkt und reguliert Milz und Magen, wandelt Feuchtigkeit und Feuchtigkeit/Hitze um	Verdauungsstörungen, Erbrechen, Durchfall
Mi6 Kreuzung der drei Yin-Meridiane*	Stärkt und reguliert die Milz, wandelt Feuchtigkeit um, verteilt das Leber-Qi, stärkt die Nieren	Durchfall, Blasenentzündung, Scheidenfluß, schmerzhafte Regelblutungen
Mi9 Quelle am Yin-Hügel	Stärkt und reguliert die Milz, löst Feuchtigkeit vor allem im Unterleib und Becken auf	Blasenentzündung, Scheidenfluß, Knieschmerzen
Mi10 Meer des Blutes	Stärkt das Blut, kühlt Hitze	Blutarmut, Ausschlag, Juckreiz
Mi21 Großes Bündel	Entspannt den Brustkorb, reguliert Qi- und Blutfluß im gesamten Körper	Allgemeine Körperschmerzen
Ma25 Himmlischer Drehpunkt	Reguliert Milz und Magen, wandelt Feuchtigkeit um, reguliert und befeuchtet den Darm	Verdauungsstörungen, Verstopfung, Durchfall
Ma29 Zurückkommen*	Reguliert die Menstruation, wandelt Feuchtigkeit/Hitze um	Unterleibsschmerzen, schmerzhafte Regelblutungen, Scheidenfluß
Ma34 Hügelrücken	Reguliert den Magen, beseitigt Hitze	Knieschmerzen und steifes Knie
Xiyan *Ein Punktepaar beidseits des Knies (der eine ist Ma35, der andere ist keinem Meridian zugeordnet)*	Entlastet die Knie, zerstreut Wind und Kälte, beseitigt Hitze	Knieschmerzen
Ma36 Drei Meilen am Bein	Stärkt und reguliert Milz und Magen, wandelt Feuchtigkeit und Feuchtigkeit/Hitze um	Appetitlosigkeit, Verdauungsstörungen, Müdigkeit, Durchfall, Husten mit Auswurf, Blutarmut, Knieschmerzen und steifes Knie
Ma37 Oben in der großen Leere	Reguliert Magen und Darm	Durchfall, Verstopfung
Ma40 Aufblühend	Reguliert Magen und Darm, wandelt Feuchtigkeit und Schleim um, beruhigt das Gemüt	Husten mit Auswurf, Benommenheit
Ma41 Befreit den Gebirgsbach	Reguliert den Magen	Kopfschmerzen, Erbrechen, Verdauungsstörungen
Ma44 Innenhof	Reguliert den Magen, wandelt Feuchtigkeit/Hitze um, beseitigt Hitze	Schluckauf, Verdauungsstörungen, Zahnschmerzen, Halsschmerzen

* Nicht in der Schwangerschaft anzuwenden!

cherung in die Leber. Bei Körperübungen und der Menstruation wird es wieder freigegeben. Zudem ist die Leber über die Sehnen für die Bewegung der vier Gliedmaßen und die Geschmeidigkeit der Gelenke zuständig. Der Zustand der Nägel als »Nebenprodukt« der Sehnen hängt ebenfalls mit der Leber zusammen.

Disharmonien der Leber

Eine Beeinträchtigung des ungehinderten Qi-Flusses wirkt sich gewöhnlich auf die Leber aus. Zu den üblichen Ursachen gehören Aufregung und Ärger; deshalb kann man verstehen, weswegen heutzutage Leber-Qi-Stagnationen häufig vorkommen. Weitere Ursachen sind zuviel Süßes und Fettes, Verletzungen und Witterungseinflüsse (siehe S. 22). Die Symptome treten am Lebermeridian auf, also bei Frauen in der Brust, im Unterleib, in den Geschlechtsorganen und Augen. Auch der Kopf kann seitlich befallen sein, da er vom Gallenblasenmeridian, der mit der Leber gepaart ist, versorgt wird, und nicht zuletzt ist das prämenstruelle Syndrom mit schmerzenden Brüsten, Kopfschmerzen und Reizbarkeit zu nennen. Migräne hängt ebenfalls mit stagnierendem Leber-Qi zusammen. Leber-Blut-Schwäche verursacht Mückensehen (Mouches volantes), Gefühllosigkeit und Kribbeln in den Gliedmaßen und facht manchmal das Leber-Qi (Wind) an, der Ticks oder Zittern auslösen kann.

WASSER · NIEREN

In den Tiefen des Wassers sind Geheimnisse und Mysterien verborgen, und so wird dieses Element auch in vielen Überlieferungen mit dem Unbewußten in Verbindung gebracht, ebenso hier. Ihm entsprechen die Nieren, in der chinesischen Medizin das wichtigste Organ, da es die Wurzel des Yin und Yang des Gesamtkörpers und jener Ort ist, an dem das *Jing* (die

---

DIE LEBER UND IHRE ENTSPRECHUNGEN

- **Farbe:** *Grün, die Farbe des Frühlings, der (in der Leber erzeugten) Galle und von Neid und Eifersucht.*

- **Gefühle:** *Ärger und Reizbarkeit infolge von Qi-Fluß-Störungen. Dazu gehören Gefühle wie Zorn, Wut und Eifersucht. Ein gesunder Leber-Qi-Fluß äußert sich als Durchsetzungsvermögen statt Aggression.*

- **Geistige Entsprechungen:** *Freizügigkeit und Bereitschaft zu teilen. Die überaktive Leber bewirkt Aggression und Schuldzuweisungen, während zur schwachen Leberaktivität mangelndes Durchsetzungsvermögen und Selbstbeschuldigungen gehören.*

- **Sinnesorgan:** *das Auge. Leberstörungen wirken sich auch auf die Augen aus; mögliche Anzeichen sind Migräne und Mückensehen (Mouches volantes).*

- **Gepaartes Organ:** *Gallenblase. Traditionell ist die Leber der »General«, dem die Planung und Kontrolle der körperlichen Aktivitäten untersteht. Die Gallenblase setzt die Pläne »in die Tat« um; daher werden Mut und Entscheidungsvermögen diesem Organ zugeschrieben.*

- **Geschmack:** *sauer. Zuviel Saures schadet der Leber. Die chinesische Küche ist reich an Süß-Saurem: Das Süße stärkt die Milz, die Säure regt die Leber zum freien Qi-Fluß an. Das fördert die Verdauung.*

- **Tageszeit:** *1 bis 3 Uhr. Einschlafstörungen sind eine Folgeerscheinung stagnierenden Leber-Qis.*

- **Jahreszeit:** *der Frühling, die Jahreszeit erneuten Wachstums. Die Energie bewegt sich nach oben und außen, der Saft steigt.*

- **Klima:** *Wind. Ebenso wie der Wind an den Ästen rüttelt, äußert sich Wind im Körper als Schütteln und Zittern. Zur Jahreszeit der Frühlingswinde treten Leberstörungen häufiger auf.*

LEBER- UND GALLENBLASENMERIDIAN

Punkte	Funktionen	Verwendung
Le2 Zirkuliert im Zwischen-raum*	Beseitigt Hitze, glättet das Leber-Qi	Kopfschmerzen, Schwindel
Le3 Großer Impuls*	Glättet das Leber-Qi, stärkt das Blut	Kopfschmerzen, Bluthochdruck, Schlaflosigkeit, schmerzhafte Regelblutungen, Reizbarkeit, Depression, prämenstruelle Reizbarkeit und schmerzende Brüste
Le5 Muschelrinne	Glättet das Leber-Qi, wandelt Feuchtigkeit/Hitze um	Herpes genitalis, gelber Scheidenfluß
Le8 Quelle in der Biegung	Wohltuend für die Blase, beseitigt und kühlt Feuchtigkeit/Hitze	Scheidenfluß, Blasenentzündung, Kniebeschwer-den
Le13 Zum Tor am Ende	Stärkt und reguliert die Milz, glättet das Leber-Qi	Verdauungsstörungen, Erbrechen, Durchfall, Verstopfung, seitliche Oberbauchschmerzen
Le14 Tor am Ende	Glättet das Leber-Qi, entspannt den Brustkorb, wandelt Feuchtigkeit/Hitze um	Verdauungsstörungen, prämenstruelles Syndrom
GB12 Ende der Schädelkno-chen	Zerstreut Wind, Kälte und Hitze, beruhigt das Gemüt	Kopfschmerzen
GB20 Windteich	Zerstreut Wind, Wind/Kälte und Wind/Hitze, beruhigt das Leber-Qi	Kopfschmerzen, Erkältungen, Ausschlag, Benommenheit, Taubheit, schmerzender und steifer Nacken und Schultergürtel
GB21 Schulterbrunnen*	Verteilt das Leber-Qi, beruhigt das Leber-Qi	Schmerzender und steifer Nacken und Schulter-gürtel
GB29 Liegt im Knochenspalt	Stärkt Kreuz und Hüften, zerstreut Wind, Kälte und Hitze	Kreuz- und Hüftschmerzen
GB30 Zurückspringen	Befreit die Meridiane	Hüftschmerzen, die seitlich und rückwärts ins Bein ausstrahlen
GB34 Yang-Hügel-Quelle	Stärkt und reguliert das Leber-Qi, glättet das Leber-Qi, wandelt Feuchtigkeit/Hitze um	Kopfschmerzen, Verstopfung, schmerzende und steife Knie, Ischias
GB39 Aufhängung der Glocke	Reguliert die Gallenblase, beruhigt den Leber-Wind, beseitigt Hitze, stärkt die Knochen, lindert im Ohr	Migräne, Ohrensausen, Taubheit, Gelenk-schmerzen und schmerzende Beine
GB40 Großer Hügel	Glättet das Leber-Qi, befreit die Meridiane	Schmerzen in den Knöcheln
GB41 Am Fuß den Tränen nahe	Reguliert das Leber-Qi, wandelt Feuchtigkeit/Hitze um	Ischiasschmerzen das Bein entlang, prämenstru-elle Schmerzen und Schwellung der Brüste, schmerzhafte Regelblutungen, Kopfschmerzen

* Nicht in der Schwangerschaft anzuwenden!

»Essenz«) gespeichert wird. Das Jing ist die Grundlage der Konstitution. Bei Nierenschwäche geraten die übrigen Körperorgane meist in Mitleidenschaft, da die Quelle austrocknet. Bei lange dauernden Krankheiten oder einer organschwächenden Lebensweise erschöpfen sich die Nieren schließlich.

Die Nieren sind für den allgemeinen Wasserhaushalt des Körpers zuständig, ihnen untersteht jedoch speziell die gesamte untere Körperhälfte. Wasser in den Beinen oder Oberschenkeln und Schwellungen wie bei Zellulitis sind Folgen einer geschwächten Nierenenergie. Den Nieren unterstehen zudem die Knochenfunktionen und deren Stärke; sie erzeugen das Mark, das in der Wirbelsäule bis ins Gehirn steigt; daher wirkt sich die Nierenfunkton auf die geistige Tätigkeit, Erinnerung und Konzentration aus.

Die Nieren ziehen Qi aus der Lunge herab und unterstützen diese bei der Verteilung des Qi nach unten und nach außen. Beide Organe sind an der normalen Atmung beteiligt. Disharmonien bewirken in der Regel Atemnot, Husten und Keuchen.

Disharmonien der Nieren

Nieren-Qi-Schwäche hat Symptome wie häufiges oder nächtliches Wasserlassen, Kreuzschmerzen, Knieschwäche, vermindertes sexuelles Verlangen, Impotenz, vorzeitigen Samenerguß, Unfruchtbarkeit, Blässe und Müdigkeit zur Folge, in schweren Fällen außerdem Kälteempfinden, Wasseransammlung und Erwachen mit Durchfall zwischen 4 und 5 Uhr morgens (»Hahnenschrei«-Durchfall). Ein schwaches Nieren-Yin (Wasser) bewirkt Trockenheit und Hitze mit Nachtschweiß, vermehrtes sexuelles Verlangen, Kreuzschmerzen, eine trockene Kehle, Verstopfung mit trockenem Stuhl, Ohrensausen und Taubheit.

DIE NIEREN UND IHRE ENTSPRECHUNGEN

- **Farbe:** *Schwarz, die Farbe des Yin, die dem Element Wasser und den Nieren entspricht. Das Yin steigt aus dem Körper auf und trifft sich zum Energieausgleich mit dem Yang der Sonne, weswegen man nach traditioneller chinesischer Auffassung in der Sonne braun wird.*

- **Gefühle:** *Angst und Phobien. In bezug auf die Gesundheit ist der Winter das Spätstadium des Lebens, die Zeit vor dem Tod. Psychologisch gesehen entsprechen die Nieren den Tiefen des Unbewußten.*

- **Geistige Entsprechungen:** *Intellekt, Intelligenz und Weisheit, Einsichtsvermögen und Art der Intelligenz sowie Wille, Ehrgeiz und Antrieb.*

- **Sinnesorgan:** *Das Ohr mit seiner Nierenform. Taubheit und Ohrensausen sind häufige Folgen von Nierendisharmonien.*

- **Gepaartes Organ:** *die Blase, die unreine Flüssigkeiten aufnimmt und als Urin nach außen abgibt.*

- **Geschmack:** *salzig. Zuviel Salz schadet den Nieren. Das ist im Westen bereits bekannt, wo der Verzehr zu salziger Speisen die Nieren übermäßig belastet, was wiederum Bluthochdruck zur Folge hat.*

- **Tageszeit:** *Von 17 bis 19 Uhr ist die Nierenenergie am stärksten, von 5 bis 7 Uhr am schwächsten. Dann tritt der Tod am häufigsten ein, und dann machen sich Nierenschwächen am ehesten bemerkbar.*

- **Jahreszeit:** *der Winter. Seine Energie ist kalt und zieht sich zum Schutz des Körper-Yang während der kalten Monate nach innen und unten zurück.*

- **Klima:** *kalt. Als Kind wurde ich ermahnt, nicht barfuß auf dem kalten Fußboden zu gehen, weil ich mir sonst die Nieren erkälten würde. Der Nierenmeridian beginnt an der Fußsohle (siehe S. 66).*

NIEREN- UND BLASENMERIDIAN

Punkte	Funktionen	Verwendung
N3 Großer Bach	Stärkt das Nieren-Yin	Kreuzschmerzen, Taubheit, Schlaflosigkeit
N6 Blick zum Meer	Kühlt Hitze, beruhigt das Gemüt, wohltuend für den Hals	Mandelentzündung, Halsschmerzen, trockener Husten
N7 Wiederherstellung des Fließens	Stärkt das Nieren-Yang	Kreuzschmerzen, Impotenz, Scheidenfluß
N10 Yin-Tal	Stärkt die Nieren, beseitigt Hitze	Schmerzende/geschwollene Knie, Blasenentzündung, Scheidenfluß
B10 Himmelssäule	Zerstreut Wind, senkt das Fieber, beseitigt Hitze	Kopfschmerzen, steifer, schmerzender Nacken
B12 Tor des Windes	Reguliert die Lungen, zerstreut Wind und Kälte	Erkältungen, Fieber, Husten
B13 Transportpunkt zur Lunge	Stärkt die Lungen, zerstreut Wind/Kälte und Wind/Hitze, wandelt Schleim um	Erkältungen, Husten, Müdigkeit, schmerzender, steifer Nacken und obere Rückenpartie
B15 Transportpunkt zum Herzen	Stärkt und reguliert das Herz, beruhigt das Gemüt	Ängste, Schlaflosigkeit, Menstruationsbeschwerden
B17 Transportpunkt zum Zwerchfell	Stärkt und reguliert Milz und Blut, kühlt Hitze im Blut, entlastet das Zwerchfell	Blutarmut, Ausschlag, schmerzhafte Regelblutungen, Kopfschmerzen, Schluckauf
B18 Transportpunkt zur Leber	Glättet das Leber-Qi, stärkt die Leber	Ohrensausen und Taubheit, Aufstoßen, Verdauungsstörungen
B19 Transportpunkt zur Gallenblase	Reguliert und wandelt Feuchtigkeit/Hitze in Leber und Gallenblase um, beseitigt Leber-Hitze, hilft den Augen	Gallensteine, Schlaflosigkeit, Seitenschmerzen, gerötete, schmerzende Augen
B20 Transportpunkt zur Milz	Stärkt und reguliert Milz und Magen, wandelt Feuchtigkeit um	Verdauungsstörungen, Appetitlosigkeit, Ängste, Durchfall, Verstopfung
B21 Transportpunkt zum Magen	Stärkt und reguliert Milz und Magen, wandelt Feuchtigkeit und Feuchtigkeit/Hitze um	Verdauungsstörungen, Appetitverlust, Aufstoßen, Übelkeit, Erbrechen
B23 Transportpunkt zu den Nieren	Stärkt die Nieren, fördert das Wasserlassen	Kreuzschmerzen, Scheidenfluß, Durchfall
B25 Transportpunkt zum Dickdarm	Reguliert und befeuchtet den Darm, entlastet das Kreuz	Hämorrhoiden, Verstopfung, Durchfall, Kreuzschmerzen
B37 Prächtiges Tor	Stärkt das Kreuz, lockert die Sehnen	Schmerzen in Beinen und Kreuz
B40 Mitten in der Biegung	Zerstreut Wind, entlastet Kreuz und Knie	Schmerzen an der Rückseite der Beine, Kreuzschmerzen
B57 Berg stützen	Reguliert den Dickdarm	Hämorrhoiden, Kreuzschmerzen, Ischias
B60 Kunlun-Gebirge*	Entspannt Sehnen und Muskeln, entlastet das Kreuz	Kreuzschmerzen, Ischias an der Rückseite der Beine

* Nicht in der Schwangerschaft anzuwenden!

DRITTES KAPITEL

DER LEBENSSTIL

MEDITATION · ERNÄHRUNG · ALLTAG

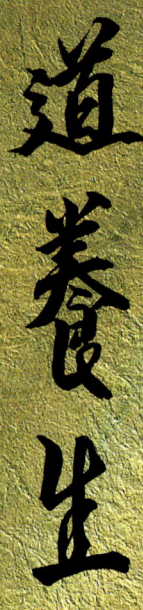

- *Gesund bleiben*
- *Die Lebensweise und wie sie sich auf die Gesundheit auswirkt*
- *Einfache Meditationsübungen für zu Hause*
- *Die Anwendung chinesischer Ernährungsgrundsätze*

Wie wir im zweiten Kapitel sahen, wird die Gesundheit in der chinesischen Medizin als harmonisches Gleichgewicht von Qi und Blut betrachtet. Diese Dynamik hängt von vielen Faktoren ab, und einer der wichtigsten ist die Lebensweise, die, zusammen mit Ernährung und Bewegung, einen großen Einfluß darauf hat, ob wir uns wohl fühlen und entspannt oder gestreßt sind. Es ist allerdings nicht sinnvoll, pauschal jedem dieselben Übungen und die gleiche Ernährung anzuraten. Es ist viel wichtiger, herauszufinden, was dem einzelnen guttut.

WIE MAN GESUND BLEIBT

Ein Grundprinzip in der chinesischen Betrachtung der Gesundheit ist Mäßigung in allen Dingen. Extremes Übermaß, extreme Abstinenz und Gesundheitsbeschwerden gehen häufig Hand in Hand. Der erste Grundsatz der chinesischen Medizin lautet also: Entspannen Sie sich! Extreme Verhaltensweisen, auch solche, die man für gesund hält, nützen nichts, wenn sie nur zu Streß und Spannungen führen.

Nun wollen wir einige gesundheitsbeeinflussende Faktoren betrachten (zwei davon, Konstitution und Klima, wurden bereits erwähnt, doch sie spielen auch eine Rolle bei Veränderungen der Lebensweise).

DIE KONSTITUTION

Die Konstitution, die überwiegend erblich bedingt ist, bestimmt das Maß an Energie in unserem Leben. In der Regel ist sie nicht leicht zu vermehren, aber Qi Gong, Meditation und Kräuter sind wirksame Mittel dazu, weil dabei Qi und Blut erzeugt und in Jing umgewandelt werden. Der chinesischen Medizin zufolge ist Jing eine Grundsubstanz, die wir von den Eltern erben und die Wachstum, Entwicklung und Fruchtbarkeit bestimmt. Sie untersteht Sieben- (bei Frauen) und Achtjahreszyklen (beim Mann). So ist die Pubertät der Frau mit etwa vierzehn Jahren auf einem Höhepunkt, die Unfruchtbarkeit (Menopause) setzt mit etwa 49 Jahren ein. Männer durchleben um die 64 eine Art »Wechseljahre«.

Die Konstitution hängt nicht nur von den verschiedenen Ereignissen in unserem Leben ab. Übereinstimmend mit in ganz Asien und auch im Westen zunehmend anerkannten Überzeugungen vertritt die chinesische Medizin die Auffassung, daß frühere Leben die heutige Befindlichkeit einschließlich der Gesundheit beeinflussen. Aber mit einer gesunden, ausgeglichenen Lebensweise kann man das Beste aus der angeborenen Konstitution machen.

DER VORGEGEBENE LEBENSSTIL

Heute weiß jeder, daß Lebensweise und Gesundheit zusammenhängen. Speziell im Westen leben wir in einem rasanten Tempo und haben wenig Zeit für Ruhe und Entspannung. Streß gehört zu den wichtigsten Faktoren der heutigen Welt. Sind wir langfristig viel Streß und seelischen Störungen ausgesetzt, wirkt sich

43

das auf uns aus. Die chinesische Medizin vertritt die Ansicht, daß das Problem nicht unbedingt im Streßniveau liegt, obwohl dieses natürlich eine Rolle spielt, sondern daß es viel wichtiger ist, *wie* wir auf unsere Welt reagieren.

Es gibt immer Methoden zur Gesundheitsförderung, egal, in welcher Lage wir uns befinden. Die anschließend beschriebenen Meditationsübungen sind außerordentlich stärkend, und auch Qi Gong (das im vierten Kapitel behandelt wird) wirkt ähnlich. Ruhe und Entspannung stellen einen starken, gesunden und harmonischen Qi- und Blutfluß sicher. Dann wird die Gesundheit wahrscheinlich weniger beeinträchtigt, und wir schöpfen unser Potential im Leben voll aus. Es gibt auch vieles, das bestimmten Organen schadet, wie beispielsweise Rauchen die Lungenenergie beeinträchtigt und Trockenheit in der Lunge bewirkt, während zuviel körperliche Arbeit etwa das Kreuz und damit die Nierenenergie schwächt.

KLIMA- UND WITTERUNGS-EINFLÜSSE

Unsere Umwelt beeinflußt Art und Ausmaß der körperlichen Betätigung sowie der jeweils angemessensten Ernährung. In der heutigen Welt machen sich klimatische Auswirkungen weniger bemerkbar, da wir gewöhnlich nicht so oft mit der Natur in Berührung kommen. Landbewohner nehmen die Witterungseinflüsse viel stärker wahr. Ich kann mich lebhaft erinnern, wie ich kurz nach meinem Umzug von London nach Irland aufs Land an einem kalten, windigen Tag ohne Hut ausging. Eine Viertelstunde später hatte ich stechende Kopfschmerzen und einen steifen Hals, die klassischen Anzeichen für einen Wind/Kälte-Einfall.

Doch obwohl uns die heutige Lebensweise von der Natur fernhält, sind wir dennoch ähnlichen Einflüssen wie der Witterung unterworfen. Da sind zum Beispiel die Klimaanlagen, die uns der Zugluft und Trockenheit aussetzen. Ein Grundsatz der chinesischen Medizin lautet hierbei, daß klimatische Einflüsse nur bei bereits vorhandenen Disharmonien in den Körper eindringen können. Wenn Sie energetisch gut beieinander sind, werden Sie den auf Seite 22 erwähnten verschiedenen klimatischen Einflüssen weniger unterworfen sein. Im zweiten Kapitel ersehen Sie (*Seiten 31 bis 40*), welches Organ davon betroffen wird.

DIE JAHRESZEITEN

Die Jahreszeit spielt in gesundheitlicher Hinsicht ebenfalls eine Rolle. Mit wechselnder Länge des Tages verändern sich auch Temperatur und Witterung, und es ist nur gesund, seine Aktivitäten darauf abzustimmen. Im Winter beispielsweise empfiehlt es sich, früh zu Bett zu gehen und spät aufzustehen, weil wir dadurch die allzu extreme Kälte vermeiden und uns nach der winterlichen Energie richten (nach diesem »Energiesparprinzip« funktioniert auch der Winterschlaf bei manchen Tieren). In Disharmonie mit der Winterenergie zu leben beeinträchtigt die Nieren und bewirkt Müdigkeit und Schwäche im Frühjahr. Im Sommer ist frühes Aufstehen und späteres Zubettgehen angezeigt, da die Yang-Energie dann am stärksten ist und mehr Aktivität erlaubt. In Disharmonie mit der sommerlichen Energie zu leben kann dem Herzen schaden und im Herbst Fieberanfälle auslösen.

Im Frühjahr und Herbst geht man am besten früh zu Bett und steht früh auf. Mangelnder Einklang mit der Frühlingsenergie schadet der Leber und verursacht Sommererkältungen, während er im Herbst der Lunge schadet und im Winter zu Durchfall führen kann.

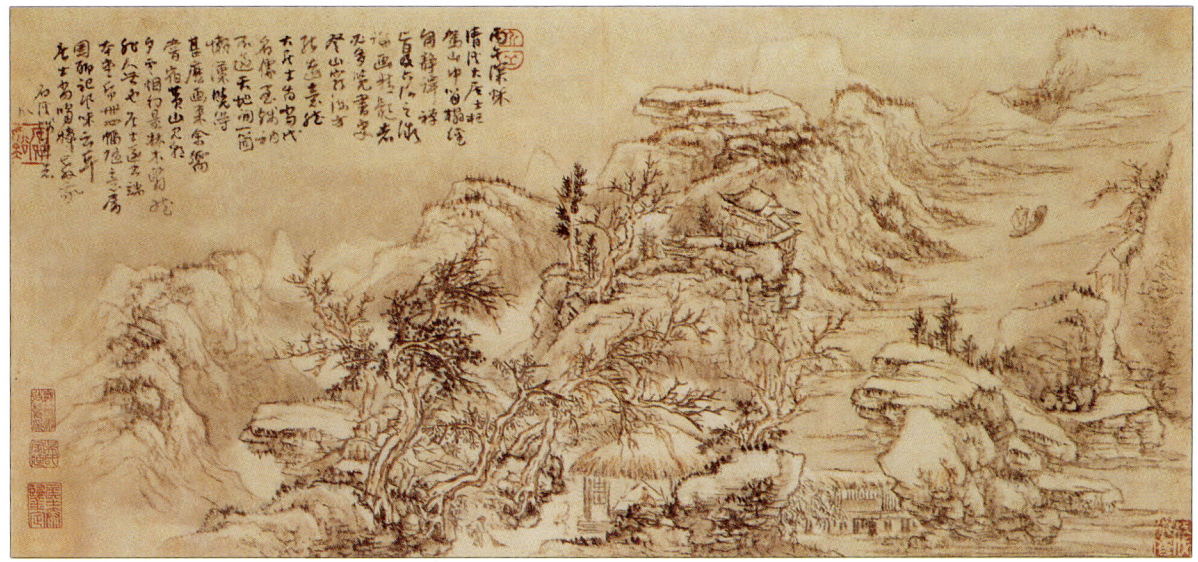

Winterlandschaft von Ts'an aus dem Jahre 1666. Zur besseren Darstellung des winterlichen Yin im Yin sind Landschaft und Bäume mit gerundeten Yin-Formen wiedergegeben.

KÖRPERLICHE BETÄTIGUNG

Genügend Bewegung bildet den Ausgleich zwischen Arbeit/Bewegung und Ruhe. Wir im Westen neigen häufig zu Übertreibungen, und Sport bildet dabei keine Ausnahme. Bis zur Erschöpfung immer weiterlaufende Jogger machen — besonders bei Kälte — nach Auffassung der Chinesen nichts, was mit Gesundheitserhaltung zu tun hätte.

In China hingegen sieht man jeden Morgen überall in Parks und auf den Straßen buchstäblich Hunderte von Menschen jeden Alters Qi Gong oder T'ai Chi Chuan üben *(siehe Abb. auf S. 46)*. Diese sanften Bewegungen sind wohltuend für den Körper und erzeugen Qi und Blut.

Milz und Muskeln gehören sowohl körperlich zusammen, als auch was ihre Aufgaben betrifft. Eine Überbeanspruchung der Muskeln kann das Milz-Qi schwächen. Wird überwiegend ein Körperteil bewegt, etwa ein Arm, kann

es zur Stagnation des Qi-Flusses kommen wie beim überbeanspruchten »Tennisarm«. Heben zieht das Kreuz in Mitleidenschaft und schwächt unter Umständen das Nieren-Qi.

Die Grundregel bei der körperlichen Betätigung lautet also: Wenn sie zur Erschöpfung führt, schwächt sie das Qi. Das ist besonders in der Pubertät und speziell bei Mädchen wegen später möglichen Menstruationsbeschwerden schädlich. Umgekehrt stagniert das Qi bei zuwenig Bewegung, und Feuchtigkeit (Schleim) entsteht; das ist oft die Folge bei Büro-und Computerarbeit, was mit Müdigkeit, Schwere und Lethargie einhergeht. Wandern, Radfahren und Schwimmen verschaffen in diesen Fällen etwas sanfte Bewegung.

SEXUELLE BETÄTIGUNG

Das angemessene Maß an Sex hängt vom jeweiligen Alter und allgemeinen Gesundheitszustand sowie der Jahreszeit ab. Das sexuelle Verlangen ist auf die Stärke der Nierenenergie zurückzuführen. Das Nieren-Jing tritt äußerlich als Samenflüssigkeit zutage. Da die Grund-

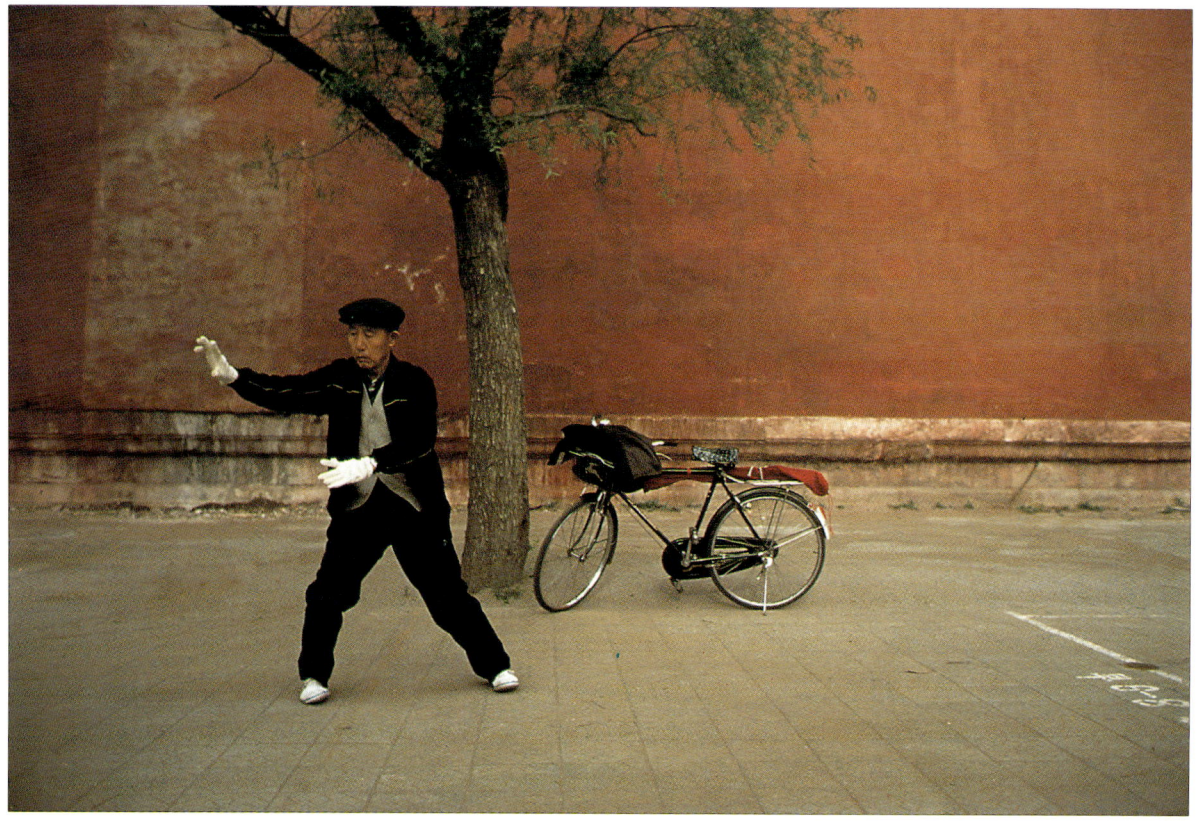

T'ai Chi ist in China weit verbreitet und wird allmorgendlich in den Tagesablauf eingebettet. Es ist körperlich wohltuend, stärkt das Qi und beruhigt das Gemüt.

substanz Jing mit der Konstitution und Langlebigkeit zusammenhängt, wird übermäßiger Sex als Ursache für Gesundheitsschwächen erachtet, weil das Nieren-Jing dabei abnimmt. Bei Männern bedeutet »übermäßig« häufige Samenergüsse. Bei Frauen geht das Jing nicht so leicht durch Sex zurück, obzwar das während der Schwangerschaft und Geburt meistens der Fall ist. Dessen eingedenk haben die Chinesen im Lauf der Jahrhunderte Methoden zum Zurückhalten des Samenergusses beim Geschlechtsverkehr entwickelt, damit der Samen und daher das Jing nicht verlorengeht. Diese

ganz bestimmten Qi- und Körperübungen sowie die Atemkontrolle gehören zum Qi Gong.

Sex schwächt unter Drogeneinfluß oder bei Müdigkeit mehr. Außerdem sollte man sich danach nicht der Kälte aussetzen. Geschlechtsverkehr kann die Nieren schwächen, woher wohl das »Altweibermärchen« stammt, übermäßiges Masturbieren oder zuviel Sex bewirke Rückenschmerzen, schwache Knie und dergleichen mehr ... Auch ein Mangel an Sex kann gesundheitsschädigend sein, aber die Energie läßt sich durch Meditation und Qi Gong umwandeln. Und schließlich gehört sexuelle Betätigung manchmal zur geistigen Übung, bei der die Energie zum Herzen steigt und für die fortgeschrittene Meditation eingesetzt wird.

VERLETZUNGEN

Bei Verletzungen stagnieren Qi- und Blutfluß gewöhnlich an irgendeiner Stelle. Bei leichten Traumata gerät das Qi in Mitleidenschaft, bei schwereren hingegen das Blut, und Schmerzen und Schwellungen entstehen. Stagnierendes Blut äußert sich als blaue Flecken. Die meisten Verletzungen heilen von selbst, aber manchmal entstehen je nach Körperstelle später innere Beschwerden. Verletzungen am Reizpunkt EG17 beispielsweise bewirken später Husten, Keuchen, einen geschwollenen Oberkörper und Bluthusten, weil er mit dem Lungen- und Herz-Qi zusammenhängt. Verletzungen von Mi10 (*Punkte siehe S. 26*) können zu Benommenheit und Trübungen der Sicht führen, weil dieser Punkt eine wichtige Rolle bei der Blutregulierung spielt. Deshalb sollten Verletzungen unverzüglich behandelt werden.

PARASITEN UND GIFTE

Gift, verdorbenes Essen oder Rohkost kann ebenfalls Krankheiten verursachen, die im Westen in den letzten Jahren häufiger geworden sind. Magen- und Darmbeschwerden treten manchmal auch nach Reisen in tropische Länder auf.

Würmer zum Beispiel mögen eine warme, feuchte Umgebung. Bei Hitze und Feuchtigkeit im Darm florieren die Würmer dort. Das sieht man oft bei Kindern, wenn eine Milz- und Magenschwäche zu einer Feuchtigkeitsansammlung führt und sich infolge stagnierenden Qis Hitze bildet. Werden Milz und Magen behandelt und Hitze und Feuchtigkeit erzeugende Nahrungsmittel vermieden, läßt sich das Leiden beheben (*siehe S. 55*).

FALSCHE BEHANDLUNG

Es kommt immer häufiger vor, daß ein Leiden falsch behandelt wird, weil die ihm zugrunde- liegende Disharmonie von Qi und Blut nicht berücksichtigt wird. Das ist ein strittiger Punkt, weil die konventionelle westliche Medizin nicht so vorgeht. Obwohl sie das Krankheitssymptom behebt, bewirkt sie dies durch Qi- oder Blutentzug. Dadurch nimmt die Energie des Patienten ab und führt nicht zur Heilung, da die Symptome bei Absetzen der Arznei häufig wiederkehren.

Man sollte diese Auseinandersetzung nicht mißverstehen. Selbstverständlich ist die westliche Medizin in vielen Fällen unumgänglich, etwa bei schweren Krankheiten oder Todesgefahr. Langfristige Behandlungen mit hochwirksamen Arzneien schwächen jedoch auf lange Sicht die Energie des Patienten. Hier sind sanftere Methoden zur Stärkung oder zum Ausgleich häufig angemessener.

Auch die Einnahme chinesischer Arzneien über längere Zeiträume kann verfehlt sein; ich habe selbst Fälle erlebt, in denen sie krank machten. Das kann beispielsweise bei Blutschwäche vorkommen, wenn man nur Ginseng einnimmt, weil es wärmend wirkt. Eine ganze Anzahl von Symptomen kann sich daraus ergeben, einschließlich übermäßiger Erwärmung der Herzenergie mit Nachtschweiß, Hitzegefühlen im Brustraum, Herzklopfen und Ängsten. Energie, Qi und Blut des Betreffenden müssen untersucht und so behandelt werden, daß ein gesundes Gleichgewicht zwischen ihnen entsteht.

GEISTIGE UND SEELISCHE GESUNDHEIT

Im Westen ist es nicht ungewöhnlich, daß Menschen zuviel geistig arbeiten. Eine lange Arbeitszeit, spätes Zubettgehen und unterwegs oder unregelmäßig zu essen sind alltäglich. Das Qi erschöpft sich, vor allem das Magen-, Milz- und Nieren-Qi. Wir haben keine Zeit, zu ruhen und neue Vorräte anzulegen. In Städten absorbieren wir sogar nachts ständig Lärm, so daß der Geist auch im Schlaf keine Ruhe findet.

Eine der wirksamsten Methoden zur geistigen und seelischen Stärkung ist die Meditation. Wenn sich bestimmte seelische oder geistige Symptome lautstark und unangenehm melden und den Tageslauf stören, liegt es meistens daran, daß ein spezifisches Gefühl oder ein Denkmuster stärker ist als Sie. Mit Meditation als Technik und Anwendungen zur Energiemehrung werden Sie kräftiger und unterliegen dem Symptom nicht mehr so stark. Am Ende gewinnen Sie die Überhand, und es verschwindet.

Ich empfehle Ihnen, einige der nachfolgenden Meditationsübungen zu erwägen, um allgemein gesünder zu werden und sich wohler zu fühlen. Sie können sich allerdings auch mit Qi Gong, einer Ernährungsumstellung und Massage stärken. Die Qi-Gong-Übungen im vierten Kapitel sind hinsichtlich der nachfolgenden Ausführungen über die Meditation besonders relevant.

MEDITATION

Meditation wird von allen der chinesischen Medizin zur Verfügung stehenden Mitteln als wichtigstes erachtet. In einem Werk aus der Han-Dynastie heißt es, es sei äußerst wichtig, den Geist zu nähren, den Körper zu nähren hingegen zweitrangig. Der Geist sollte »rein und ruhig« sein, die Knochen »stabil«. Das, so heißt es, seien die Voraussetzungen für ein langes Leben. Auch die Tibeter sagen: »Der Geist ist König.« Er ist das Innerste im Menschen und daher auch das Wesentlichste, aber möglicherweise ist der Zugang dazu auch am schwierigsten. Wahre Wunder finden jedoch nur auf der Ebene des Geistes statt, auch was die Gesundheit betrifft. In der Meditation oder mit Visualisierungsübungen lassen sich manchmal schwere Krankheiten heilen. Aber häufiger noch bewirkt sie ein größeres seelisches und geistiges Wohlbefinden, weil negative Gemütszustände dabei direkt umgewandelt werden.

In der chinesischen Medizin gibt es verschiedene Einflüsse, und die bedeutendsten darunter sind Taoismus und Buddhismus. Das letztendliche Ziel beider Philosophien (manche nennen sie auch Religionen) ist die Erleuchtung – die Erkenntnis der Einheit, unseres wahren Wesens, sowie grenzenloser Weisheit und grenzenlosen Mitgefühls *(siehe auch S. 20)*. Die Meditation ist eine Technik, um dorthin zu gelangen.

Meditation wird auf verschiedenen Ebenen geübt. Auf rein weltlicher Ebene dient sie der Entspannung und Freude. Auf einer spirituelleren Ebene meditiert man, um Freiheit vom Leiden zu erlangen und sein wahres Wesen, das »mitfühlende Herz«, erstrahlen zu lassen.

WAS IST MEDITATION?

Auf einen einfachen Nenner gebracht, ist Meditation ein Geisteszustand, in dem wir nicht versuchen, Gedanken und Gefühle zu manipulieren, sondern zulassen, daß sie von selbst zur Ruhe kommen. Manchmal geschieht das, wenn eine einfache Arbeit uns völlig gefangennimmt oder wir besonders entspannt sind. Sollten Sie einen solchen Zustand kennen, können Sie sich diese Erfahrung zunutze machen, wenn Sie mit den Meditationsübungen auf S. 51 beginnen. Andernfalls werden Sie diese Ruhe und Entspannung in der Meditation kennenlernen. Beruhigen sich Gedanken und Gefühle, offenbart sich die natürliche Klarheit des

Geistes, und er erstrahlt in Mitgefühl, seinem natürlichen Zustand.

Was aber ist der »Geist«? Es gibt viele Ebenen des Geistes oder Bewußtseins. Wir wollen hier zwei davon erwägen. Der gewöhnliche, urteilende Geist ist in der Regel der Verstand, den wir im Alltag anwenden und der uns allerlei Schwierigkeiten und Probleme beschert. Er sieht die Welt dual, als gut oder schlecht, als Anziehung oder Abneigung. Dieser Geist reagiert mit Ärger, Reizbarkeit, Ungeduld, Eifersucht usw. auf die Außenwelt. Für die innerste Ebene des Geistes gelten je nach spiritueller oder religiöser Überlieferung andere Werte. Sie wird als wesensmäßig dem Himmel verwandt und dennoch bewußt, klar, ungehindert und grenzenlos an Weisheit und Mitgefühl beschrieben.

Jeder kann meditieren lernen. Nachfolgend sind einige einfache Methoden genannt, die man ungeachtet seiner spirituellen oder religiösen Neigung anwenden kann, um geistig zur Ruhe zu kommen. Wenn Sie anfangen zu meditieren, stellen Sie vielleicht fest, daß Ihr Geist scheinbar lauter und unruhiger wird. Das ist lediglich ein Anzeichen dafür, daß die Meditation gelingt, weil Sie jetzt das »innere Geplapper« wahrzunehmen beginnen, das wir im geschäftigen Alltag gewöhnlich gar nicht bemerken. Mit der Zeit legen sich die Gedanken und beruhigen sich die Gefühle.

DIE MEDITATIONSHALTUNG

Das wichtigste bei der Meditationshaltung ist ein gerader Rücken und eine senkrechte Wirbelsäule. In der Überlieferung heißt es, der Rücken sei wie »ein Stapel goldener Münzen« oder »gerade wie ein Pfeil«. Das Kreuz weist eine natürliche Krümmung auf; überanstrengen Sie sich also nicht, und nehmen Sie keine unnatürliche Sitzhaltung ein. Lassen Sie den Rücken seine aufrechte Stellung selbst finden. Der Kopf sollte leicht nach unten geneigt und der Blick anstrengungslos nach vorne gerichtet sein (siehe Abb. auf S. 50). In meiner Meditationstradition bleiben die Augen offen, damit man sich nicht von der Welt »außerhalb« abschneidet, sondern alle Erfahrungen integriert. Wenn es Ihnen anfangs mit geschlossenen Augen wohler ist, schließen Sie sie. Da Sie die Augen jedoch zum Schlaf schließen, können Sie – sollten sich Schläfrigkeit oder Müdigkeit einstellen – sie etwas öffnen, um wach zu bleiben. Bei zu großer geistiger Aktivität hilft es oft, den Blick zu senken.

Setzen Sie sich auf einen Stuhl oder im Schneidersitz auf den Boden. Machen Sie es sich bequem. Am Anfang der Übung ist kein »Lotus«-Sitz erforderlich. Entspannen Sie den Körper, atmen Sie anstrengungslos, lockern Sie verspannte Körperteile, etwa Nacken, Kiefer und Schultern. Die Zungenspitze berührt den Gaumen hinter den oberen Schneidezähnen und schließt den Energiekreis des Körpers. Atmen Sie leise und sanft durch Mund und Nase.

MEDITATION UND KONZENTRATION

Sie können sich zum Meditieren auf verschiedenes konzentrieren. Dann beruhigt sich der Geist leichter. Wenn Sie innerlich stabiler geworden sind und von selbst in den meditativen Zustand gleiten, brauchen Sie diese Hilfe nicht mehr. Bei den beiden nachfolgend beschriebenen Methoden konzentrieren Sie sich auf den Atem und auf einen Gegenstand (siehe S. 51). Bei einer anderen wird ein Mantra rezitiert. Ein Mantra wird als etwas definiert, das den Geist schützt, ein in einem Singsang gesprochener Satz mit einer bestimmten Qualität. In China ist Om Mani Padme Hum, das buddhistische Mantra des Mitgefühls, das man auch im tibetischen Buddhismus kennt, weit verbreitet.

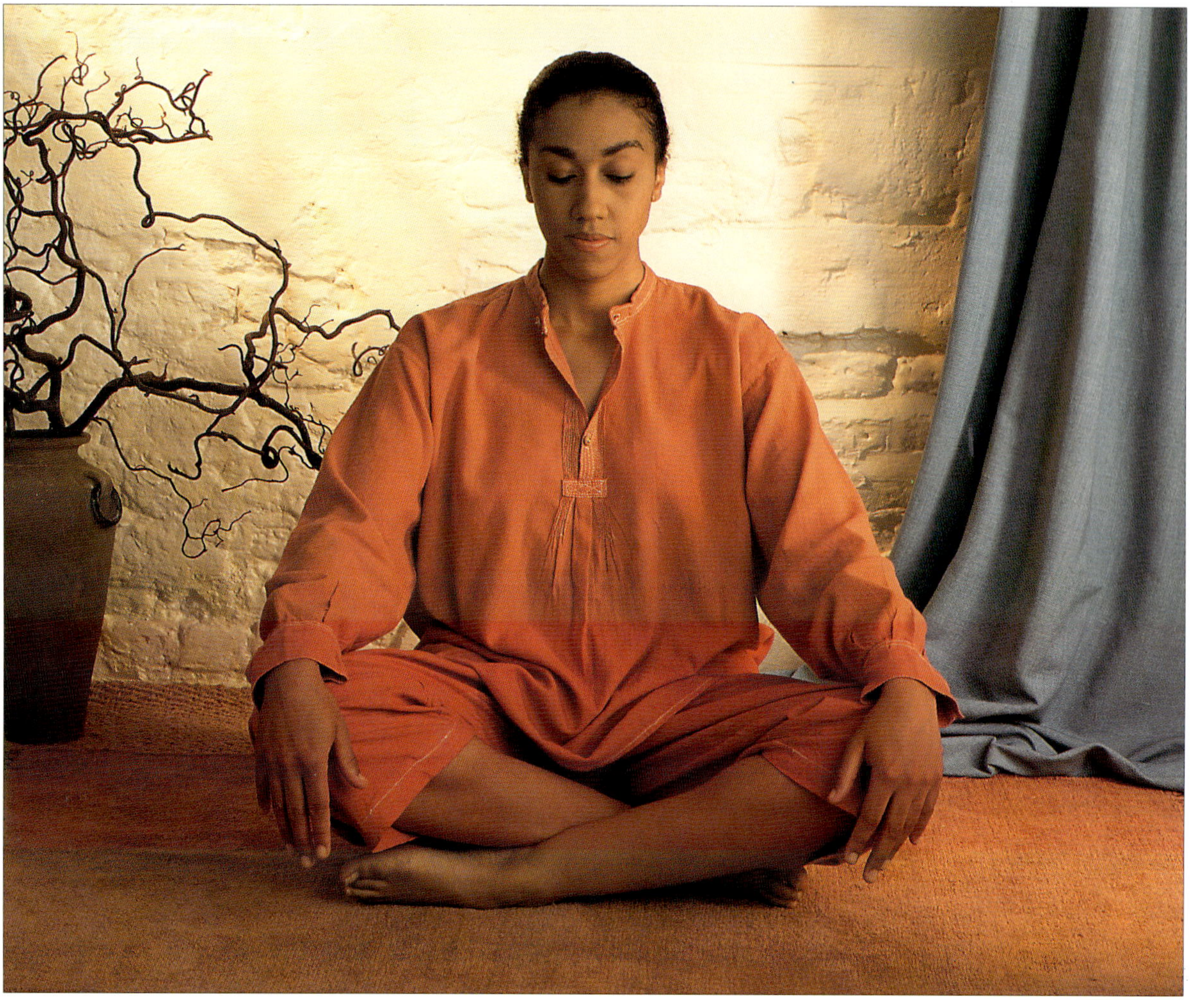

Oben: *Typische Meditationshaltung – der Rücken ist gerade, der Kopf leicht nach unten geneigt, der Blick gesenkt oder leicht nach vorne gerichtet, der ganze Körper entspannt. Vor allem: Setzen Sie sich bequem hin.*

Rechts: *Wenn Sie mit der Atemübung zur Entspannung beginnen, hilft es, eine Hand oben auf die Brust und die andere auf den Bauch zu legen, damit sich die Brust beim Atmen nicht hebt. Mit der Zeit geschieht das von allein.*

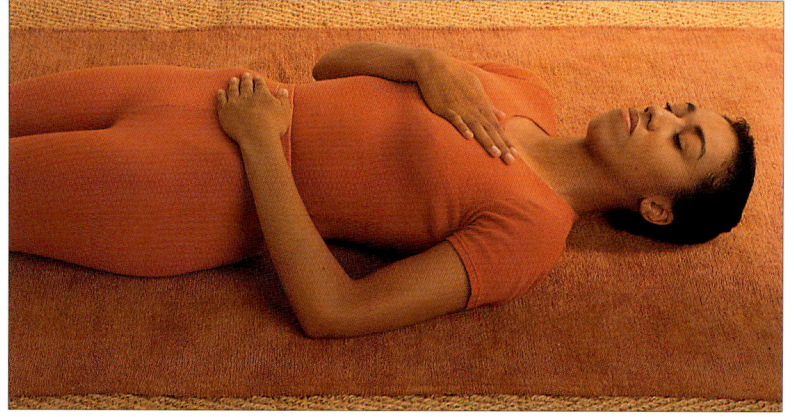

MEDITATIONSÜBUNGEN

Atemübung zur Entspannung

Bei dieser Übung atmen Sie einfach entspannt und nutzen die volle Lungenkapazität. Man nennt sie auch Bauch- oder Zwerchfellatmung, und sie fördert die Entspannung. Wenn Sie den Atem bis in den Bauch hinunterziehen, atmen Sie tiefer, und starke Anspannungen lösen sich.

Setzen Sie sich in der beschriebenen Meditationshaltung oder legen sich an einem warmen, bequemen Ort hin. Beim Einatmen weitet die Luft den Bauch, die Brust bewegt sich nicht *(siehe untere Abbildung)*. Das Zwerchfell bewegt sich abwärts, die Lungen dehnen sich aus und saugen die Luft ein. Beim Ausatmen senkt sich der Bauch, um die Luft aus den Lungen auszustoßen. Machen Sie einige Minuten so weiter, und achten Sie darauf, wie der Atem in Ihren Körper ein- und hinausströmt, sowie auf Ihren Bauch, der sich sacht hebt und senkt. Mit der Zeit atmen Sie entspannter, und Körper und Geist entspannen sich ebenfalls.

Die Konzentration auf den Atem

Nehmen Sie die Meditationshaltung ein, und konzentrieren Sie sich anstrengungslos auf den Atem:

• Werden Sie sich beim Ein- und Ausatmen nach und nach des Atems bewußt, der in Ihren Körper ein- und aus ihm hinausströmt.

• Lassen Sie Ihren Atem beim Einatmen weich etwaige Spannungen und Beschwerden auflösen.

• Lassen Sie die Spannungen beim Ausatmen los.

• Stellen sich Gedanken und Gefühle ein, bleiben Sie nicht daran hängen – schauen Sie einfach zu, wie sie entstehen und vergehen wie Wolken am Himmel.

Bei jedem Atemzug entspannen Sie sich immer mehr. Achten Sie auf Ihren Atem, ohne sich zu sehr darauf zu konzentrieren. Entspannen Sie sich geistig, und bleiben Sie dennoch wach.

Die Konzentration auf einen Gegenstand

Diese Übung ist ganz ähnlich wie die vorige. Sie können jeden Gegenstand zur Konzentration verwenden, nur eignet sich besser, was Sie inspiriert, beispielsweise eine Blume, ein schönes Bild, eine Ikone oder ein Heiligenbild, ein Landschaftsbild – was Ihnen gefällt. Lenken Sie Ihre Aufmerksamkeit anstrengungslos auf den Gegenstand, und lassen Sie Ihren Geist zur Ruhe kommen und entspannen. Wenn Sie abgelenkt werden, richten Sie Ihre Aufmerksamkeit einfach wieder auf den Gegenstand.

Visualisieren

Nehmen Sie auch hierfür die oben beschriebene Meditationshaltung ein, und entspannen Sie Körper und Geist. Stellen Sie sich den Körper gesund und ganz vor. Sehen Sie sich weißes Licht einatmen. Es heilt, kühlt und versieht Sie mit Energie. Bei jedem Atemzug atmen Sie mehr heilendes Licht ein. Konzentrieren Sie sich besonders auf verspannte oder schmerzende Körperteile. Bei einem bestimmten Leiden achten Sie speziell darauf und versehen es mit heilendem Licht. Stellen Sie sich beim Ausatmen vor, daß alle Spannungen, Probleme und jedes Unwohlsein Ihrem Körper wie ein dunkler Rauch entweichen. Bei jedem Atemzug steigt mehr dunkler Rauch auf.

Fahren Sie mit dieser Übung so lange fort, wie Sie können, bis Ihr ganzer Körper von weißem Licht durchdrungen und ganz geheilt ist. Sämtliche Beschwerden sind vergangen, und Ihr Körper erstrahlt in weißem, heilendem und energiespendendem Licht. Damit es besser wirkt, können Sie zweierlei tun:

• Achten Sie darauf, am Ende das Gefühl zu haben, daß alle Probleme beseitigt sind. Lassen Sie nicht das geringste für das nächste Mal übrig.

• Üben Sie täglich – das nützt am meisten.

MEDITATION IM ALLTAG

Alle Meditationslehrer und -meister sind sich darüber einig, daß regelmäßiges Üben die besten Resultate zeitigt. Bei gesundheitlichen Leiden führen Meditation und Visualisierung entsprechend der aufgewendeten Zeit zur Besserung.

Allerdings fällt es am Anfang häufig sehr schwer, die nötige Zeit zum Üben zu finden. Wir sind alle sehr beschäftigt und abgelenkt und denken häufig zuletzt ans Meditieren, obwohl wir um seinen Nutzen wissen. Meditieren Sie also täglich so lange, wie es Ihnen dabei wohl ist. Es gibt keine bestimmte Dauer für die Übung; am Anfang reichen fünf oder zehn Minuten manchmal schon aus. Es ist besser, anfangs kurze Zeit zu üben, die Sie sich freihalten können, als längere Zeiten gar nicht einzuhalten. Auch die Tageszeit sollte Ihnen entsprechen, obwohl Sie feststellen werden, daß die Morgenmeditation mehr nützt, weil die Energie dann frischer und stärker ist als sonst. Die traditionelle Zeit für die Meditation und Qi Gong ist der Sonnenaufgang.

Überlegen Sie sich, wie Sie Ihre Umgebung für die Meditation gestalten wollen. Suchen Sie sich einen Lieblingsplatz in Haus oder Garten. Draußen zu meditieren ist sehr anregend und der Übung äußerst zuträglich. Vielleicht widmen Sie eine kleine Ecke im Haus oder Schlafzimmer eigens der Meditation. Stellen Sie etwa Blumen, ein schönes Bild, Weihrauch oder einen inspirierenden Gegenstand in Ihre Meditationsecke. Meditation schafft Raum für geistige Inspiration – und eine entsprechende Umgebung fördert sie. Die Hauptsache ist aber, daß Sie sich einen Raum schaffen, in dem Meditation stattfinden kann, was sich in einem entsprechenden geistigen Raum spiegelt. Dann können sich Gedanken und Gefühle beruhigen, und Ihre innere Klarheit kann zutage treten.

Die Suche nach einem Lehrer

Die Übungen in diesem Buch sind einfach und leicht anzuwenden. Mit der Zeit werden Sie deutliche Veränderungen feststellen. Allerdings erreichen Sie möglicherweise eine Stufe, auf der Sie Führung oder eine Verständnishilfe für Ihre Erfahrungen während der Meditation brauchen. Dann ist es an der Zeit, einen Lehrer zu suchen. Sie sollten sich aber nur dann der Führung eines Lehrers überlassen, wenn Sie sicher sind, daß er Ihnen auch geben kann, was Sie brauchen. Prüfen Sie seine Eignung und Ausbildung, und besprechen Sie seine spezielle Meditationsform mit ihm *(siehe auch Hinweise zur Lehrersuche im achten Kapitel)*. Möglicherweise hilft Ihnen das »Tibetanische Totenbuch« mit vielen praktischen Hinweisen zur Meditation und über den Geist weiter *(siehe S. 157)*.

ERNÄHRUNG UND GESUNDHEIT

Die Nahrungszubereitung für sich und seine Lieben gehört zu den ältesten Traditionen. Sie hängt eng mit der Gesundheit und den Beziehungen, die wir mit Verwandten und Freunden pflegen, zusammen. Wie wir das Essen zubereiten und einnehmen, ist speziell in der chinesischen Medizin wichtig für die Gesundheit; sie beachtet neben dem Nahrungsmittel an sich auch seine Energie, weil das Qi allem Leben zugrunde liegt. Deshalb ist es genauso wie die Zubereitungsart jeder Speise bestimmend, da es die jeweilige Energie verändert. Heutzutage sind zusätzlich noch die Art des Anbaus und der Verarbeitung zu beachten.

In China verschreibt der Arzt manchmal eine bestimmte Nahrung oder Speise; damit geht der

Patient ins nächste Restaurant, wo sie genau nach Rezept zubereitet und ausschließlich zur Gesundheitsförderung eingenommen wird. Im Westen gibt es meines Wissens keine solchen »Gesundheits«-Restaurants. Dies verdeutlicht den Zusammenhang, der für die Chinesen zwischen Ernährung und Gesundheit besteht. In der chinesischen Medizin hat die Behandlung von Krankheiten durch Ernährung eine lange Tradition, da sie bereits im eingangs erwähnten Buch »Des Gelben Kaisers Klassiker der Inneren Medizin« (Huang-di Nei-jing) eine Rolle spielt (siehe S. 11).

Diese Ernährungstherapie ist ein weiteres Beispiel, wie das Wissen um die Energie verwendet werden kann, um Qi und Blut ins Gleichgewicht zu bringen. Die chinesische Medizin liefert die geeigneten Mittel, unseren Energiezustand zu bestimmen, und auch das Werkzeug, sie zu harmonisieren oder ihr Gleichgewicht sicherzustellen.

In der chinesischen Medizin wird Hitze abgekühlt und Kälte erwärmt. Wenn wir konstitutionell zu ständigem Kälteempfinden neigen, schaffen von Natur aus warme Speisen Abhilfe und solche, die durch die Zubereitung an Wärme gewinnen. Neigen wir konstitutionell zu Hitze, nützt kühlendes Essen. Sie werden festgestellt haben, daß im zweiten Kapitel (S. 21) Hitze und Kälte zu den Störungen zählen. In solchen Fällen versucht man den Ausgleich durch die Ernährung herbeizuführen.

DIE NAHRUNGSENERGIE

Im Westen beachten wir gewöhnlich, was und wieviel wir essen. Manche Speisen werden als schädlich erachtet und sollen möglichst gemieden werden. Andere werden als gesund eingestuft, und davon sollen wir große Mengen verzehren. Wenn wir jedoch die Nahrungsenergie beachten, wird deutlich, daß es nicht um die Menge geht, sondern darum, *wie* verschiedene Nahrungsmittel zusammengestellt oder zubereitet werden. Der beste Ansatz zu einer gesunden Ernährung ist Ausgewogenheit der Speisen und des Geschmacks; »Mäßigung in allen Dingen« beschreibt die chinesische Ernährungsweise wohl am kürzesten und treffendsten.

Die Energie der Nahrungsmittel haben Meditations- und Qi-Gong-Meister anhand deren Einwirkung auf ihr eigenes Qi ermittelt. Zur Bestimmung der Energie von Heilkräutern sind sie ebenso vorgegangen. Dabei ist die Unterscheidung zwischen Heilkraut und Nahrungsmittel eher theoretisch. In bestimmten Situationen werden Heilkräuter als Nahrung verwendet, ein andermal Speisen als Heilkräuter. Am besten achtet man auf die eigene Energie und stellt fest, welche Kräuter und Speisen dem Gleichgewicht förderlich sind.

Meistens beachten wir die Nahrungsenergie bereits, auch wenn wir das nicht so nennen. Gerichte mit einander ergänzenden Eigenschaften sind beispielsweise Lamm mit Rosmarin, Rind mit Meerrettichsoße, Ente mit Orange oder Tofu mit frischem Ingwer. Dabei sind verschiedene Qualitäten zu beachten:

- Qi: kalt, kühl, neutral, warm, heiß.
- Geschmack: süß, würzig (scharf), sauer, bitter, salzig, aromatisch, mild.
- Welches Organ beeinflußt wird.

In der Tabelle auf S. 54 sind die verschiedenen Geschmacksrichtungen und ihre Wirkungen auf den Körper aufgeführt. Die Richtung »mild« wird keinem bestimmten Organ zugeordnet und ist daher hier nicht aufgeführt. Beispiele für Nahrungsmittel mit verschiedenen Energien finden sich in der Tabelle auf S. 55 (beachten Sie, daß ein Nahrungsmittel manchmal mehrere Funktionen erfüllt).

GESCHMACKSRICHTUNGEN UND IHRE WIRKUNGEN

Geschmack	Betroffenes Organ	Wirkung	Wirkung bei Übermaß	Beispiel
Süß	Milz	Stärkt, lindert Schmerzen	Bildung von Feuchtigkeit und Schleim mit Stagnation des Qi-Flusses und Hitzebildung	Honig, Zucker
Würzig	Lungen	Fördert die Qi- und Blut-zirkulation	Überreizung, schädigt Qi und Blut	Schwarzer Pfeffer, Chili, Cayennepfeffer
Sauer	Leber	Unterbindet die Schweißab-sonderung und Durchfall	Wasserretention	Essig, Zitrone
Bitter	Herz	Senkt das Fieber, beruhigt Husten und Keuchen, führt ab	Schwächt das Qi, trocknet aus	Löwenzahn, Spargel
Salzig	Nieren	Weicht harte Klumpen auf und zerstreut sie	Behindert den Blutfluß	Algen, Salz
Aromatisch	Milz	Weckt das Milz-Qi, verringert die Feuchtigkeit	Trocknet aus	Kardamom

Eine besondere Empfehlung

Bestimmte Speisen sind für bestimmte Menschen – Kinder, Schwangere oder alte Menschen – zuträglich, andere sollten ganz vermieden werden. Nachstehend einige allgemeine Hinweise.

Babys und Kleinkinder

Kinder wachsen schnell und brauchen daher eine ausreichende Proteinzufuhr in Form von Fleisch, Eiern oder Hülsenfrüchten mit viel Gemüse. Folgen Sie den im Kasten aufgeführten Empfehlungen, dann können Sie sicher sein, daß Ihr Kind insgesamt gesund ernährt ist.

Schwangere

In der Schwangerschaft sollten Sie Speisen mit heißem Qi und würzige, scharfe Zutaten wie Cayennepfeffer, Zimt sowie Wein und alle anderen alkoholischen Getränke vermeiden, da sie die Körpersäfte beeinträchtigen und damit

---

EINE GESUNDE KOST FÜR BABYS UND KLEINKINDER

Tun:
- *Stillen Sie möglichst, und entspannen Sie sich.*
- *Beginnen Sie mit sechs (nicht vor drei) Monaten mit gemischter Ernährung. Ihr Kind läßt es Sie wissen, wann die Zeit für feste Nahrung gekommen ist.*
- *Fangen Sie mit trocken in einem heißen Topf leicht angebräunten Reis an; Wasser zugießen und gar kochen.*
- *Gut gargekochtes Getreide und warmes Gemüse bilden den Kern einer gesunden Ernährung.*

Lassen:
- *Gleich nach harter Arbeit oder Geschlechtsverkehr stillen.*
- *Rohkost einschließlich Obst.*
- *Mehr als ein neues Nahrungsmittel täglich einführen (das Kind soll sich an Neues gewöhnen können).*
- *Junk food, aufbereitet, oder Büchsennahrung.*
- *Kaltes, Fettes und zu Süßes (Zucker oder Zuckerhaltiges).*

DIE ENERGIE DER NAHRUNGSMITTEL

Energie/Funktion	Nahrungsmittel
Kalt	Algen, Bananen, Grapefruit, Krabben, Löwenzahn, Mango, Mungbohnensprossen, Salz, Seetang, Tee, Tomaten, Wasserkastanien, Wassermelonen, weißer Pfeffer
Kühl	Äpfel, Auberginen, Birnen, Buchweizen, Champignons, Gerste, Gurke, Hirse, Kopfsalat, Majoran, Mangold, Mungbohnen, Orangen (Mandarinen), Pfefferminze, Rettich, Spinat, Tangerinen, Tofu, Wasserkresse, Weizen
Neutral	Adzukibohnen, Ananas, Aprikosen, (Hühner-)Eier, Ente, Erbsen, Erdnüsse, Feigen, Gartenbohnen, grüne Bohnen, Hering, Holzäpfel, Honig, Jamswurzel, Kartoffeln, Kidneybohnen, Kohl, Kohlrüben, Kürbis, Lakritze, Mais, (Kuh-)Milch, Möhren, Oliven, Pflaumen, Reis, Rind, Roggen, rote Bete, Sardinen, Saubohnen, Schwein, Sellerie, Trauben
Warm	Basilikum, Bockshornklee, Datteln, Dillsamen, Erdbeeren, Essig, Fenchelsamen, Garnelen, Himbeeren, Hühnchen, (frischer) Ingwer, Kaffee, Kardamom, Kastanien, Kirschen, Knoblauch, Kokosnuß, Koriander, Kürbis, Lamm, Lauch, Litschis, Malz, Malzzucker, Mandeln, Muscheln, Muskatnuß, Orangenschale, Pfirsiche, (schwarze chinesische) Pflaumen, Quitten, Rosmarin, Sardellen, Schaf, Schnittlauch, Sonnenblumenkerne, Spargel, Süßkartoffeln, Tabak, Walnüsse, Wein, chinesische Zimtbaumrinde (*Gui Pi*), Zwiebeln
Heiß	Cayennepfeffer, Chili, Forelle, (getrockneter) Ingwer, Paprika, schwarzer Pfeffer, vietnamesische Zimtbaumrinde (*Rou Gui*)
Nährt Yin und Blut	Ananas, Äpfel, Aprikosen, Austern, Birnen, (Adzuki-, grüne, Kidney-)Bohnen, Brennesseln, Datteln, Eier, Ente, Erbsen, Honig, Jamswurzel, Kaninchen, Käse, Blattgrün, Leber, Löwenzahn, Malz, Mango, Milch, Muscheln, Petersilie, Rind, rote Bete, Sardinen, Schwein, Spargel, Spinat, süßer Reis, Tofu, Tomaten, Trauben, Wasserkresse, Wassermelone
Wärmt Yang und Qi	Basilikum, Datteln, Dill, Fenchelsamen, Garnelen, Hafer, Himbeeren, Hühnchen, Hummer, Ingwer, Jamswurzel, Kaninchen, Kartoffeln, Kastanien, Kirschen, Knoblauch, Kokosnuß, Kürbis, Lamm, Linsen, Makrelen, Melasse, Muskatnuß, Nelken, Nieren, Pilze (Shiitake), Rind, Rosmarin, Salbei, Schinken, Schnittlauch, Süßkartoffeln, Thymian, Tofu, Trauben, Walnüsse
Erzeugt Feuchtigkeit	Bananen, Bier, Hefe, Milchprodukte (Ziegenmilch und -käse sind der Kuh vorzuziehen), allgemein fettes Essen, Fleisch (speziell fettes), Orangensaft, Tofu, Weizen (Gluten, klebt), weißer Zucker
Löst Feuchtigkeit auf	Alfalfa, (Adzuki-, Kidney-)Bohnen, Gerste, Knoblauch, Kohlrübe, Kürbis, Petersilie, Rettich, Roggen, Sellerie, Zitrone, Zwiebeln
Glättet den Qi-Fluß	Basilikum, Cayennepfeffer, Dillsamen, Kardamom, Knoblauch, Koriander, Kümmel, Kurkuma, Majoran, Möhren, Nelken, Orangen- und Tangerinenschale, Rettich, Schnittlauch

dem Ungeborenen schaden können. Schwangere haben häufig plötzliche Gelüste nach bestimmten Lebensmitteln. Essen Sie eine kleine Menge von dem, worauf Sie Lust haben. Verschwindet das Verlangen, kam es vom Baby und ist gestillt.

Ist es noch da, liegt eine Disharmonie in Ihrem Energiehaushalt vor, und noch mehr davon zu essen könnte das Problem verschärfen. Es ist daher empfehlenswert, ärztlichen Rat einzuholen, um die Disharmonie zu beheben.

Im Alter

Für ältere Leute sind Milchprodukte, Eier, Gemüse, Sesam, Walnüsse und Jamswurzel besonders bekömmlich. Im Alter trocknet der Körper mit abnehmendem Yin (Wasser) aus. Dann wird das Yang (Feuer) häufig überaktiv und bewirkt zum Beispiel hohen Blutdruck. Unter den oben aufgeführten Nahrungsmitteln sind besonders diejenigen günstig, die das Yin nähren. Ebenfalls zu empfehlen sind die feuchtigkeiterzeugenden, da sie die Körpersäfte mehren.

DIE CHINESISCHEN ERNÄHRUNGSGRUNDSÄTZE

Die wichtigsten Verdauungsorgane sind nach traditioneller Auffassung Magen und Milz. Sie sind für die Verwandlung von Nahrung in Qi und Körpersäfte und für den Transport derselben zu den anderen Organen verantwortlich. Soll die aufgenommene Nahrung nützen, ist es überaus wichtig, daß sie gut arbeiten. Sorgen wir für das Milz- und Magen-Qi, tun wir etwas für ein gesundes und langes Leben; einige Grundsätze dazu kann jedermann befolgen.

Was essen?

In der chinesischen Medizin wird der Magen mit einem vom Milz-Qi erwärmten Kochtopf verglichen. Warmes, leicht gegartes Essen brauchen Sie nicht mehr mit ihrer eigenen Energie zu »kochen«. Bei Kaltem und Rohkost ist es, als schürten Sie ein Feuer in Ihrem Wohnzimmer und gössen kaltes Wasser darüber. In bestimmten Situationen sind kalte Speisen hingegen angemessen, etwa in einem heißen Klima oder aus gesundheitlichen Gründen; dann gießt man Wasser auf ein Feuer, das außer Kontrolle geraten ist und das Haus niederzubrennen droht oder giftige Dämpfe abgibt.

Wählen Sie Nahrung, die so unverfälscht und »energiegeladen« ist wie möglich. Mit Kunstdünger, Pestiziden und Unkrautvertilgern behandelte Äcker liefern qualitativ minderwertige Produkte. Wurden sie vorgekocht, aufbereitet und generell denaturiert, dann ist das Qi darin auch aufbereitet. Vorzugsweise essen Sie biologische Vollwertkost, die am selben Tag gepflückt oder so frisch wie möglich gekocht wird. Über 24 Stunden zuvor gekochtes Essen ist »ruiniert«. Wenn Sie essen, was in Ihrer Umgebung wächst, sind Sie einigermaßen sicher, daß es frisch ist. In der modernen Welt der Super- und Hypermärkte sind die meisten Nahrungsmittel Tausende von Kilometern unterwegs, bevor sie im Regal liegen. Man kann jedoch frische, gesunde Nahrungsmittel aus »biologisch kontrollierten« Bauernhöfen und von Permakulturen beziehen.

Die meisten Lebensmittel kann man in Maßen essen; allerdings gibt es einige, deren Genuß man besser vermeidet oder zumindest stark einschränkt, insbesondere bei bestimmten gesundheitlichen Problemen. Dazu gehört etwa sehr Energiehaltiges oder Schwerverdauliches wie Kaffee, Alkohol und gebleichtes Getreide (weißer Reis, Weißmehl), raffinierter Zucker und Salz.

Verwenden Sie möglichst Honig statt Zucker; er ist immer noch ziemlich süß und »warm«. Allerdings erzeugt er im Übermaß Feuchtigkeit (Schleim). Der weiße, raffinierte Zucker ist stark im Geschmack und schwächt sowohl Milz- als auch Magen-Qi, während der braune Zucker wärmt und leicht stärkt.

Fleisch

Man kann Fleisch essen; weißes Fleisch ist weniger fett und daher leichter verdaulich; rotes ist »warm« und im Winter zu empfehlen. Aber wenn Sie Fleisch essen, dann nehmen Sie es wie eine Medizin ein, vielleicht nur wenig davon in einem Eintopf mit viel Gemüse, damit Ihnen die warme Energie des Fleisches nützt und Sie Ihre Verdauung nicht durch Überlastung schwächen. Schweinefleisch ist »kalt« und hat häufig Verdauungsstörungen wie Durchfall zur Folge, weil es Milz- und Magen-Qi kühlt. Wenn schon, dann kochen Sie es mit wärmenden Kräutern wie Ingwer, Kardamom und Nelken.

Obst

Obst ist in der Regel gut, aber in einem kalten Klima ist es gekocht vorzuziehen. Mit Ingwer und Zimt gebackenes oder gedämpftes Obst ist energetisch »warm« und unterstützt das Milz- und Magen-Qi. Tropische Früchte sind »kalt« und kühlen das Qi zu sehr ab; sie passen besser zu einem tropischen Klima und heißen Sommertagen. Wenn man zum Beispiel an einem Wintertag in einem kalten Land Ananas oder Melone ißt, beachtet man dabei weder die klimatische Energie noch diejenige der Frucht.

Eigene Bedürfnisse

Sie sollten auch Ihre jeweilige Situation bedenken. Wer in der Kälte körperlich arbeitet, braucht mehr wärmende Speisen. Jemand mit einer Neigung zu Leber-Qi-Stagnation benötigt eine den Qi-Fluß besser ausgleichende Ernährung. Bei Blutschwäche sind blutnährende Speisen nützlicher. Wenn wir ein Gefühl für die eigene Gesundheit entwickeln, sind wir selbst am besten in der Lage, abzuschätzen, was uns guttut. Das gilt sowohl für das Essen als auch für Bewegung, Entspannung, Arbeit und sogar für die ärztliche Betreuung.

Das Klima

In einem kalten Klima entstehen häufig Probleme mit dem Qi, weil es mehr arbeiten muß, um den Körper zu erwärmen. Daher schützt

und stärkt man das Qi besser durch warme Speisen. Warm heißt leicht gekocht, etwa unter Rühren schnell Gebratenes oder rasch Geschmortes. Das so gewärmte Gemüse bleibt dennoch knackig und behält seine Nährwerte bei, und (ganz dünn geschnittenes) Fleisch wird schnell gar. Versuchen Sie das Essen so anzurichten, daß einem das Wasser im Mund zusammenläuft. Die chinesische Küche ist im Idealfall ein hervorragendes Beispiel für eine Verbindung von Energie, Geschmack und Farben, die bereits vor dem Essen nährt. Speisen mit verschiedenen Energien zu mischen verändert deren Wirkung. So ist Tofu beispielsweise kalt, aber mit Ingwer und Knoblauch gekocht wird er wärmer.

In einem heißen Klima ist etwas Kühlendes wie Tropenfrüchte und Rohkost angezeigt. Aber auch hier sollte man die Milzenergie schützen. In der Hitze hat man häufiger Probleme mit dem Blut, da es mehr arbeiten muß, um den Körper zu kühlen. Wird es uns zu heiß, sammeln sich Giftstoffe an. Die Poren zu öffnen und zu schwitzen kühlt gut ab und entgiftet. Bei würzigem (scharfem) Essen mit Chili lassen die Lungen die Energie an der Körperoberfläche frei. Wenn man dasselbe in einem kalten Klima ißt, steht der Körper der Kälte offen, die durch die offenen Poren tief in den Körper eindringen kann. Denken Sie daran, sich Ihre Ernährung der jeweiligen Lage entsprechend und in Einklang mit den vorherrschenden klimatischen Bedingungen maßzuschneidern.

Wann essen?

Wieviel und wann gegessen wird, verdient ebenfalls Beachtung. Der Morgen ist die beste Zeit für eine große Mahlzeit. Die günstigste Tageszeit für Milz und Magen ist 7 bis 11 Uhr früh; dann ist die Energie dieser Organe am stärksten, und deshalb gönnt man sich dann am besten ein üppiges Mahl. Daher rührt das alte Sprichwort: »Frühstücken wie ein König, zu Mittag essen wie ein Prinz und zu Abend wie ein Bettler.« Magen und Milz sollten abends und nachts ruhen; am besten ißt man also abends nicht zuviel und nach 19 Uhr möglichst nichts mehr.

Wie essen?

Mahlzeiten überspringen, unregelmäßig und geistig abwesend essen erschöpfen das Magen- und Milz-Qi. Wenn Sie beim Essen fernsehen, steigen Qi und Blut in die Augen, und das belastet die Leber. Der Magen kann sich nicht auf die Verdauung der Nahrung »konzentrieren«. Entspannt mit der Familie in einer harmonischen Umgebung zu essen ist eine gesunde Beschäftigung und unterstützt Milz- und Magenenergie.

Vegetarisch essen

In Asien wird vielerorts vegetarisch gegessen, und in jüngster Zeit ist das auch bei uns zunehmend der Fall. Da Fleisch in der Regel energetisch warm ist, sollte man sich in einem kalten und feuchten Klima vorsehen, wenn man keines ißt.

Ergänzend zur Ernährung gibt es noch andere Möglichkeiten zur Mehrung des Qi, etwa Qi Gong oder Meditation. Am besten nimmt man mindestens einmal täglich Hülsenfrüchte (Bohnen oder Linsen), Getreide und Nüsse bei derselben Mahlzeit zu sich, um genügend Protein zu bekommen. Außerdem sind Ingwer, Kardamom, Knoblauch und Zimt mit ihrer wärmenden Energie empfehlenswert.

DIE WIRKUNG DES KOCHENS

Nahrungsmittel kann man leicht verkochen, was ihre Energie zerstört – als ich noch Kind war, wurde Gemüse beispielsweise eine halbe Stunde lang gegart. Die Kochgewohnheiten rund um die Welt unterscheiden sich stark. Die Franzosen etwa sagen, die Engländer seien grausam zum Lamm, weil sie es zweimal töteten – einmal der Metzger, dann der Koch. Außerdem behaupten sie, die Engländer würden nur drei Gemüse kennen und zwei davon seien Kohl! Das ist wohl eine (ungenaue) Verallgemeinerung, aber sie macht anschaulich, daß in verschiedenen Ländern verschieden gekocht wird. Wo Sie auch immer leben, wichtig ist, daß die Verbindung von Geschmacksrichtung und jeweiligem Nahrungsmittel eine gesunde Ernährung ergibt, die den entsprechenden Organen zugute kommt (siehe S. 54 f.).

Verschiedene Zubereitungsarten

Auch die Zubereitungsart wirkt sich auf die Nahrungsenergie aus. Im Kasten sehen Sie, wie Ihre Gesundheit durch die verschiedenen Arten beeinflußt wird.

ZUBEREITUNGSARTEN

- **Backen:** *Langsames herkömmliches Backen im Ofen unterstützt das Milz-Qi.*

- **Dünsten:** *macht die Nahrung feuchter, wohltuend für die Lunge.*

- **Schmoren, schnelles Anbraten und Rühren:** *Beides wirkt wärmend.*

- **Braten, Rösten, Grillen:** *verstärkt die Energie des Nahrungsmittels; ist demnach eher in kälterem Klima bzw. im Winter angezeigt (auch wenn man gewöhnlich im Sommer grillt!).*

- **Mikrowelle:** *erzeugt eine starke yangartige Energie. Das Qi der Nahrung wird zerstreut, die Säfte werden ausgetrocknet. Mikrowellenernährung schwächt auf die Dauer Milz- und Magen-Qi, der Körper trocknet aus, Hitze entsteht.*

EINE GESUNDE ERNÄHRUNG

Nachfolgend eine allgemein für gesund befundene Diät nach den Grundsätzen der chinesischen Medizin. Berücksichtigen Sie immer Klima, Jahreszeit und Konstitution.

EINE GESUNDE ERNÄHRUNG

- *Essen Sie regelmäßig dreimal täglich,*
- *vorwiegend warm – sehr wichtig in einem kühlen, gemäßigten Klima – und*
- *reichlich frisches Obst und Gemüse, vorzugsweise aus »biologischem« Anbau, in einem kalten Klima möglichst gekocht; mit Ingwer und Zimt wärmt es.*
- *Essen Sie am besten Erzeugnisse, die in der jeweiligen Jahreszeit in Ihrer Umgebung wachsen.*
- *Essen Sie langsam und entspannt.*
- *Verwenden Sie Honig und Trockenfrüchte in Maßen als natürliche Süßstoffe.*
- *Essen Sie gut gargekochtes Getreide,*
- *Hafer- oder Reisbrei zum Frühstück (Reisbreirezept siehe S. 60) sowie*
- *Suppen, Eintöpfe und Geschmortes. Gegen rotes Fleisch in Maßen ist, besonders in einem kalten Klima, nichts einzuwenden.*
- *Kräutertee (Fenchel-, Ingwer- und Kamillentee) sind gut für die Verdauung. Pfefferminztee hilft nach dem Essen, speziell in einem warmen Klima.*

Vermeiden Sie:

- *Zuviel Kaffee, Alkohol, Schokolade und starke Reizmittel (bei gesundheitlichen Problemen lassen Sie sie besser ganz weg).*
- *Aufbereitete (Büchsen oder sonst verpackte oder mit Zusätzen versehene) Nahrungsmittel.*
- *Auszugsmehle, weißen Zucker und Salz.*

Rezepte

In China sind diese Grundsätze selbstverständlich, und die meisten setzen sie bei der täglichen Ernährung in die Tat um. Sie passen sie je nach Bedarf an, um zum Beispiel das Qi zu stärken oder das Blut zu nähren. Im allgemeinen lassen sich die auf S. 55 aufgeführten Nahrungsmittel leicht in den täglichen Speiseplan integrieren, um das gewünschte Resultat zu erzielen. Um beispielsweise das Blut zu nähren, essen Sie entsprechende Nahrungsmittel – in Suppen oder in anderen Zusammenstellungen. Gleichzeitig lassen Sie aber die anderen nicht beiseite, da Sie auf ein Gleichgewicht zwischen Qi und Blut bedacht sein sollten. Nehmen Sie nie nur eine Speise unter Ausschluß aller anderen zu sich.

Nachfolgend ein Gemüsesuppen- und Reisbreirezept als Ernährungsbasis, die man vielseitig und für die jeweils erwünschte Wirkung leicht abändern kann. Hier zeigt sich, wie Nahrungsmittel und Kräuter, die verschiedene Energien aufweisen, kombiniert und Kräuter manchmal als Nahrungsmittel behandelt werden und umgekehrt. Kochen Sie nicht in Aluminiumtöpfen, sondern in rostfreiem Stahl, Glas oder Gußeisen. Versuchen Sie möglichst selbstgezogene Produkte oder biologisch angebaute zu verwenden. Vermeiden Sie die Mikrowelle ganz; sie zerstreut das Qi und trocknet Säfte aus – was nicht die angestrebte gesunde Wirkung hat!

Maß- und Gewichtseinheiten sind auf S. 113 aufgeführt.

GEMÜSESUPPE

In China ändert man die Zutaten zu herkömmlichen Suppen den jeweiligen Anforderungen entsprechend ab. Hier ein Beispiel mit Gemüsesuppe als Basis.

ZUTATEN
1 EL Sesamöl (oder gutes Olivenöl)
1 Zwiebel, geschält und gehackt
15 g geschälte und geriebene frische Ingwerwurzel
4 kleine Kartoffeln, 1 Möhre, 1 Pastinake
4 Tassen Wasser

ZUBEREITUNG

Erwärmen Sie das Öl in einem Topf, und fügen Sie Zwiebel und Ingwer hinzu. Kurz anbraten und die anderen kleingeschnittenen Zutaten hineingeben; unter schnellem Rühren ein paar Minuten braten. Das Wasser beigeben, aufkochen und eine halbe Stunde köcheln. Nach Belieben gehackte Petersilie, eine Prise Salz und gemahlenen schwarzen Pfeffer beifügen.

Zur Stärkung des Qi und besseren Verdauung

ZUSÄTZLICHE ZUTATEN

10 g Ginseng (Ren Shen)
10 g gelbe Tragantwurzel (Huang Qi)
3 g Mandarinenschale (Chen Pi)
6 g Kiefernschwamm (Fu Ling)
6 g Kardamom (Sha Ren)
2 Tassen Wasser

ZUBEREITUNG

Bereiten Sie die Gemüsesuppe wie angegeben zu. Geben Sie die anderen Zutaten mit dem Wasser in einen zweiten Topf, und lassen Sie sie so lange köcheln, bis die Flüssigkeit auf eine Tasse eingekocht ist; geben Sie sie, fünf Minuten bevor die Gemüsesuppe fertig ist, dazu.

Zur Stärkung des Blutes

ZUSÄTZLICHE ZUTATEN

10 g chinesische Engelwurz (Dang Gui)
15 g Bocksdornfrüchte (Gou Qi Zi)
2 Tassen Wasser

ZUBEREITUNG

Bereiten Sie die Gemüsesuppe wie angegeben vor. Bringen Sie die zusätzlichen Zutaten in einem zweiten Topf zum Sieden, und lassen Sie sie so lange köcheln, bis die Flüssigkeit auf eine Tasse eingekocht ist. Diesen Kräuterabsud fügen Sie der Suppe, fünf Minuten bevor sie fertig ist, bei.

REISBREI

Es gibt viele Reissorten. Naturreis ist manchmal bei Digestionsschwäche schwer zu verdauen (sollte das Ihr Fall sein, sehen Sie auf S. 138 unter »Verdauungsstörungen« nach, was Sie dagegen tun können, oder essen Sie die Gemüsesuppe mit den Zutaten zur Stärkung des Qi und besseren Verdauung).

Naturreis geht beim Kochen nicht so auf wie weißer Reis, und er braucht länger und mehr Wasser, bis er gar ist. Man kann aber auch weißen Reis verwenden, der vitaminschonend vorbereitet wurde (parboiled). Vermeiden Sie möglichst den abgepackten geschälten weißen Reis; er enthält keine Vitamine und Mineralien mehr. Reis sollte gut gar gekocht sein; stellen Sie das folgendermaßen fest: Zerdrücken Sie ein Reiskorn zwischen Daumen und Zeigefinger; ist es in der Mitte fest, dauert es noch ein Weilchen. Das folgende Rezept reicht für zwei Personen.

ZUTATEN

100 g Naturreis und 3 Tassen Wasser
oder
100 g weißen oder Basmatireis
und 1 Tasse Wasser

ZUBEREITUNG

Weichen Sie den Naturreis eine Stunde im Wasser ein (am einfachsten gleich im Kochtopf). Stellen Sie diesen auf den Herd, kochen Sie den Reis auf, und lassen Sie ihn bis zu zwei Stunden köcheln, bis er gar ist. Für weißen Reisbrei geben Sie Reis und Wasser in den Topf, kochen ihn auf und lassen ihn eine halbe Stunde köcheln.

Wie dick der Brei wird, hängt von der Wassermenge ab. Reisbrei können Sie aufheben und wieder erwärmen. Er dickt schnell ein; geben Sie also wenn nötig etwas Wasser hinzu.

Zusätzliche Zutaten

Der Reisbrei wird entweder allein als Frühstück oder als Basis mit verschiedenen Beilagen gegessen, je nachdem, was Sie bevorzugen. Sie können auch gern kreativ mit Ihrem Reisbrei umgehen. Aus der untenstehenden Tabelle ersehen Sie, wie die verschiedenen Zutaten heilend bzw. stärkend auf Ihren Körtper wirken.

ZUTATEN ZUM REISBREI	
Zutaten	Wirkung
Brauner Zucker oder Honig mit Scheibchen frischer Ingwerwurzel	Stärkt Milz und Qi
Honig und Milch	Nährt Milz und Magen
Grünes Blattgemüse, Scheibchen frischer Ingwerwurzel und *(nach Belieben)* feingehackte Lammleber	Nährt das Blut
Walnüsse, Kastanien und *(nach Belieben)* feingehackte Lammniere	Stärkt die Nieren
Portulak	Gegen Feuchtigkeit und Hitze
Mungbohnen	Kühlen in der Hitze

GESÜNDER LEBEN

In diesem Kapitel haben Sie bisher einige Möglichkeiten kennengelernt, mit denen die Chinesen sich eine bestmögliche Gesundheit erhalten. Vorbeugen ist stets besser als Heilen; damit bleiben auch Sie gesünder.

Heutzutage ist seelische Stärkung etwas vom Nützlichsten, um besser mit dem ständig schneller werdenden Tempo des Alltags zurechtzukommen. Ein ausgezeichnetes Mittel dazu ist die Meditation, denn meistens verursachen unsere *Reaktionen* uns Kopfzerbrechen und nicht die Anlässe an sich. Die auf Seite 51 beschriebenen Übungen kann jeder anwenden, und mit der Zeit werden Sie den Nutzen eines ruhigen Gemüts und entspannten Körpers an sich selbst feststellen.

Mit etwas Verständnis für das Qi und die Körperorgane kann man sich seine Ernährung maßschneidern und dabei Klima und Jahreszeiten berücksichtigen. Das sechste Kapitel bietet Ihnen eine vergleichbare Betrachtung der Heilkräuter. Die Grenze zwischen Nahrungsmittel und Heilkraut ist, wie gesagt, fließend: Manchmal wird eine Speise um ihrer medizinischen Eigenschaften willen verwendet, manchmal wird ein Heilkraut als Nahrung verschrieben (wie aus den obigen Rezepten hervorgeht, kann man Speise und Kraut zur Stärkung von Qi und Blut auch mischen). Achten Sie bei Ihrer Ernährung stets auf Ausgewogenheit, und versuchen Sie, gesünder und zuträglicher zu essen *(siehe Tabelle S. 55)*.

Vor allem aber entspannen Sie sich. Denn in einer harmonischen Atmosphäre gemeinsam mit anderen Menschen zu essen ist außerordentlich gesund.

VIERTES KAPITEL

QI GONG

气
功

- *Anfänge und Entwicklung*
- *Wie Qi Gong wirkt*
- *Unwillkürliches Qi Gong*
- *Die wichtigsten Energiezentren*
- *Qi-Gong-Übungen für Gesundheit*
  und allgemeines Wohlbefinden

Qi Gong ist ein wesentlicher Bestandteil der chinesischen Medizin zum Erhalt von Gesundheit und Wohlbefinden und zur Wiederherstellung der Gesundheit; mit Qi Gong »funktioniert« man besser und ist »lebendiger«. Während andere Teilgebiete der chinesischen Medizin im Westen immer mehr Fuß fassen und Verbreitung finden, ist Qi Gong noch nicht so bekannt. Das wird sich jedoch ändern, wenn immer mehr Menschen seinen Nutzen am eigenen Leib erleben.

WAS IST QI GONG?

Das Wort »Qi« dürfte inzwischen vertraut sein; für »Gong« gibt es, wie für viele chinesische Wörter, keine genaue Übersetzung. Der Begriff bietet sich für mehrere Deutungen an. Ich ziehe »bebauen, kultivieren« vor, aber man kann es auch als »mit (etwas) arbeiten«, »entwickeln« oder »konzentrierte Mühe über einige Zeit« übersetzen. Im wesentlichen bedeutet es, eine Fertigkeit durch ausgerichtete, konzentrierte Bemühung zu erlangen.

Was Qi Gong wie auch die Meditation auszeichnet, ist, daß Sie es selbst aus dem Inneren heraus tun, auch wenn manchmal ein Qi-Gong-Lehrer seine Energie auf einen Schüler oder eine Gruppe lenkt. Die anderen Anwendungsgebiete der chinesischen Medizin – etwa Kräuterkunde und Massage – wirken sich ebenfalls auf das Qi aus, kommen aber von außen.

Qi Gong besteht aus einer Serie von Übungen, bei denen bestimmte Haltungen, Bewegungsabläufe, Atemmuster, Meditation und der Geist eine Rolle spielen. Wie die Meditation wird auch Qi Gong »geübt«, idealerweise täglich. Es gibt Hunderte von Stilen, Schulen und Überlieferungen des Qi Gong aus dem Taoismus, Buddhismus, Konfuzianismus sowie von den Tibetern. Eigentlich sollte man jede Arbeit mit der Energie als Qi Gong bezeichnen.

HISTORISCHES

Die lange Geschichte des Qi Gong umfaßt die gesamte überlieferte Kulturgeschichte Chinas. Auf einem geschnitzten Zylinder von 380 v. Chr. und einer kürzlich aufgefundenen Seidenrolle von 168 v. Chr. *(siehe S. 64)* sind ganz deutlich Übende zu sehen. Schon die frühesten Ärzte lobten die Wirksamkeit des Qi Gong als Gesundheitsvorsorge. Sein Wissensschatz, Teil der kulturellen Basis, ist über die

Jahrhunderte gewachsen, blieb wegen seiner großen Wirksamkeit aber lange geheim. Doch wurde immer mehr davon bekannt, und heute gehört es zum allgemeinen Kulturgut.

Qi Gong kam auch bei den Kampfkünsten zum Einsatz. Als der legendäre buddhistische Mönch Bodhidharma nach China ging, wurde seine Botschaft vom Kaiser nicht gut aufgenommen, und er zog sich ins Shao-lin-Kloster

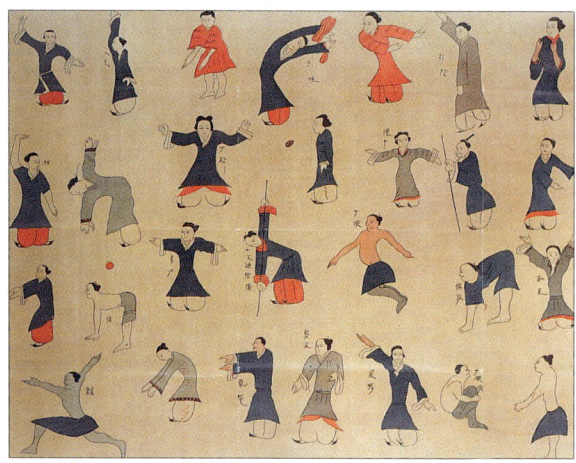

Das Dao-yin Tu: Zeichnungen auf Seide aus dem dritten Grab in Mawangdui, Changsha, China (168 v. Chr.).

zusammen. Man nannte sie »Knochenmarkwäsche«, weil das Qi zur Knochenmarkreinigung eingesetzt wurde, was wiederum zur Blutreinigung führte; bei den »Eisenhemd«-Übungen hingegen wird das Bindegewebe um jeden Muskel mit Qi »vollgestopft«, was mehr Stärke, Beweglichkeit und Kraft (eben ein »eisernes Hemd«) verleiht.

Zu Beginn dieses Jahrhunderts wurden die traditionellen Künste mit der Übernahme westlicher Technologie und Wissenschaft übergangen. Als die Kommunisten 1949 ans Ruder kamen, nahm man viele alte Übungen wieder auf. Während der Kulturrevolution wurden sie abgewertet und als konterrevolutinär erachtet. Im Westen fand Qi Gong durch im Exil lebende Meister Verbreitung; heute ist es auf der ganzen Welt bekannt und wegen seines hohen Nutzens hoch geschätzt.

zurück. Als er sah, wie kränklich die Mönche aussahen, stellte er über zehn Jahre eine Reihe von Qi-Gong-Übungen zur körperlichen Stärkung

DER ZWECK DER QI-GONG-ÜBUNG

Im Qi Gong geht es um etwas Wesentliches – um Energie. Es wird vielseitig angewendet und aus zahlreichen Gründen geübt: zur Fitneßsteigerung, im Sport, in den Kampfkünsten, der Gesundheit und Heilung, Sexualität, gegen das Altern, für Langlebigkeit und Wohlbefinden, als geistige Übung und sogar als »Unsterblichkeitstraining«. Jede Form ist einzigartig. Je mehr Erfahrung man darin sammelt, desto fortgeschrittener werden die geistigen Übungen.

Wenn Sie mit Qi Gong beginnen, wissen Sie wahrscheinlich noch nicht viel über Ihre Energie oder wie sie sich anfühlt. Qi Gong läßt sich nicht leicht ausdrücken – Sie müssen es einfach tun und *spüren*, wie es wirkt. Versuchen Sie, bildlich zu beschreiben, was in Ihnen vorgeht, etwa als Farben, Temperatur, Volumen und Beschaffenheit. Vertrauen Sie auf Ihre Empfindungen und die daraus entstehenden Bilder, an die Sie

sich erinnern können. Wahrscheinlich lernen Sie bei der Übung den »Qi-Gong-Zustand« kennen und unterscheiden immer besser, wie er sich geistig, seelisch und körperlich anfühlt. Die Wachsamkeit und Wahrnehmung Ihres Energiekreislaufs, in dem Sie die Feinheiten und Unterschiede von Empfindungen bemerken, sind ein Zustand des inneren Gewahrseins, der Ruhe und der Stille.

Im Westen, wo das Individuelle betont wird, konzentrieren wir uns darauf, *wer* wir sind, also auf (subjektive) Gefühle und Gedanken. Qi Gong verschiebt die Aufmerksamkeit auf die *objektiven* Aspekte unserer selbst, die wir gewöhnlich nicht wahrnehmen, darauf, *was* wir sind und *wie* wir funktionieren. Wenn wir den Energiekreislauf zum richtigen Funktionieren bringen, rücken wir automatisch auch Gefühle und »Sein« in die richtige Position.

DAS UNWILLKÜRLICHE QI GONG

Qi Gong ist natürlich, und wir tun es unwillkürlich jeden Tag. Es ist wie ein Ruhen oder »Batterienaufladen«. Bestimmte Handlungen oder Bewegungen bringen uns unbewußt wieder ins Gleichgewicht, ohne daß wir es bewußt merken (siehe Kasten). Wir lenken die Energie an Orte, wo sie fehlt, und wir zerstreuen sie, wenn sich irgendwo zuviel davon angesammelt hat.

UNWILLKÜRLICHES QI-GONG

- *Bei Kopfschmerzen die Stirn reiben.*
- *Nach dem Essen die Hände auf den Bauch legen.*
- *Bei Müdigkeit die Augen reiben.*
- *Mit den Füßen stampfen, wenn sie kalt sind.*
- *Die Hände reiben, um sie zu wärmen.*
- *Rufen, lachen, singen, weinen, stöhnen.*

Wenn Sie mit der Zeit mehr über Ihren Energiekreislauf und Qi Gong lernen und sorgsam auf das achten, was Sie tun und wie Sie es tun, können Sie allmählich besser mit Ihrer Energie arbeiten und sie bewußt kontrollieren, statt sich von ihr beherrschen oder begrenzen zu lassen.

GEHEN

Gehen ist für viele Menschen die beste Art von Bewegung. Beim Gehen werden nicht nur die sechs wichtigsten Meridiane in den Beinen aktiviert, sondern auch der Nierenpunkt 1 (N1) unter der Fußsohle speziell betätigt (siehe S. 66), so daß bei jedem Schritt die Erdenergie aufgesogen wird. Sie können das bewußt tun und die Energieaufnahme erhöhen, indem Sie beim Gehen auf diesen Punkt achten.

KÖRPERÜBUNGEN

Jede Körperübung hat mit Energie zu tun. Auch wenn man gewöhnlich Muskeln und Gewebe bewegt, übt man auch aus einem unbewußten »energetischen« Grund.

Mit dem harten Qi Gong etwa – wiederholte Bewegungen unter Kraftaufwand – wollen Sportler Kraft und Stärke entwickeln, und beim Aerobic wird der gesamte Energiekreislauf angeregt. Auch Tanzen aktiviert das Qi, und je nach Art des Tanzes treten unterschiedliche innere Reaktionen auf.

ENERGIEAUSTAUSCH

Bei jedem zwischenmenschlichen Kontakt wird Energie ausgetauscht. Qi Gong läßt Sie die Energie wahrnehmen. Grundsätzlich gibt es die folgenden vier Austauscharten.

INTENSITÄT
DES ENERGIEAUSTAUSCHS

a) **Im Energiefeld eines anderen sein:** *Wenn Ihr eigenes Energiefeld (im Radius von etwa 1 m um den Körper) mit dem eines anderen zusammenfällt, beeinflussen Sie einander gegenseitig.*

b) **Berührung:** *Jemanden zu berühren bedeutet einen unmittelbaren körperlichen Kontakt und eine bewußte Absicht. Durch diesen Kontakt entladen und übertragen Sie Ihrer Intention entsprechend Energie.*

c) **Umarmung:** *Bei der Umarmung werden die wichtigsten inneren Energiezentren – in der chinesischen Medizin »Heizkessel«, jedoch bekannter als »Chakras« – für den Energieaustausch direkt auf den anderen abgestimmt.*

d) **Sex:** *Bei dieser innigen Begegnung werden Yin- und Yang-Energien zwischen zwei Menschen ausgetauscht und im Idealfall ergänzt und ausgeglichen.*

DIE WICHTIGSTEN PUNKTE BEIM QI GONG

Es gibt viele Energiepunkte, die in der Massage und Akupunktur Verwendung finden. Beim Qi Gong werden nur einige davon verwendet, nämlich die der wichtigsten Energiezentren. Für die Übung sollte man sie genau kennen. Es wird Ihnen eine Hilfe sein, sich die entsprechenden Bezeichnungen und Stellen zu merken. Sie sind unten mit ihren chinesischen Bezeichnungen aufgeführt, die gewöhnlich beim

Qi Gong verwendet werden. Zungenspitze und Gaumen sind ebenfalls wichtige Stellen. Wie in der Meditation berührt die Zungenspitze den Gaumen hinter den oberen Schneidezähnen. Dadurch werden zwei Hauptmeridiane miteinander verbunden, die an der Körperrückseite hoch und an der Körpervorderseite hinunterlaufen (das Lenkergefäß und das Empfängergefäß.

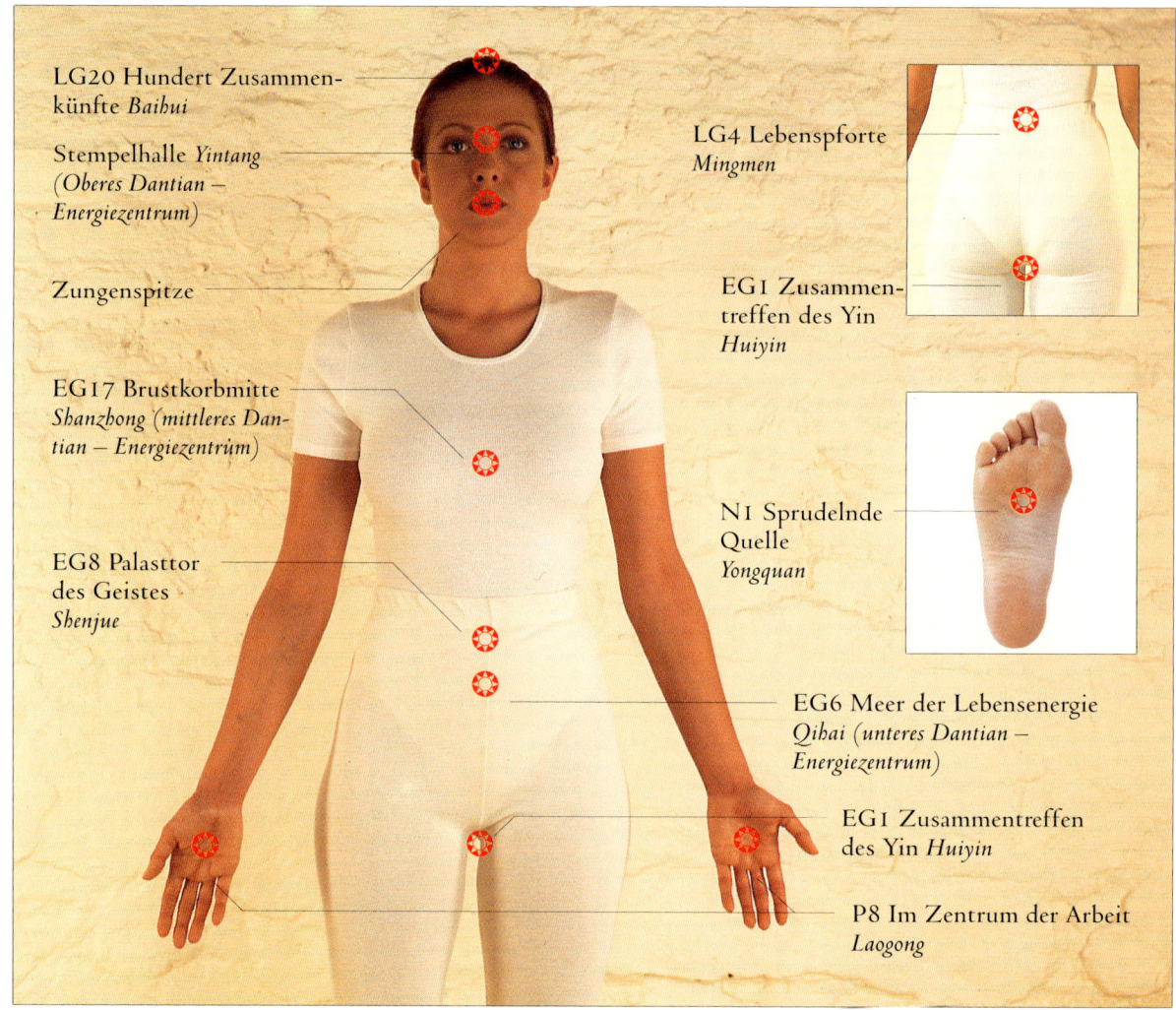

LG20 Hundert Zusammenkünfte *Baihui*

Stempelhalle *Yintang* (Oberes Dantian – Energiezentrum)

Zungenspitze

EG17 Brustkorbmitte *Shanzhong* (mittleres Dantian – Energiezentrum)

EG8 Palasttor des Geistes *Shenjue*

LG4 Lebenspforte *Mingmen*

EG1 Zusammentreffen des Yin *Huiyin*

N1 Sprudelnde Quelle *Yongquan*

EG6 Meer der Lebensenergie *Qihai* (unteres Dantian – Energiezentrum)

EG1 Zusammentreffen des Yin *Huiyin*

P8 Im Zentrum der Arbeit *Laogong*

ANLEITUNGEN FÜR DIE ÜBUNG

Die folgenden Übungen kann jeder durchschnittlich gesunde Mensch durchführen. Sie sind ausgewählt, um Ihnen unterschiedliche Erfahrungen zu vermitteln. Alle tragen zur Besserung des allgemeinen Gesundheitszustands bei, und anhand der Beispiele lernen Sie, wie sich der Energiezuwachs beim Qi Gong anfühlt. Folgen Sie den Anleitungen. Führen Sie die Übungen langsam durch, bis Sie sie beherrschen, und danach in Ihrem Tempo und wann immer Sie es brauchen (*siehe Kasten*).

Finden Sie Ihre Mitte, jenen Zustand der Stille, der »Zentriertheit«, in sich selbst. Lernen Sie, sich in den »Leergang« zurückzuschalten, zu entspannen und frei zu machen. Mit zunehmender Übung lernen Sie Ihre Energie reinigen, erzeugen, mehren, läutern, verfeinern, speichern und erhalten. Im Lauf der Zeit werden Ihnen die Übungen und jeweiligen Empfindungen vertrauter, Sie gewinnen Einsicht in Ihren Energiekreislauf, bekommen Feedback von ihm und können ihn korrigieren.

ALLGEMEINE EMPFEHLUNGEN

Tun Sie:

- *Nehmen Sie sich Zeit, und lassen Sie sich nicht stören.*
- *Üben Sie so oft wie möglich in der freien Natur – natürliche Energie ist von großem Nutzen.*
- *Suchen Sie sich einen schönen und anregenden Ort, und üben Sie möglichst in der Sonne.*
- *Üben Sie mit leerer Blase und leerem Darm ...*
- *... frühmorgens gleich nach dem Aufwachen,*
- *abends vor dem Schlafengehen und*
- *mit gesammelter Aufmerksamkeit. Üben Sie mit derselben Achtung und Ehrerbietung, als wären Sie in einer Kirche oder einem Tempel.*

Unterlassen Sie:

- *Üben Sie nicht gleich nach einer großen Mahlzeit und*
- *nicht, wenn Sie erschöpft sind; ruhen Sie zuerst aus.*
- *Übertreiben Sie nicht, wenn Sie krank oder unpäßlich sind. Gehen Sie behutsam vor, bis Sie wieder kräftiger sind.*

WAS NUN?

Bei den nachfolgenden Übungen lernen Sie Ihr eigenes Qi erspüren. Üben Sie regelmäßig und ganz wie es Ihnen entspricht. Suchen Sie sich eine oder zwei für Sie besonders nützliche Übungen aus, und machen Sie Qi Gong zur täglichen Gewohnheit. Bald merken und spüren Sie, wie Ihr Qi darauf anspricht.

Wenn Sie weitermachen wollen, empfiehlt sich die Suche nach einem erfahrenen Lehrer. Fragen Sie wenn möglich Freunde, ob sie jemanden empfehlen können. Ein guter Qi-Gong-Lehrer besticht durch seine Energiequalität und -fülle, die erzielten Resultate und die Fähigkeit, sein Wissen Schülern zu vermitteln. Er gibt Ihnen maßgeschneiderte Anleitungen; Sie spüren seine Energie, und zudem bekommen Sie Feedback, was für Ihre Fortschritte wichtig ist.

Entwickeln Sie Ihr Qi, und legen Sie eine solide Grundlage für Gesundheit und Wohlbefinden. Sie werden sich besser und wohler fühlen, länger leben und glücklicher sein. Dann haben Sie mehr Erfolg im Leben und können mehr für sich, Ihre Familie, Freunde und andere tun. Mit Qi Gong entwickeln Sie sich persönlich und gesellschaftlich. Üben Sie Qi Gong, und lernen Sie, Ihre Energie aufzubauen, zu nutzen und zu beherrschen – damit kultivieren Sie Ihr Leben.

DAS STILLE QI GONG
Die Energie im Nabel sammeln

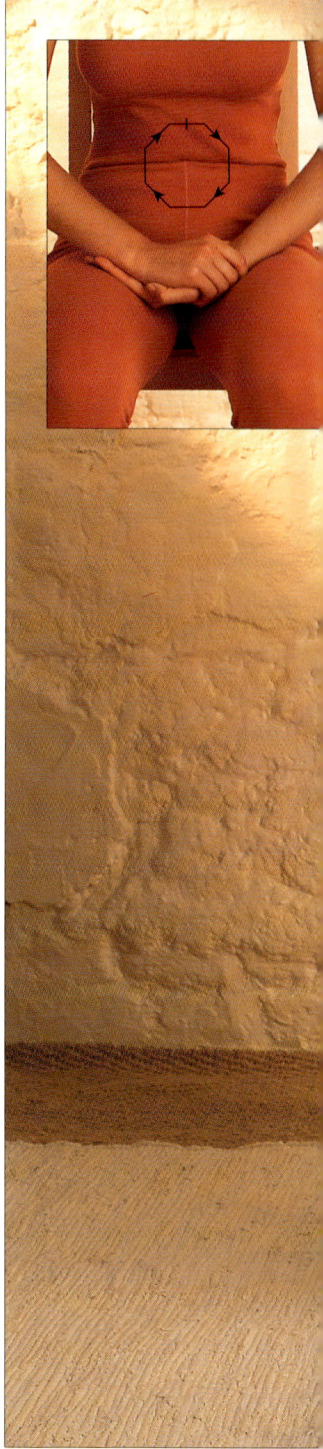

Bei dieser Übung kommt Ihr Geist zur Ruhe, und Sie können sich auf Ihre Energie konzentrieren. Üben Sie sie für sich als Meditation oder als Vorbereitung und Abschluß anderer Qi-Gong-Übungen. Ihr Qi nimmt zu, und Sie nehmen langsam Ihre eigene Energie wahr. Sie werden »zentriert«, da sich die Energie in Ihrer Körpermitte sammelt. Diese Grundübung findet sich in vielen Abwandlungen des Qi Gong wieder. Eine davon ist das »stille Qi Gong« – Sie werden dabei still. Ihr Nabel ist der sicherste Ort – der »Heimathafen« – für Ihre Energie.

Setzen Sie sich aufrecht auf eine Stuhlkante; die Knie schulterbreit parallel auseinander, die Füße sind flach auf dem Boden (wenn es Ihnen lieber ist, legen Sie sich hin). Legen Sie Ihre linke Hand mit der Innenfläche nach oben in den Schoß und die rechte mit der Innenfläche nach unten darüber; die Handflächen liegen aufeinander, die Hände ruhen sanft in Ihrem Schoß. So versiegeln Sie Ihr Qi.

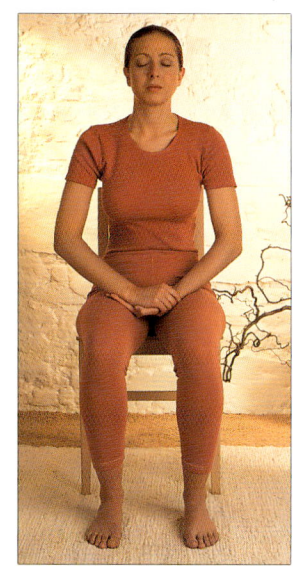

1 VORBEREITUNG
Schließen Sie die Augen, lassen Sie Ihren Geist zur Ruhe kommen, und atmen Sie tief ein und aus. Stellen Sie sich einen wolkenlosen Himmel vor. Zählen Sie beim langsamer werdenden Ein- und Ausatmen mit. Konzentrieren Sie sich auf den Nabel und ziehen langsam äußere Energie hinein. Machen Sie weiter, bis er sich warm anfühlt oder sich eine Empfindung einstellt.

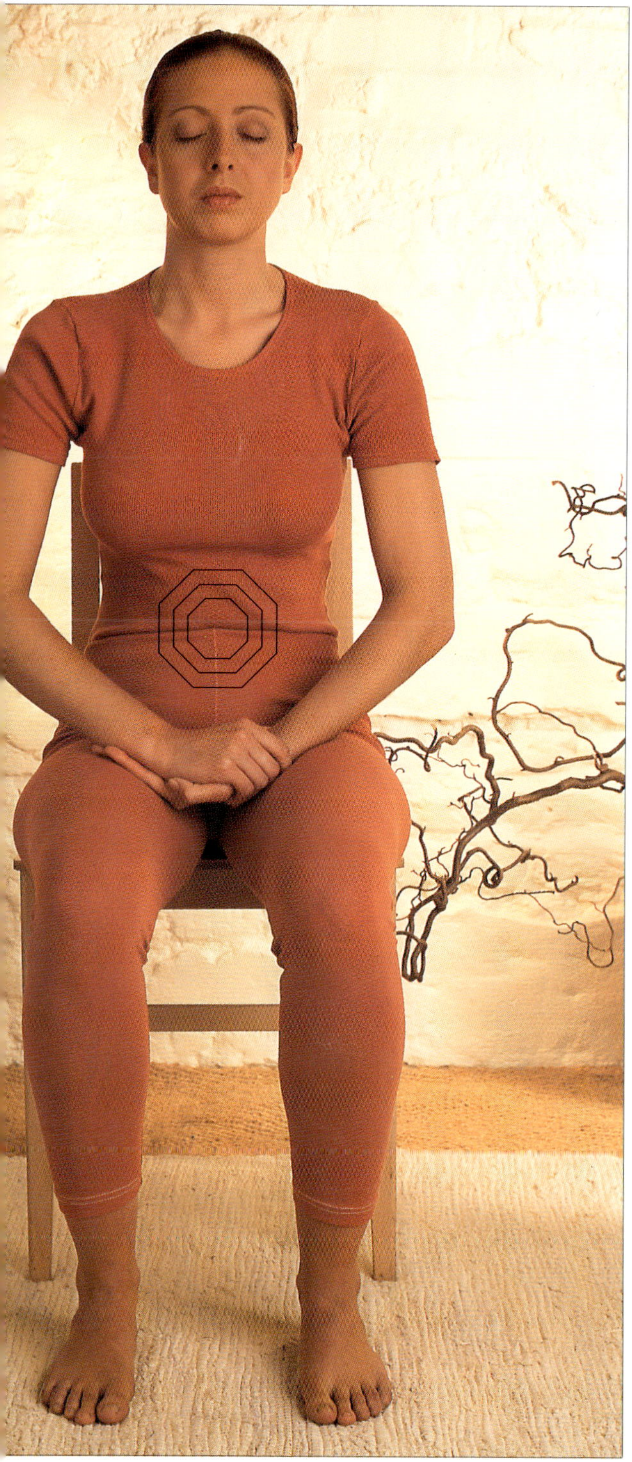

2 DAS BAGUA AUFZEICHNEN

Jetzt stellen Sie sich ein Bagua – drei konzentrische Acht-ecke – um Ihren Nabel vor. Der Durchmesser des äußeren Acht-ecks beträgt 7 bis 8 cm, des Achtecks darin 5 cm und des innersten in der Mitte 2 bis 3 cm.

Das wichtigste beim Visualisieren ist, daß Sie es »spüren«. Machen Sie sich nichts daraus, wenn Sie die Achtecke nicht deut-lich »sehen«. Mit zunehmender Übung können Sie sich das Vor-gestellte besser »vor Augen halten«.

Stellen Sie sich vor, daß Sie einen weichen, dicken Filzstift halten. Fangen Sie 4 cm über der Nabelmitte an. »Zeichnen« Sie die Achtecke immer linksherum im Uhrzeigersinn (siehe links). Wiederholen Sie das Muster 2 bis 3 cm und dann 1 cm über dem Nabel.

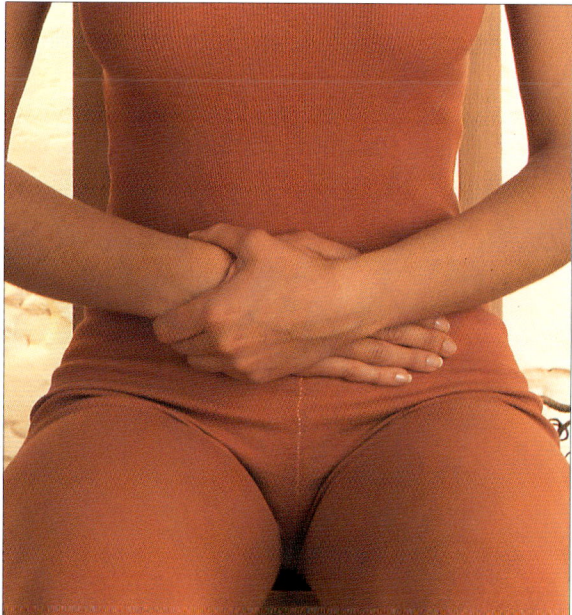

3 VERSIEGELN

Um den Nabel zu versiegeln, legen Sie eine Hand flach darauf und die andere Hand darüber – Männer zuerst die linke, Frauen die rechte Hand. Konzentrieren Sie sich auf den Nabel, und atmen Sie in ihn hinein.

Über das Bagua können Sie Ihre Gesamtenergie kontrollieren und in Ihre physische Mitte holen. Dann sind Sie ruhig, veran-kert, wachsam und entspannt.

REINIGUNG
Die Fünf Elemente verschmelzen

NEGATIVE ENERGIEN AUFLÖSEN –
DIE »GÜTE«
PFLEGEN

Die Verschmelzung der Fünf Elemente gehört zur »inneren Alchimie« und ist derjenige Aspekt des Qi Gong, der sich mit der »inneren Wandlung« befaßt. Diese Übung entfernt die negative Energie der fünf Hauptgefühle Furcht, Angst, Ärger, Kummer und Sorge aus den fünf Organen und läutert sie; das ist die Basis zur Pflege der fünf Organtugenden, die alle zusammen die »Güte« ausmachen.

Praktisch wird die »Güte« durch diese Verschmelzung der Fünf Elemente gepflegt, eine Art vollständiger, umfassender Psychotherapie, die Sie selbst durchführen können. Hier eine vereinfachte Form dieser Grundübung: Setzen Sie sich bequem und entspannt hin, schließen Sie die Augen, und lassen Sie den Geist zur Ruhe kommen. Konzentrieren Sie sich auf den Nabel, zeichnen Sie wie oben ein Bagua, und sammeln Sie die Energie darin. Jetzt können Sie dort die Fünf Elemente reinigen und verschmelzen; gehen Sie die Organe wie angegeben durch (siehe Abb.).

Holen Sie Ihre Aufmerksamkeit danach wieder zum Organ zurück. Lassen Sie die jeweilige Tugend aufsteigen, und nähren Sie das Organ damit in der Shen-(Organbildungs-)Reihenfolge: »Güte« (Nieren), Sanftheit (Leber), Ehre und Achtung (Herz), Gerechtigkeit (Milz) und Rechtschaffenheit (Lungen). Das ist die Grundlage für alle höheren Übungen.

1 DIE NIEREN VON DER ANGST BEFREIEN
- *Konzentrieren Sie sich auf die Nieren.*
- *Negative Emotionen hier sind Angst, Befangenheit, Paranoia.*
- *Erspüren Sie die Qi-Qualität der Nieren und wie die kalte, schwarze Angstenergie aus ihnen herausgezogen und frei wird. Heben Sie die Angstenergie aus den Nieren in das Bagua an Ihrem Nabel, und lassen Sie sie dort.*

2 DAS HERZ VON ANGST BEFREIEN
- *Richten Sie Ihre Aufmerksamkeit auf Ihr Herz (und den Herzbeutel – Perikard).*
- *Die negativen Gefühle sind Angst, Eile, Ungeduld.*
- *Ziehen Sie mit Hilfe Ihres Geistes die heiße rote Angstenergie aus Ihrem Herzen in das Bagua an Ihrem Nabel, und lassen Sie sie dort.*

3 DIE ÄNGSTE IM BAGUA AUFLÖSEN
Aktivieren Sie nun Ihr Bagua wie einen Energiestrudel. Spüren Sie, wie die Ängste vermischt und in ihre geläuterten Bestandteile aufgespalten werden, genau wie Gift in unschädliche Moleküle aufgespalten wird. Beachten Sie, wie sich Ihre gereinigte Energie anfühlt.

4 DIE LEBER VON ÄRGER BEFREIEN
- *Konzentrieren Sie sich auf die Leber.*
- *Negative Gefühle sind Ärger, Frustration und Groll.*
- *Spüren Sie, wie die warme grüne Ärgerenergie aus der Leber gezogen und frei wird. Heben Sie sie aus der Leber in das Bagua am Nabel, und lassen Sie sie dort.*

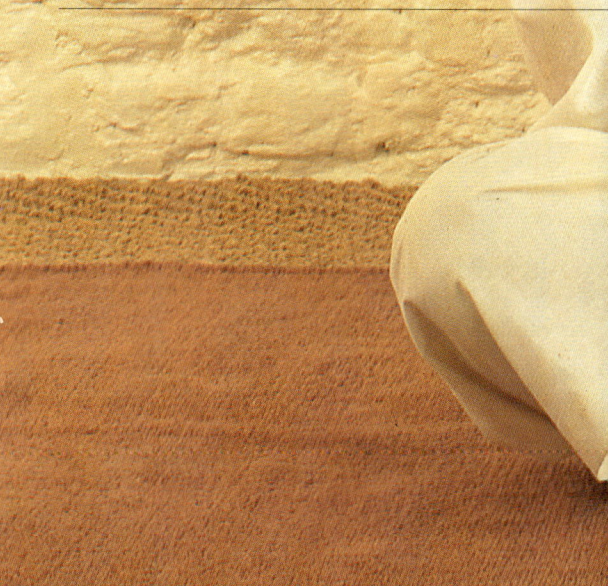

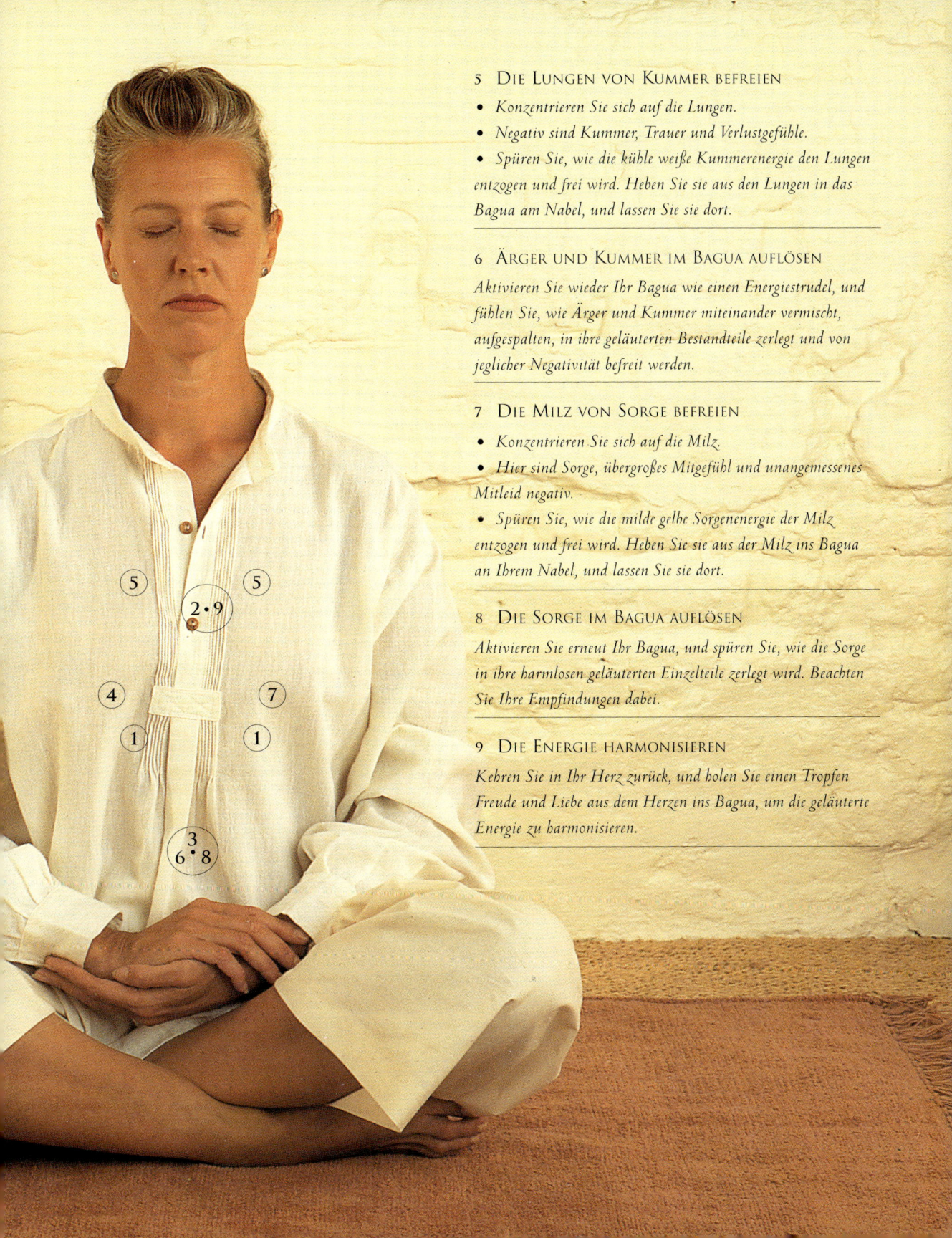

5 DIE LUNGEN VON KUMMER BEFREIEN

• *Konzentrieren Sie sich auf die Lungen.*

• *Negativ sind Kummer, Trauer und Verlustgefühle.*

• *Spüren Sie, wie die kühle weiße Kummerenergie den Lungen
entzogen und frei wird. Heben Sie sie aus den Lungen in das
Bagua am Nabel, und lassen Sie sie dort.*

6 ÄRGER UND KUMMER IM BAGUA AUFLÖSEN

*Aktivieren Sie wieder Ihr Bagua wie einen Energiestrudel, und
fühlen Sie, wie Ärger und Kummer miteinander vermischt,
aufgespalten, in ihre geläuterten Bestandteile zerlegt und von
jeglicher Negativität befreit werden.*

7 DIE MILZ VON SORGE BEFREIEN

• *Konzentrieren Sie sich auf die Milz.*

• *Hier sind Sorge, übergroßes Mitgefühl und unangemessenes
Mitleid negativ.*

• *Spüren Sie, wie die milde gelbe Sorgenenergie der Milz
entzogen und frei wird. Heben Sie sie aus der Milz ins Bagua
an Ihrem Nabel, und lassen Sie sie dort.*

8 DIE SORGE IM BAGUA AUFLÖSEN

*Aktivieren Sie erneut Ihr Bagua, und spüren Sie, wie die Sorge
in ihre harmlosen geläuterten Einzelteile zerlegt wird. Beachten
Sie Ihre Empfindungen dabei.*

9 DIE ENERGIE HARMONISIEREN

*Kehren Sie in Ihr Herz zurück, und holen Sie einen Tropfen
Freude und Liebe aus dem Herzen ins Bagua, um die geläuterte
Energie zu harmonisieren.*

SAMMELN UND MEHREN
Der Goldene Steinball

ENERGIEZUWACHS,

WENN SIE

AUFTRIEB BRAUCHEN

Bei dieser Übung wird die Energie zwischen den Handflächen eingesetzt, um das untere Dantian zu stärken; das Dantian ist eines der wichtigsten Energiezentren im Körper und Sitz des Jing. Die Übung steigert die Energie im ganzen Körper und hilft bei Müdigkeit, Erschöpfung oder wenn Sie einen Energieschub brauchen.

Diese Folge (Schritt 3 bis 7) übt man drei-, sieben-, einundzwanzigmal oder öfter (traditionell eine günstige Anzahl zur Verstärkung der Wirkung; führen Sie sie ruhig so oft durch, wie es Ihnen guttut). Konzentrieren Sie sich auf das untere Dantian. Bauen Sie Ihr Jing auf. Wiederholen Sie dieselbe Reihenfolge in der Gegenrichtung ebensooft.

Zur Vorbereitung stellen Sie sich entspannt mit schulterbreit auseinandergestellten, nach vorne gerichteten Füßen hin; die Arme hängen weich und locker an den Seiten herab. Lassen Sie Ihren Geist zur Ruhe kommen.

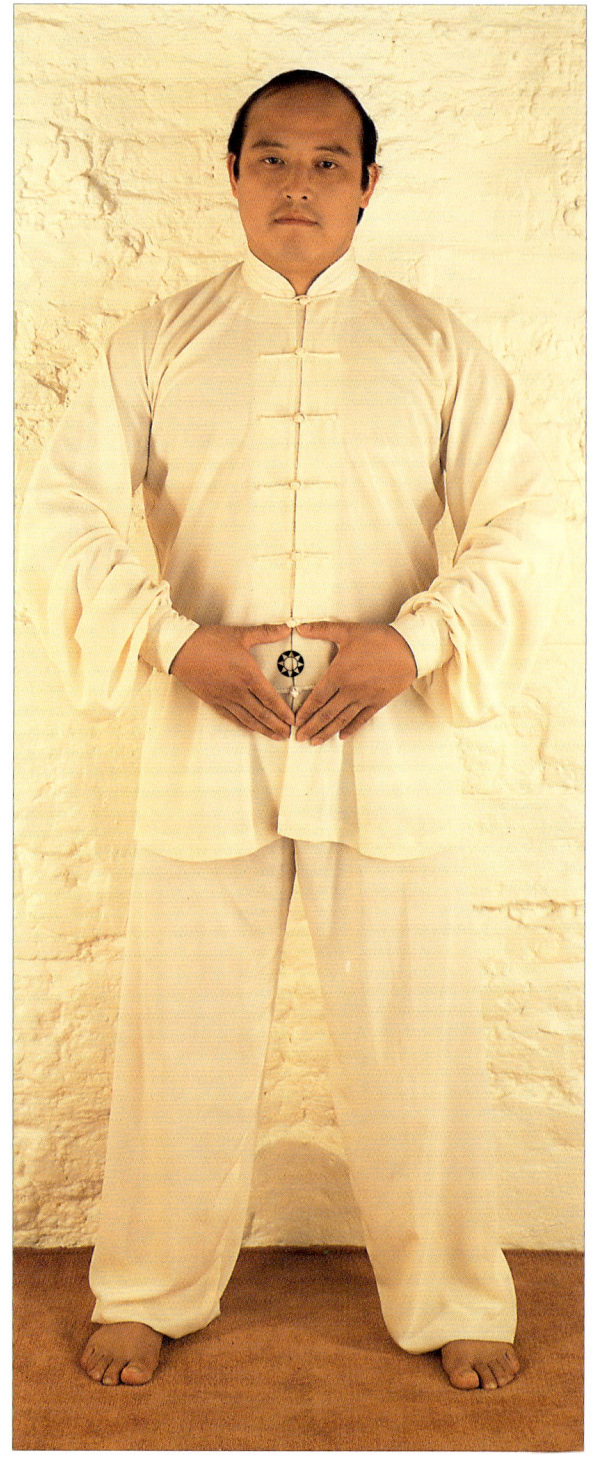

1 *Halten Sie die Hände mit aneinandergelegten Daumen leicht auf den Nabel; die Zeigefinger berühren einander ebenfalls. Diese Stelle in der Mitte Ihres Unterleibes und des mit den Fingern beschriebenen Dreiecks ist das Energiefeld des unteren Dantian.*

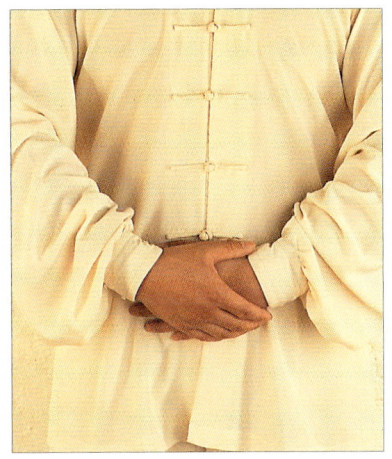

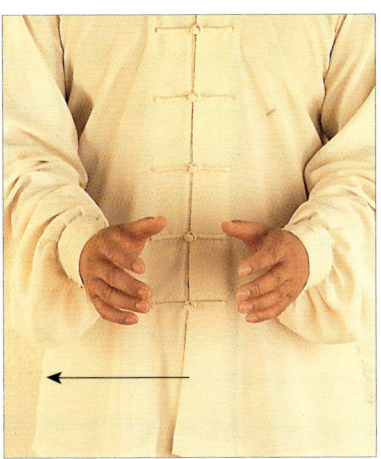

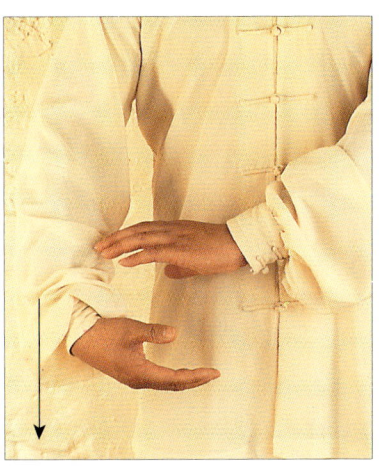

2 Nachdem Sie das untere Dantian lokalisiert haben, legen Sie beide Hände mit den Handflächen darüber (Männer zuerst die linke Hand, Frauen die rechte). Spüren Sie, wie sich Energie und Wärme im Energiezentrum ansammeln.

3 Drehen Sie nun die Handflächen so, als hielten Sie einen unsichtbaren, etwa 10 bis 15 cm dicken »Goldenen Ball«. Spüren Sie Wärme und Qi zwischen den Händen, die Sie sie nun auf Nabelhöhe heben und nach rechts verschieben.

4 Drehen Sie den Ball so, daß Ihre Rechte – mit der Handfläche nach oben – unten ist, die Linke darüber aber nach unten weist. Lassen Sie den Ball ganz gerade bis zur Linie unter dem Dantian sinken, wo sich Ihre Zeigefinger anfangs berührten.

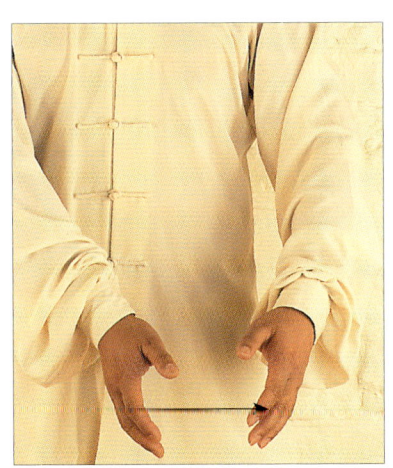

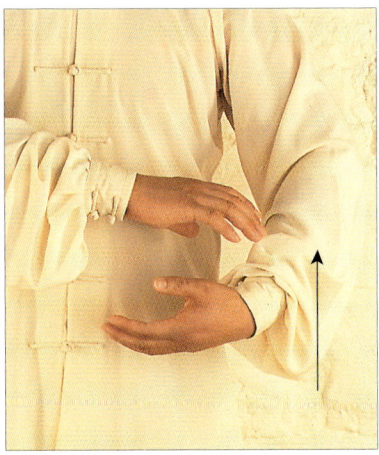

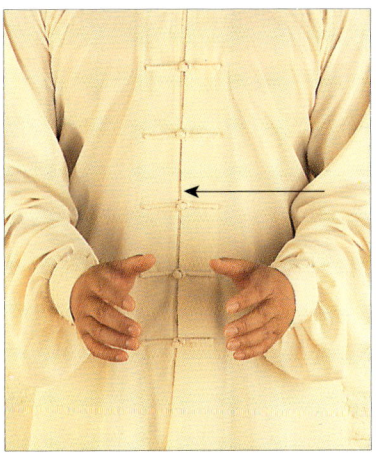

5 Wenn der Ball unten ist, drehen Sie die Handflächen einander wieder zu und ziehen die Hände nun von rechts nach links und beschreiben damit den »Boden« des »Quadrates« um das untere Dantian.

6 Jetzt drehen Sie die Handflächen so, daß die rechte oben ist und nach unten weist, die linke unten ist und nach oben weist, und zwar immer noch gleich weit auseinander. Ziehen Sie sie langsam senkrecht bis auf Nabelhöhe nach oben.

7 Sie drehen die Handflächen wieder einander zu und ziehen sie nach rechts, um das Quadrat um das untere Dantian zu schließen. Wiederholen Sie das gleich oft in beide Richtungen. Zum Abschluß legen Sie beide Hände über das Dantian und sammeln die Energie darin.

EIGENMASSAGE
Die Meridiane massieren

ENERGIEANREGUNG

FÜR DIE REIBUNGSLOSE

ZIRKULATION

Eigenmassage entlang den Meridianen stimuliert den Energiekreislauf, beseitigt Stagnationen im Qi-Fluß und löst Stauungen auf. Sie aktiviert den gesamten Meridiankreislauf und läßt die Energie gleichmäßig fließen.

Für diese Übung sitzen oder stehen Sie und lassen Ihren Geist zur Ruhe kommen. Die Augen sind geschlossen oder offen. Konzentrieren Sie Ihr Qi in den Handflächen. Fahren Sie langsam und bestimmt mit den Händen in der abgebildeten Reihenfolge über die Meridiane (ohne den Körper zu berühren), zuerst auf der einen, dann auf der anderen Seite. Stellen Sie sich vor, sie atmeten durch Ihre Handflächen und »zögen« das Qi die Meridiane »entlang«.

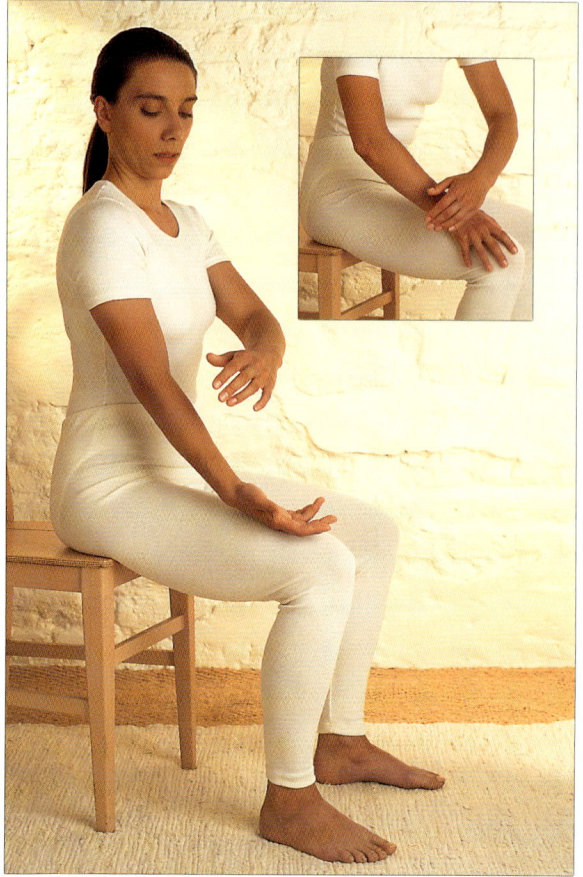

VARIATIONEN

Seien Sie kreativ – üben Sie:

- *unterschiedlich schnell und intensiv;*
- *gleiten Sie die Arme innen hinab, außen herauf; die Beine außen hinab, innen herauf;*
- *beidhändig an Rumpf, Rücken und Beinen;*
- *nur in der Vorstellung;*
- *auf den Atem abgestimmt;*
- *nur einmal oder so lange Sie wollen;*
- *im Zeitlupentempo;*
- *an jemand anderem.*

1 *Fahren Sie zuerst mit der Handfläche vom Rumpf über die Arminnenseite bis zur Hand (siehe Abbildung). Das regt den Herz-, Perikard- und Lungenmeridian an.*

2 *Gleiten Sie von den Fingerspitzen an der Armaußenseite bis zum Kopf und weiter über den Scheitel (siehe »Bild im Bild« oben und rechts). Das regt den Dünndarm-, Dreifachen-Erwärmer- und Dickdarmmeridian an.*

3 *Fahren Sie vom Kopf quer über den Rumpf und außen an den Beinen hinunter bis zum Fuß (siehe Abb.). Das bringt Blasen-, Gallenblasen- und Magenmeridian in Bewegung. Gleiten Sie mit der Handfläche über die Zehenspitzen zur Fußinnenseite. (Anmerkung: Folgendes ist zur Verdeutlichung links abgebildet, aber Sie fahren rechts weiter.)*

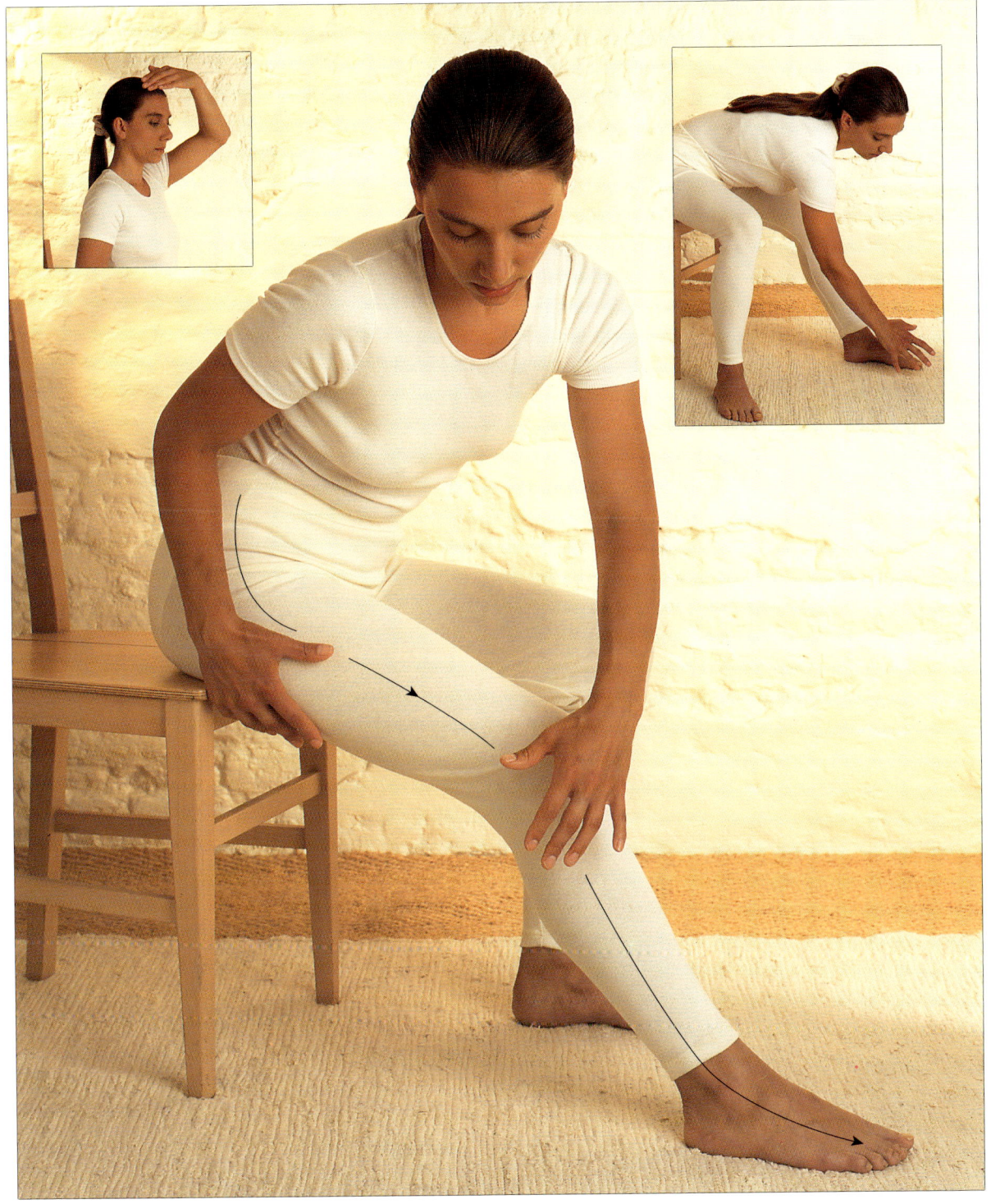

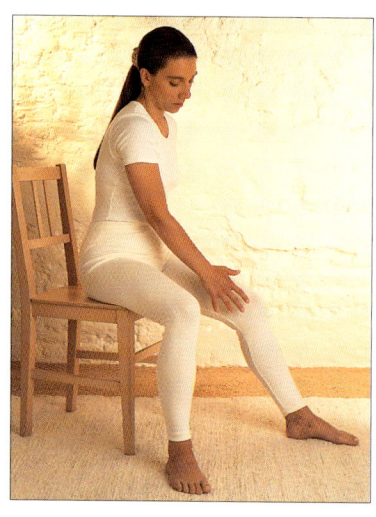

4 Von den Zehenspitzen an der Innenseite des rechten Beins zum Rumpf hinauf. Das bringt Nieren-, Leber- und Milzmeridian in Schwung (siehe links).

5 Die Runde ist beendet, wenn die Hand wieder beim Rumpf angelangt ist (siehe rechts). Sie können diese Abfolge so oft wiederholen, wie Sie wollen, aber auf beiden Seiten gleich oft.

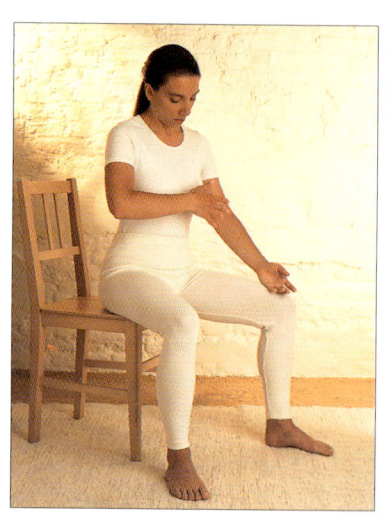

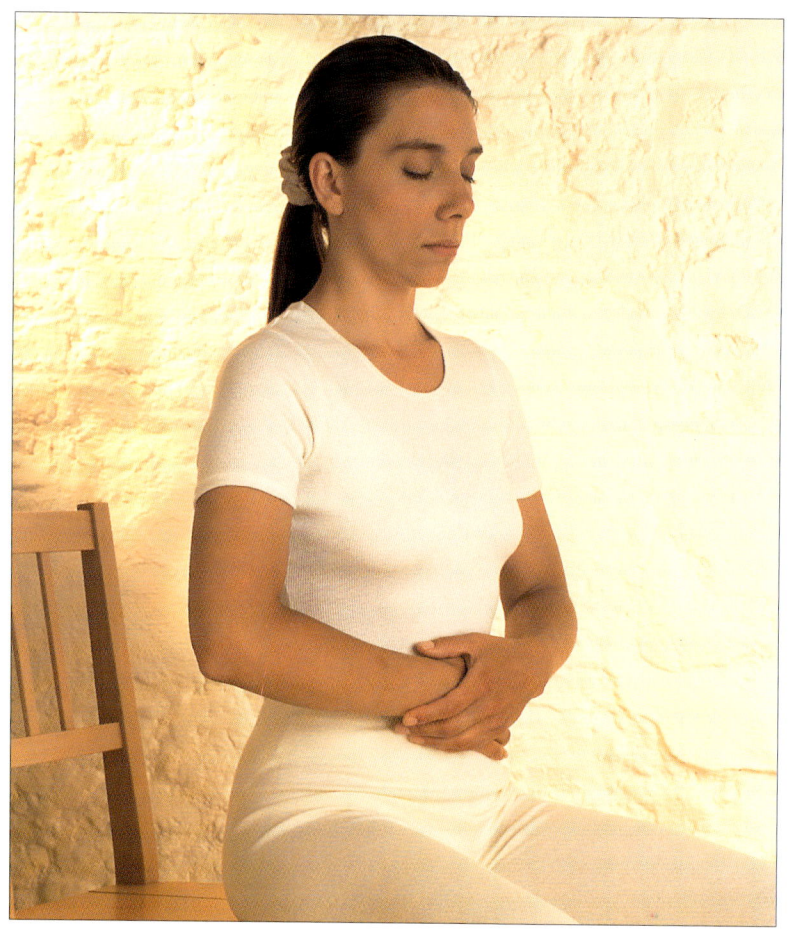

6 Wenn Sie diese Folge so oft wie möglich durchgeführt haben, legen Sie beide Hände so auf den Nabel, daß der Punkt P8 »Im Zentrum der Arbeit« (siehe S. 66) auf dem Bagua liegt (beachten Sie: Frauen rechte Hand zuerst, Männer die linke). Holen Sie Ihre Aufmerksamkeit wieder in Ihre Mitte. Beachten Sie, wie Sie sich fühlen, und bedenken Sie: Sie haben die Energie Ihrer Handflächen unter Kontrolle und Anleitung des Geistes verwendet, um den Energiefluß in Ihren Meridianen anzuregen.

DAS ÄUSSERE QI GONG
Die drei Dantian

AUFLADEN, IN SCHWUNG KOMMEN UND DAS GLEICHGEWICHT HERSTELLEN, UM DEM TAG ZU BEGEGNEN

Diese Übung lädt Sie mit Energie auf und hilft Ihnen im Alltag. Saubere, frische Energie strömt von außen in Sie ein, baut Ihre drei Hauptenergiezentren mit Jing, Qi und Shen (Essenz, Energie und Geist) auf und bringt Sie ins Gleichgewicht. Sie befreit den Körper von abgestandener, negativer Energie, vorzugsweise gleich nach dem Aufstehen oder nach der Dusche; tagsüber können Sie sich jederzeit so aufladen und ausrichten.

Folgen Sie den Anweisungen genau. Beherrschen Sie die Übung, können Sie sie ganz nach Befinden und Bedürfnis durchführen.

Stellen Sie sich vollkommen entspannt mit leicht gebeugten Knien und gelockerten Schultern hin. Die Hände hängen seitlich herab. Schließen Sie die Augen; Ihr Geist kommt zur Ruhe. Wie fühlen Sie sich? Entspannen Sie sich, und atmen Sie langsam und tief in Ihren Unterbauch hinein.

Nach 1 bis 7 legen Sie die Hände wieder wie in 1 übereinander auf den Nabel, das »Palasttor des Geistes« EG8 (siehe S. 66). Konzentrieren Sie sich darauf, und atmen Sie langsam ein und aus; spüren Sie, wie sich unter Ihren Händen etwas ausdehnt und zusammenzieht. Konzentrieren Sie die Energie an diesem Punkt, und beachten Sie Ihre Empfindungen. Wenn Sie soweit sind, öffnen Sie die Augen und kehren zur Außenwelt zurück. Nun beginnen Sie den Tag erfrischt mit »aufgeladenen Batterien«.

1 DIE ENERGIE IM NABEL SAMMELN

Legen Sie die Hände übereinander direkt auf den Nabel, so daß der Energiepunkt in Ihrer Handmitte genau darauf liegt. Männer zuerst die linke, dann die rechte, Frauen umgekehrt.

Achten Sie auf den Punkt in Ihrer Hand, und atmen Sie langsam ein und aus. Ziehen Sie Außenenergie durch ihn in Ihren Nabel, bis er wärmer, heller, voller, leichter wird.

2 ÄUSSERES QI VOM HIMMEL HOLEN

Ziehen Sie die Arme langsam seitlich hoch, und drehen Sie die Handflächen nach oben. Stellen Sie sich vor, daß Sie beim Einatmen äußere Energie aus Himmel, Sonne, Mond und den Sternen ziehen.

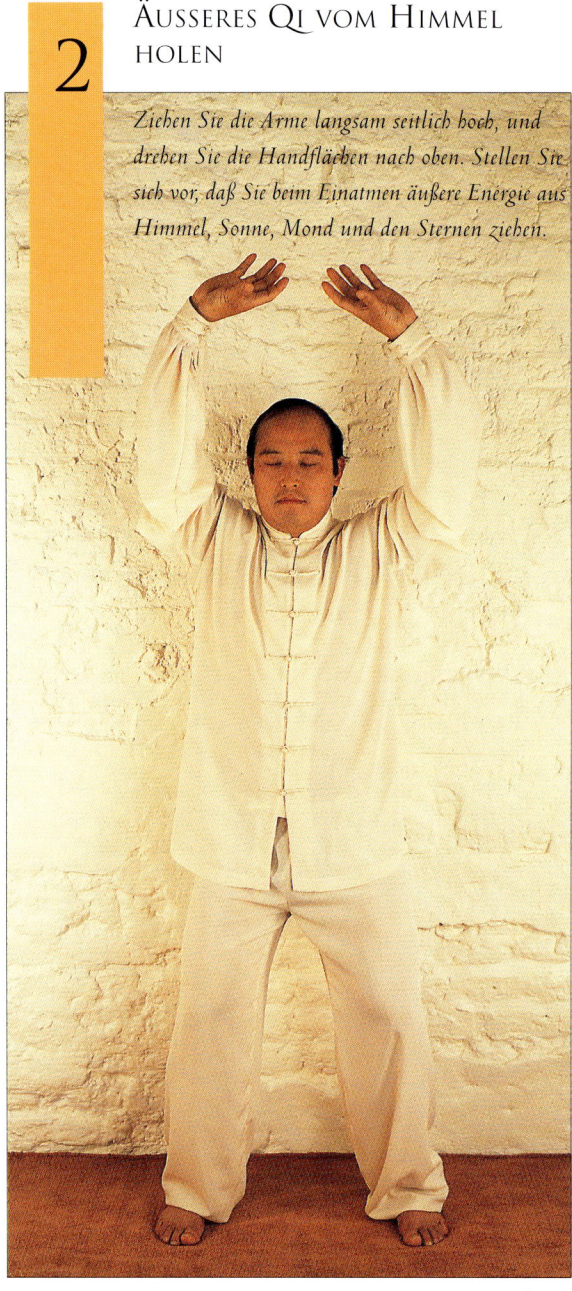

Beim Ausatmen »schalten Sie den Geist aus«, damit die Energie in den Händen bleibt. Atmen Sie dreimal Energie ein, bis die Handflächen voll davon sind.

3 DIE ENERGIE ZUM SCHEITELPUNKT LENKEN

Drehen Sie die Handflächen um, so daß sie zum Scheitelpunkt – LG 20 »Hundert Zusammenkünfte« weisen (siehe S. 66).

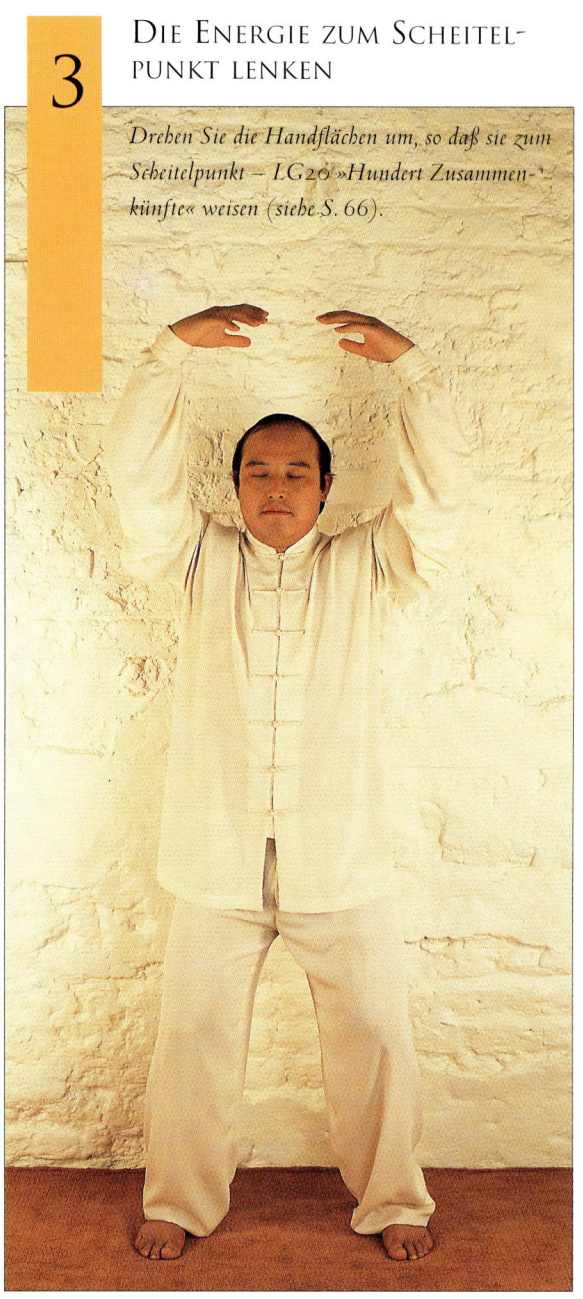

Lenken Sie die Energie beim Ausatmen aus den Händen in den Scheitel. Achten Sie auf die Energiezunahme. Wiederholen Sie das dreimal.

4 DIE ENERGIE IN DAS OBERE DANTIAN LENKEN

Senken Sie langsam Arme und Hände; diese weisen zum Rumpf, die Fingerspitzen etwa 8 bis 10 cm auseinander, bis die Mitte beider Hände auf Yintang in der Mitte zwischen den Augenbrauen zeigt (siehe S. 66), das obere Dantian und Zentrum des Shen.

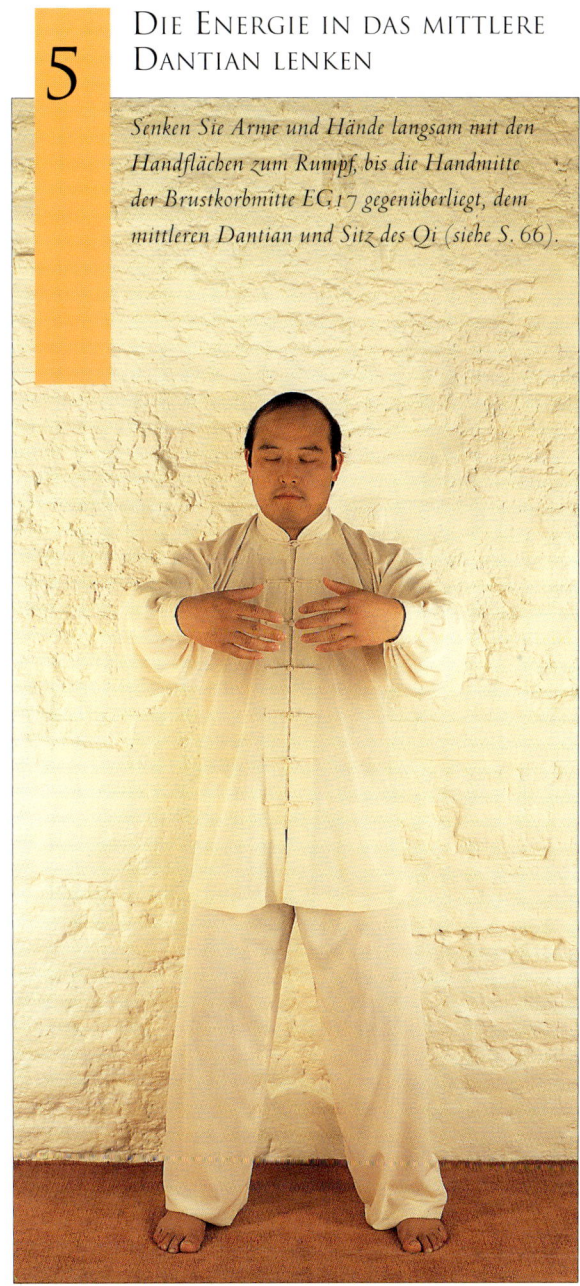

Beim langsamen Ausatmen Qi auf diesen Punkt zu richten regt Gehirn und Geist an. Achten Sie darauf und auf den Energiezuwachs. Dreimal wiederholen.

5 DIE ENERGIE IN DAS MITTLERE DANTIAN LENKEN

Senken Sie Arme und Hände langsam mit den Handflächen zum Rumpf, bis die Handmitte der Brustkorbmitte EG 17 gegenüberliegt, dem mittleren Dantian und Sitz des Qi (siehe S. 66).

Dieser Punkt speist und stärkt Herz, Thymusdrüse und Immunsystem und regt sie an. Richten Sie das Qi beim Ausatmen darauf. Dreimal wiederholen.

6 DIE ENERGIE IN DAS UNTERE DANTIAN LENKEN

Bewegen Sie Arme und Hände wieder langsam mit nach innen gerichteten Handflächen nach unten, bis sie 5 bis 7 cm unter dem Nabel – EG6 – einander gegenüberstehen (siehe S. 66).

Hier ist der Sitz des unteren Dantian und entsteht Ihr Jing. Richten Sie beim langsamen Ausatmen das Qi auf diesen Punkt, und wiederholen Sie das dreimal.

7 DIE ENERGIE DURCH DIE FUSSSOHLEN ABFÜHREN

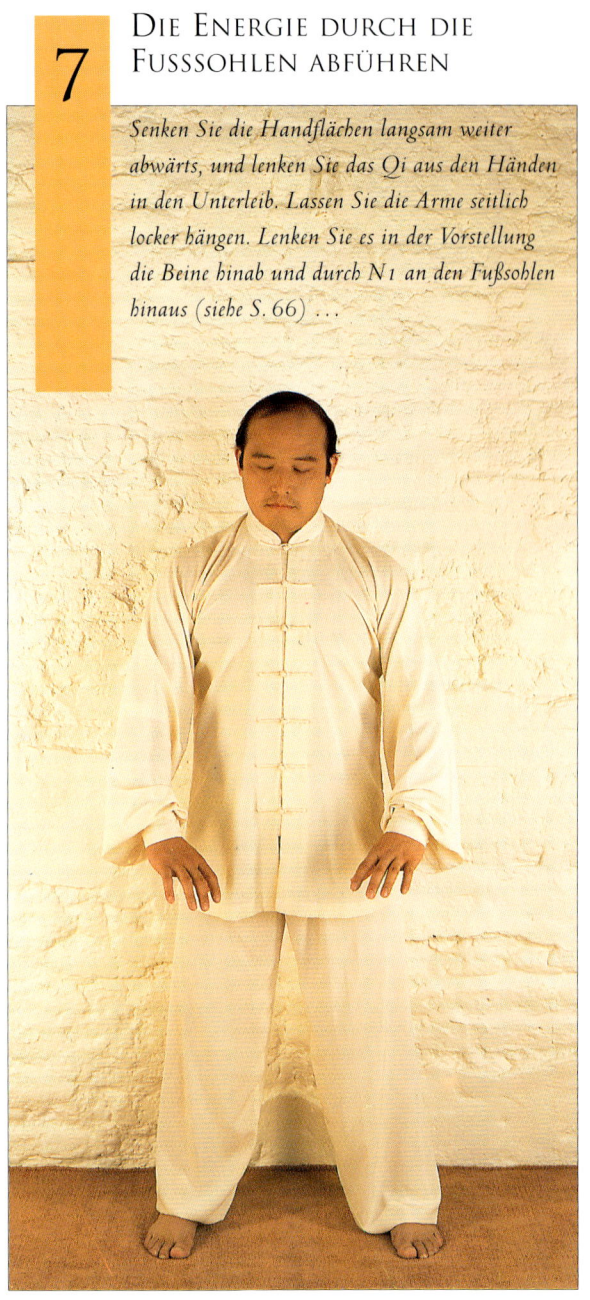

Senken Sie die Handflächen langsam weiter abwärts, und lenken Sie das Qi aus den Händen in den Unterleib. Lassen Sie die Arme seitlich locker hängen. Lenken Sie es in der Vorstellung die Beine hinab und durch N1 an den Fußsohlen hinaus (siehe S. 66) …

… bis etwa einen Meter unter die Erde. Das reinigt den Körper von abgestandener oder negativer Energie und vertreibt sie aus Ihrem Energiefeld.

DAS INNERE QI GONG
Der kleine Energiekreislauf

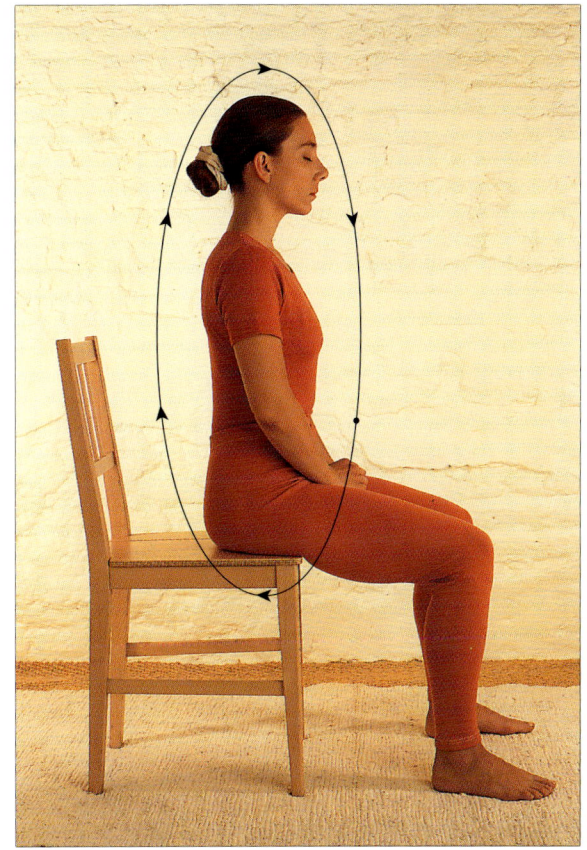

Den Kreislauf, der in der Körpermitte hinten nach oben und vorne nach unten läuft, nennt man den kleinen Energiekreislauf. Er ist einer der wichtigsten im Qi Gong und in allen Formen, Stilrichtungen und Überlieferungen wiederzufinden, weil alle Meridiane hier koordiniert und zusammengeführt werden. Er ist von besonderer Bedeutung, weil die beiden Zusatzmeridiane – das Empfänger- und das Lenkergefäß – zum Zuge kommen *(siehe S. 24)*. Die jeweiligen Punkte aktivieren die tiefer darunterliegenden Energiezentren oder Chakras und stehen mit ihnen in Verbindung.

In dieser Übung wird der ganze Körper harmonisiert, was die Grundlage für höhere Stufen der inneren alchimistischen Übung ist. Gehen Sie anfangs leicht und sanft vor, und steigern Sie Dauer und Intensität nach und nach. Halten Sie Ihre Aufmerksamkeit dieselbe Anzahl von Atemzügen und gleich lang auf jeden der erwähnten Punkte gerichtet.

Wenn Sie erfahrener und sensibler geworden sind, werden Sie »ablesen« können, in welchem Zustand Ihre Energie am jeweiligen Punkt ist, und Ihre Aufmerksamkeit je nach Bedarf länger oder weniger lang darauf richten. Mit dieser Erfahrung können Sie diese Folge länger oder kürzer wiederholen oder sich unterschiedlich viele Atemzüge lang auf jeden Punkt konzentrieren.

1 VORBEREITUNG

Setzen Sie sich auf eine Stuhlkante. Entspannen Sie Hals und Schultern. Der Rücken bleibt gerade, um Qi- und Blutzirkulation nicht zu behindern. Mit Rückenschmerzen setzen Sie sich so bequem wie möglich hin. Achten Sie darauf, daß Ihre Füße schulterbreit auseinander mit den Zehen nach vorne flach auf dem Boden stehen. Legen Sie die Hände vor sich ineinander: die linke mit der Handfläche nach oben, die rechte mit der Handfläche nach unten darüber. Schließen Sie die Augen, und richten Sie Ihre Aufmerksamkeit nach innen. Beschreiben Sie ein Bagua um Ihren Nabel (siehe S. 68 f.), und bleiben Sie dabei, bis Sie Wärme und Energie spüren. Gleich werden Sie sich wie abgebildet auf die verschiedenen Punkte des kleinen Energiekreislaufs konzentrieren.

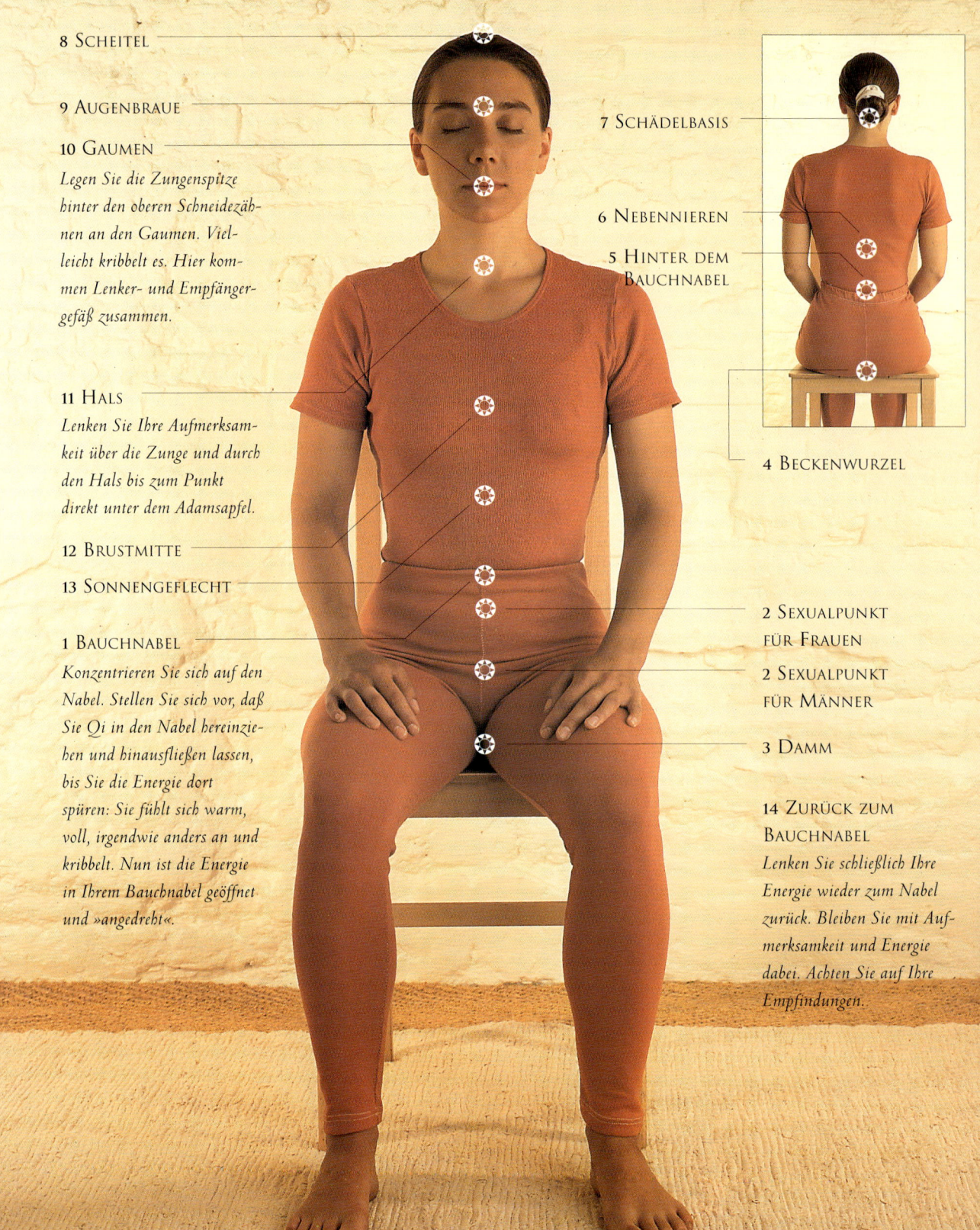

8 SCHEITEL

9 AUGENBRAUE

10 GAUMEN

Legen Sie die Zungenspitze hinter den oberen Schneidezähnen an den Gaumen. Vielleicht kribbelt es. Hier kommen Lenker- und Empfängergefäß zusammen.

11 HALS

Lenken Sie Ihre Aufmerksamkeit über die Zunge und durch den Hals bis zum Punkt direkt unter dem Adamsapfel.

12 BRUSTMITTE

13 SONNENGEFLECHT

1 BAUCHNABEL

Konzentrieren Sie sich auf den Nabel. Stellen Sie sich vor, daß Sie Qi in den Nabel hereinziehen und hinausfließen lassen, bis Sie die Energie dort spüren: Sie fühlt sich warm, voll, irgendwie anders an und kribbelt. Nun ist die Energie in Ihrem Bauchnabel geöffnet und »angedreht«.

7 SCHÄDELBASIS

6 NEBENNIEREN

5 HINTER DEM BAUCHNABEL

4 BECKENWURZEL

2 SEXUALPUNKT FÜR FRAUEN

2 SEXUALPUNKT FÜR MÄNNER

3 DAMM

14 ZURÜCK ZUM BAUCHNABEL

Lenken Sie schließlich Ihre Energie wieder zum Nabel zurück. Bleiben Sie mit Aufmerksamkeit und Energie dabei. Achten Sie auf Ihre Empfindungen.

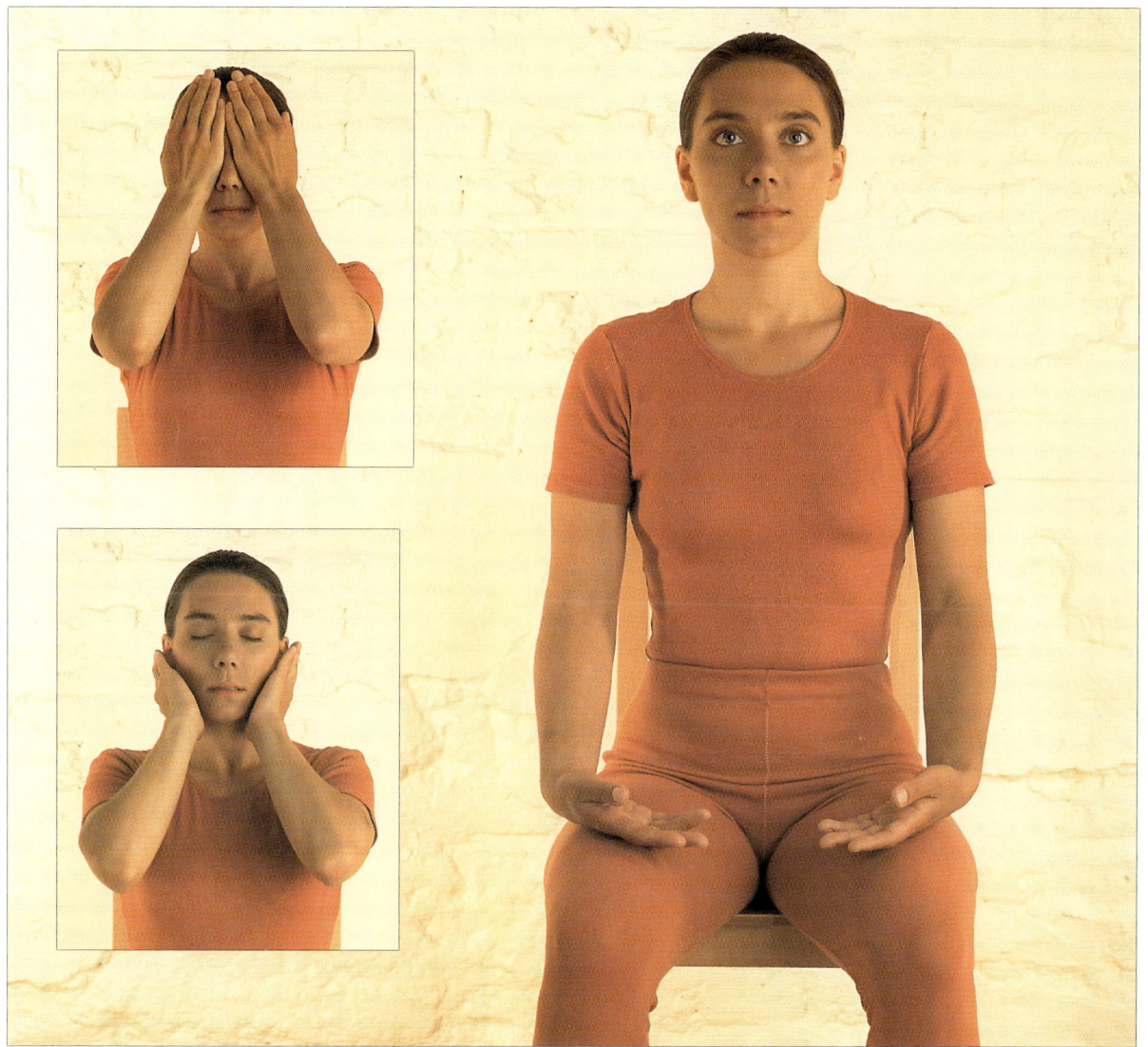

2 DIE AUFMERKSAMKEIT AUSRICHTEN

Konzentrieren Sie sich (in der abgebildeten Reihenfolge) auf die Punkte im Kreislauf. Atmen Sie bei jedem Punkt dreimal oder mehr, aber immer gleich oft, ein und aus. Halten Sie Vorstellungskraft, Aufmerksamkeit und Konzentration auf den Punkt gerichtet – das konzentriert das Qi (in diesem Bereich). Die Hände liegen übereinander (hier auf den Oberschenkeln, damit man die Punkte sieht).

3 DIE ENERGIE VERSIEGELN

Zum Abschluß versiegeln Sie die Energie wieder im Nabel (siehe Schritt 6, S. 76). Reiben Sie die Hände, und legen Sie sie (wie abgebildet) auf die Augen. Die Wärme beruhigt und erfrischt Sie. »Waschen« Sie das Gesicht mit dem Qi Ihrer Hände (siehe Abb.), legen Sie sie auf die Oberschenkel, öffnen Sie langsam die Augen, und kehren Sie in Ihre Umgebung zurück. Jetzt fließt die Energie. Arbeiten Sie mit ihr, spüren, entwickeln, pflegen und – genießen Sie sie.

FÜNFTES KAPITEL

DIE CHINESISCHE MASSAGE

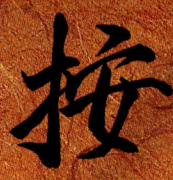

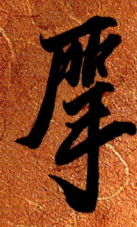

- *Die Wirkung der chinesischen Massage*
- *Die Entstehung*
der Heim- und medizinischen Massage
- *Der Nutzen der An-Mo-Massage*
- *An Mo für zu Hause*
- *Chinesische Massage für Kinder*

Die chinesische Massage unterscheidet sich sehr von westlichen Massagen. Rein medizinisch bereinigt man damit bestimmte vom Arzt diagnostizierte Disharmonien in Qi und Blut. Im Alltag wendet man die Handgriffe zur Stärkung von Qi und Blut an und damit sie harmonisch durch den Körper fließen. Die meisten Chinesen massieren sich regelmäßig, um gesund zu bleiben und kleinere Übel zu behandeln. Die nachfolgenden Anleitungen kann man leicht an Freunden und Verwandten ausprobieren, die dann gleich großen Nutzen erfahren.

ANGEWANDTE CHINESISCHE MASSAGE

Die nachfolgende Begebenheit zeigt, wie wirkungsvoll die chinesische Massage ist. Eine Zugreisende in China verspürte plötzlich einen starken Schmerz unter den Rippen. Er strahlte nach hinten bis in die Rückenmitte aus und war so schlimm, daß sie sich nicht mehr bewegen konnte. Der Schaffner wurde herbeigerufen, und er machte einen westlichen Arzt am anderen Ende des Zuges ausfindig. Dieser diagnostizierte Gallensteine als akute Schmerzursache, aber weder hatte er Medikamente dagegen noch das Notwendige zum Operieren dabei. Jedenfalls wäre der Zug kaum ein keimfreier Ort gewesen.

Der Zug ratterte weiter, und eine Ärztin der chinesischen Medizin erschien auf dem Plan. Auch sie diagnostizierte Gallensteine infolge von Feuchtigkeit/Hitze in Leber und Gallenblase. Sie hätte verschiedene Punkte im unteren Brustraum und an den Beinen genadelt, aber unglücklicherweise hatte sie weder Nadeln noch sonstige Hilfsmittel mitgenommen.

Nun hörte ein Arzt, der chinesische Massage praktizierte, davon. Er stellte dieselbe Diagnose wie die Akupunkteurin und meinte, man müsse eine bestimmte Technik mit dem Daumen an spezifischen Energiepunkten anwenden. Glücklicherweise hatte er beide Daumen dabei und machte sich unverzüglich an die Arbeit. Mit dem rechten behandelte er einen Gallenblasenpunkt unter dem Knie über dreiviertel Stunden lang in einer kräftigen »Ein-Finger-Meditations«-Technik, während er mit dem linken Daumen abwechselnd zwei Punkte rechter und linker Hand der zwölften Rippe bearbeitete.

Als der Zug am Ziel war, hatte die Frau keine Schmerzen mehr und konnte zur weiteren Untersuchung ins Krankenhaus gehen.

Diese Geschichte zeigt dreierlei auf:
• Die chinesische Massage kann jederzeit und überall ohne jegliches Handwerkszeug eingesetzt werden.
• Sie steht der Akupunktur auch zur Behandlung innerer Krankheiten in nichts nach.
• Hätte man andere Punkte bearbeitet, eine andere Technik angewendet oder bloß massiert, hätte es unter den gegebenen Umständen praktisch nichts genützt. Nach einer entsprechenden Diagnose ist die chinesische Massage, richtig angewendet, eine exakte Therapie.

GESCHICHTLICHES

Der älteste überlieferte Hinweis auf die Massage in China findet sich in »Des Gelben Kaisers Klassiker der Inneren Medizin« (*Huang-di Nei-jing*). Darin werden zwölf verschiedene Massagetechniken erwähnt. Massage wurde jedoch bereits früher beschrieben, wie Hinweise in späteren Werken belegen. In jener Frühzeit nannte man sie gewöhnlich zwei häufig verwendeten Massagetechniken zufolge An Mo – wörtlich »drücken und reiben«.

Bereits im 2. Jahrhundert n. Chr. wurden chinesische Kräuterpräparate und -salben bei An-Mo-Behandlungen eingesetzt. Dabei wurden die für die Behandlung des diagnostizierten Leidens zubereiteten Salben auf bestimmte Körperstellen oder Punkte aufgetragen, und zwar sowohl bei inneren als auch an der Körperoberfläche lokalisierten Symptomen.

BLÜTEZEITEN

In der Tang-Dynastie (618 bis 906) wurde eine eigene An-Mo-Abteilung in den kaiserlichen Krankenhäusern eingerichtet. Damals wurde An Mo zur Hauptbehandlungsart bei Kinderkrankheiten, und diese Rolle spielt es heute noch. Zu jener Zeit übernahm Japan offiziell die chinesische Medizin einschließlich der Massagebehandlungen, die dort als *An Ma* bekannt wurden.

Während der Kriegszüge in der Song- und Yuan-Dynastie (960 bis 1368) wurden einige An-Mo-Massagetechniken zur Behandlung von Kriegsverletzungen entwickelt. Mit der chinesischen Therapie des Knocheneinrenkens, bei der die Knochen in der gewünschten Stellung etwas Bewegungsfreiheit behalten, werden viele Komplikationen, die sich bei anderen Methoden später einstellen, vermieden.

Die nächste große Blütezeit erlebte die medizinische Massagebehandlung in der Ming-Dynastie (1368 bis 1644), als sie zwei ihrer Methoden zufolge als *Tui Na*, »schieben und halten«, bekannt wurde. Seither wird nur mehr die nichtmedizinische Heimmassage als An Mo bezeichnet.

AN MO UND TUI NA HEUTE

Heutzutage bezieht sich An Mo wie gesagt ausschließlich auf Massagetechniken für zu Hause in der Familie oder für Freunde bei der Arbeit. Sie ist zur allgemeinen Entspannung gedacht, zur Linderung von Verspannungen im modernen Alltag, für ein gesteigertes Wohlbefinden sowie eine geringere Krankheitsanfälligkeit. An Mo wird auch zur Behandlung vieler häufig vorkommender Leiden eingesetzt. Außerdem sprechen Kinder gut auf die Massage an und genießen sie gar. In China werden Kinder schon von sehr klein auf massiert.

Tui Na hingegen bezeichnet ausschließlich die von chinesischen Ärzten berufsmäßig ausgeführte medizinische Massage, sei es in Krankenhäusern, in denen chinesische Medizin praktiziert wird, sei es in Privatpraxen oder Kliniken. Manche Tui-Na-Techniken sind außerordentlich schwierig, und es dauert Jahre, bis man sie meistert.

Tui Na wird stets nach einer ausführlichen chinesischen Diagnose angewendet, für die ein gründliches Wissen unerläßlich ist. Ohne diese wäre es nicht Tui Na.

DER NUTZEN VON AN MO

An Mo soll Ihnen vor allem helfen, *bevor* Sie krank werden oder aber im Anfangsstadium einer Krankheit und nicht erst, nachdem ein Leiden bereits chronisch geworden ist. An Mo stärkt sowohl Ihr Gemüt als auch Ihr Immunsystem, damit Seele und Körper »gesund« reagieren. Eine Berührung auf der Körperoberfläche reicht bis tief in die Seele – viel weiter noch als Worte. Wo auch immer Qi und Blut in ihrem Fluß stagnieren, empfinden Sie Schmerzen oder ein Unwohlsein, und der Körper funktioniert insgesamt nicht mehr gut. Mehr als jede andere Therapie wirkt Massage direkt auf die Meridiane ein und sorgt für einen gesunden Qi- und Blutfluß im ganzen Körper. Werden die Meridiane regelmäßig frei gefegt und bekommen die lebenswichtigen Organe immer wieder ein nährendes »Bad«, dann leiden Sie viel seltener unter Unwohlsein und sind im allgemeinen gesund und voller Energie.

Der urteilende Teil des Geistes *(siehe dazu auch S. 49 – Meditation)* reagiert unablässig mit Zu- oder Abneigung auf Empfindungen; die einen mag er, andere nicht. Wann immer dieser Teil des Geistes erregt ist (und das ist praktisch ständig der Fall, auch wenn Sie es möglicherweise gar nicht merken), geht damit irgendeine Empfindung an der Körperoberfläche einher. Ebenso reagiert der urteilende Teil des Geistes auf jegliche Empfindung an der Körperoberfläche: Sie behagen ihm oder nicht. Genau das ist Streß eigentlich – die eigene Reaktion auf die Welt und nicht die Wirkung der Welt auf uns. Deshalb ist Meditation so wohltuend, weil sie die eigenen Reaktionen auf Empfindungen grundlegend verändert, ob sie nun aus der Außenwelt stammen oder von innen kommen.

Dadurch, daß bei An Mo die Berührung eingesetzt wird, um Empfindungen an der Körperoberfläche hervorzurufen, kommen auch Gefühle ans Licht und können sich auflösen, statt in der Tiefe des Körpers zu gären und sich zu vermehren. Eine liebevolle, mitfühlende Berührung kann in Körper und Seele eine entsprechende Reaktion hervorrufen.

GÜTE UND MITGEFÜHL

Wer eine An-Mo-Massage gibt, setzt nicht nur eine Fertigkeit ein, sondern auch Qi. Dieses Qi wird als »Geschenk« des Universums aus der aufgenommenen Nahrung und der eingeatmeten Luft empfangen. Daher ist es nur billig, dieses Geschenk Nahestehenden weiterzugeben, wenn sie krank sind oder sich unwohl fühlen und Unterstützung brauchen. Die chinesische Heiltradition knüpft eng an spirituelle Übungen zur Förderung des Mitgefühls und Linderung von Leiden an. Massage erlaubt, Qi ungehindert an andere weiterzuleiten und die in Ihnen erzeugten Schwingungen in den Körper eines anderen Menschen zu gießen.

Dabei ist die Qualität des Qi, das Sie weitergeben, wichtiger als das Qi an sich. Mitgefühl und liebevolle Güte sind der Ursprung eines gesunden Qi. Liebevolle Gefühle zu hegen, ohne jede Gegenleistung zu erwarten, ist bei der Verabreichung von An Mo sehr hilfreich. Qi mit Mitgefühl zu schenken wirkt sich körperlich und seelisch sehr wohltuend auf den Empfänger, aber ebenso auf Sie aus, und das ist genauso wichtig.

An Mo wirkt sich unter anderem so aus, daß Leute, die Sie danach massieren, sowohl Ihnen als auch der Welt im allgemeinen gegenüber wohlgesinnter werden. Dadurch, daß Sie Ihr eigenes Mitgefühl fördern, nimmt auch die Güte anderen gegenüber zu.

Es kommt noch ein weiteres Phänomen dazu: Derjenige, der An Mo gibt, empfängt während der Massage mitfühlende Schwingungen vom Empfänger. Mit einem solchen Geben und Nehmen als Grundlage der Beziehungen in Familien kann das Ergebnis nur mehr Harmonie im Leben sein.

AN MO FÜR FAMILIE UND FREUNDE

Die hier besprochenen Anwendungen können Sie zu Hause durchführen, wenn Sie ein Familienmitglied oder Freunde massieren möchten. Diese Massage ist allgemein entspannend, fördert das Wohlbefinden und stärkt zudem die Abwehrkräfte. Sie dauert unterschiedlich lange – so lange, wie Geber und Empfänger sich wohl fühlen –, aber gewöhnlich nimmt sie zwanzig Minuten bis eine Stunde in Anspruch. Sie ist nach einer bestimmten Reihenfolge aufgebaut, und jedes Stadium stellt eine andere, eigene An-Mo-Technik dar. Jede davon hat eine andere Wirkung, und wenn Sie erst einmal damit vertraut sind, können Sie sie Ihren Bedürfnissen entsprechend abwandeln. Wie Sie sehen werden, kommen einige davon in der nachfolgend aufgeführten Folge zweimal vor, weil ihre wohltuende Wirkung sich in mehr als einem Stadium bemerkbar macht.

Einige Techniken werden durch eine leichte Baumwollkleidung oder ein weiches Baumwolltuch über der behandelten Stelle hindurch verabreicht, weil sie sonst für die Haut zu unangenehm wären. Bei denen, die man direkt auf der Haut durchführt, kann man nach Wunsch ebenfalls Baumwolle verwenden (außer wenn man mit Balsam oder Talkpuder massiert – *siehe auch nachfolgend unter »Massageträger«*); hier sind sie um der Deutlichkeit willen ohne Bedeckung abgebildet.

DAUER DER MASSAGE

Für die meisten Techniken wird keine Dauer vorgegeben. Exakte Zeiten würden das feine Gewahrsein zwischen Geber und Empfänger unmöglich machen. In jedem Fall sollten Sie die Zeitdauer, die Sie für eine bestimmte Technik brauchen, ganz selbstverständlich und intuitiv bestimmen – die meisten Menschen sind erstaunt, wie leicht sich diese Intuition einstellt. Mit zunehmender Erfahrung wird sie immer feiner.

VORSICHTSMASSNAHMEN

Achten Sie bei An Mo darauf, nie irgend etwas zu forcieren. Bleiben Sie stets bei dem, womit Sie sich wohl fühlen und was Ihnen klar ist. Mit zunehmender Erfahrung wachsen auch Ihre Fähigkeiten, ohne daß Sie sich anzustrengen brauchen. Es ist gerade dieser Aspekt des Sich-*nicht*-Anstrengens, der bei An Mo zum Erfolg führt. Genauso wie die Meditation und Qi Gong eher »Seins«- als »Handlungs«-Weisen sind, ist auch An Mo wirksamer, wenn Sie sich um eine ähnliche Haltung bemühen. Dann fließen Qi und Blut harmonischer, und das geht wiederum auf den Empfänger der An-Mo-Massage über.

Bevor Sie mit der Massage beginnen, sollten Sie mit den nachfolgenden Informationen vertraut sein, um zu wissen, wann Sie ärztlichen Rat benötigen.

ÄRZTLICHE HILFE EINHOLEN

Denken Sie daran: An Mo ist eine vorbeugende und keine Heilbehandlung. Wenn Sie die geringsten Zweifel über jemandes Zustand hegen, den Sie mit An Mo massieren wollen, holen Sie besser vorher fachkundigen Rat ein. Der Arzt oder Heilpraktiker wird Ihnen sagen, was Sie für Freunde oder Verwandte zu Hause tun können. Bei kleineren Leiden, die auf An Mo nicht ansprechen, und bei schwerwiegenderen Problemen ist es unbedingt notwendig, einen in der medizinischen Tui-Na-Massage und chinesischen Medizin ausgebildeten Facharzt zu konsultieren (*weitere Informationen über Tui Na siehe S. 99*).

KONTRAINDIKATIONEN

Unter bestimmten Umständen sollten Sie gar kein An Mo anwenden und manchmal nur begrenzt. Halten Sie sich an folgende Empfehlungen:

• **Herzleiden und hoher Blutdruck:** *Massieren Sie Brust, Unterleib und Schulterpartie nicht, um keine Stauung zu verursachen. Vielleicht lagern Sie den Oberkörper des Massierten besser hoch. Arbeiten Sie nur an Armen, Beinen und Kopf.*

• **Wirbelsäulenverletzung:** *Verletzte Wirbelsäulen sollten nur Spezialisten behandeln. Massieren Sie sie nicht, wenn Sie dazu nicht ausgebildet sind.*

• **Krebs:** *Allgemein glaubt man, krebsbefallene Stellen zu massieren beschleunige dessen Verbreitung über Blut- und Lymphbahnen. Das trifft bei Tiefenmassage am Krebsgeschwür zu. Sanft ohne Druck und fernab vom Geschwür zu massieren ist jedoch ungefährlich und schmerzlindernd. Die Hände – bei Schwingungsmassage oder sonst – auf den Bauch des Patienten zu legen mildert oft ganz gefahrlos die »Strudel«, die Krebsleidende oft befallen. Aber bei den geringsten Bedenken, ob Sie Krebserkrankte massieren sollen, fragen Sie zuerst Ihren Arzt.*

MASSAGETRÄGER

Sie brauchen keine große Hausapotheke für die Massage mit Salben oder Ölen. Sie können sie aus in der Regel daheim vorrätigen oder leicht zu beschaffenden Zutaten herstellen. Nachfolgend eine kleine Auswahl.

Geröstetes Sesamöl

Man bekommt es in Supermärkten, Naturkostläden sowie in chinesischen oder asiatischen Kaufhäusern. Es kräftigt die Verdauung und befeuchtet die Haut. Verwenden Sie es im Falle eines Milz-Qi-Mangels beidseits der Wirbelsäule und auch in der oberen Bauchregion, speziell bei Kindern.

Reiner Talkumpuder

Diesen bekommt man in chinesischen Apotheken, Kräuterläden und bei Tui-Na-Ärzten. Talkum trocknet Feuchtigkeit und befreit von Sommerhitze – ein weiteres ausgezeichnetes Hilfsmittel für Kinder. Wenden Sie ihn vor allem im Sommer mit der Schiebetechnik beidseits der Wirbelsäule im Kreuz an, wenn die Feuchtigkeit zu Durchfall führt.

Essig

Nehmen Sie zur Behandlung von Verletzungen den preiswerten Reisessig aus dem Chinaladen. Mit der Walktechnik dringt der Essig unter die Haut und lockert die Sehnen, regt den Blutfluß an und löst Schwellungen auf. Eispackungen lindern den Schmerz wohl im Moment, aber danach wird er in der Regel nur noch schlimmer. Eis ist kalt und behindert dadurch den reibungslosen Qi-Fluß. Baden Sie statt dessen das betroffene Glied nach dem An Mo zwanzig bis dreißig Minuten lang in etwas warmem Reisessig. Ist die Stelle gerötet, fügen Sie etwas zerstoßene Gardeniensamen hinzu; das kühlt und lindert die Entzündung, die Hitze und Rötung bewirkt.

Balsam

Nach der Massage kann man gut eine der überall erhältlichen chinesischen Balsamsorten zur weiteren Behandlung eines bestimmten Punktes verwenden. Auch Aromaöle eignen sich gut für die Knettechnik. Tigerbalsam kann man gleichfalls dafür oder für größere Körperbereiche verwenden. Sie können beispielsweise Muskel- und Knochenschmerzen mit der Streich- oder Walktechnik behandeln, wenn Stellen nicht gerötet sind.

KREISENDES STREICHEN

Es gibt zwei Arten dieser Massagetechnik, nämlich eine tonisierende und eine sedierende. Die stärkende Methode kann bei einer Milz-Qi-Schwäche angewendet werden, die reduzierende ist bei einer Ansammlung von Feuchtigkeit oder Stagnation von Qi oder Nahrung im Unterleib empfehlenswert. Wenn offensichtlich ist, daß beides vorliegt – Milz-Qi-Schwäche *und* Feuchtigkeitsansammlung *(siehe Seiten 35 und 36)* – dann sollten Sie die beiden Techniken miteinander kombinieren.

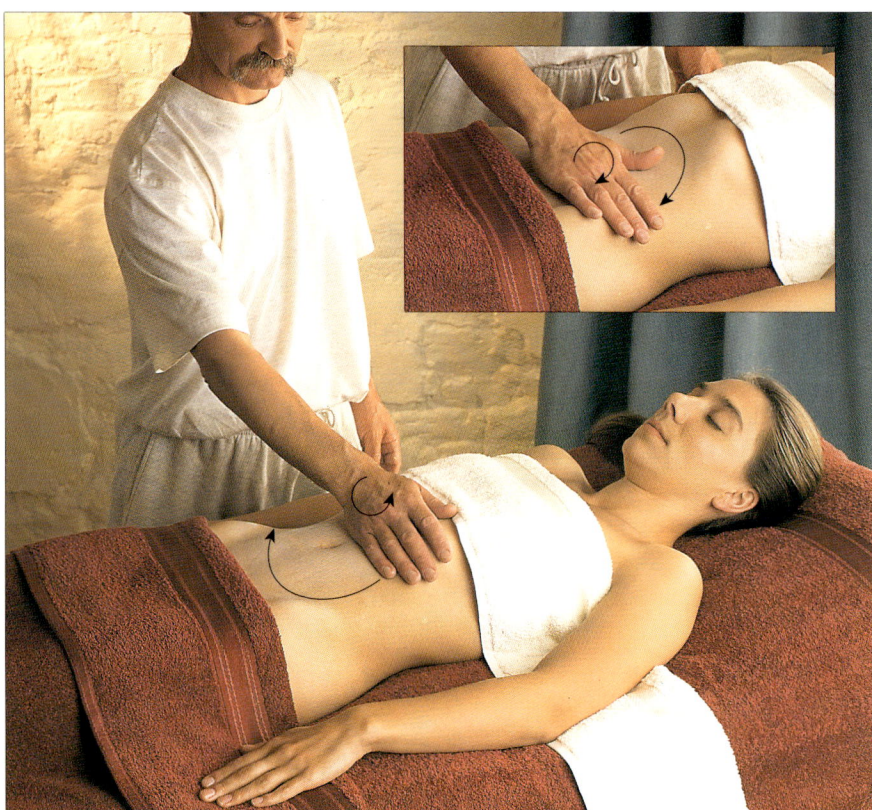

1 Tonisieren: *Legen Sie eine Hand flach auf den Oberbauch. Beschreiben Sie mit der flachen Hand kleine Kreise im Gegenuhrzeigersinn, etwa zwei bis drei Kreise in der Sekunde. Die Bewegung geht vom Ellenbogen aus. Während Sie mit der Hand in kleinen Kreisen reiben, beschreiben Sie gleichzeitig mit dem ganzen Arm von der Schulter aus einen größeren Kreis im Uhrzeigersinn um den Bauch herum.*

2 Sedieren (siehe »Bild im Bild«): *Dafür reiben Sie einfach die kleinen Kreise ebenfalls im Uhrzeigersinn, das heißt in derselben Richtung wie den größeren Kreis um den Bauch.*

WALKEN

Verteilt das Leber-Qi und lindert Blähungen und Schmerzen im Unterleib. Zum Walken wird der Handballen verwendet.

3 *Legen Sie Ihre Hand direkt unter den Rippen auf den Bauch. Jetzt schwingen die Finger in einer schnellen Wiegebewegung des Handballens vom Handgelenk aus nach links und rechts, über den ganzen Oberbauch. Der Ellbogen bewegt sich dabei mit.*

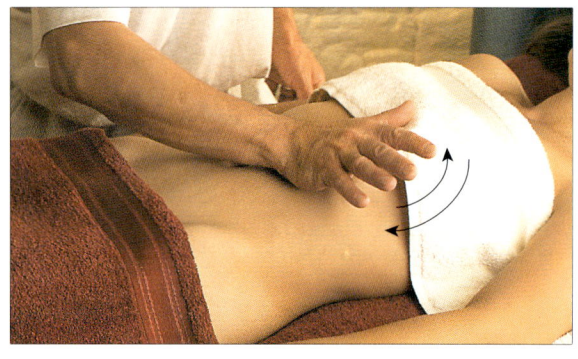

DRÜCKEN

Mit dieser Technik werden die Sehnen gelockert und die Meridiane von Stauungen befreit. Man beginnt, indem man die Handballen beider Hände leicht seitlich auf den Oberschenkel legt und drückt.

5 Beim Wechsel vom Ober- zum Unterschenkel bleibt die ruhende Hand oben auf dem Unterschenkel. Fahren Sie mit dem Druck auf den Unterschenkel fort. Unten angelangt, gleiten Sie mit der ruhenden Hand zum Fuß und halten ihn beim Wechsel auf die andere Seite. Dann beginnen Sie mit der vorher ruhenden Hand auf dem anderen Oberschenkel.

4 Drücken Sie beim Ausatmen mit Ihrem Gewicht nach unten auf den Oberschenkel. Beim Einatmen lassen Sie los. Eine Hand bleibt oben auf dem Schenkel, die andere rutscht stückweise schenkelabwärts bis zum Knie.

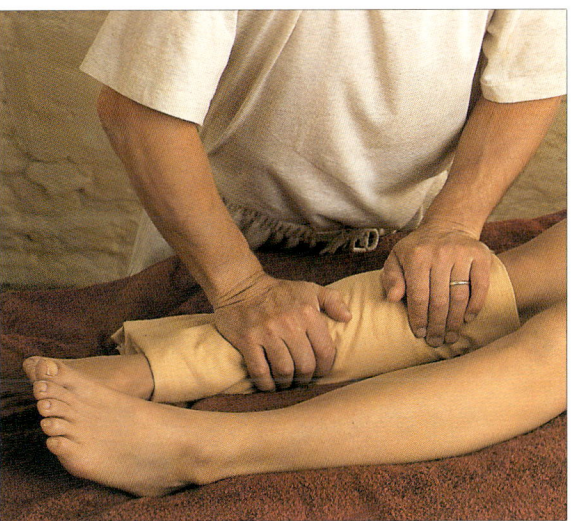

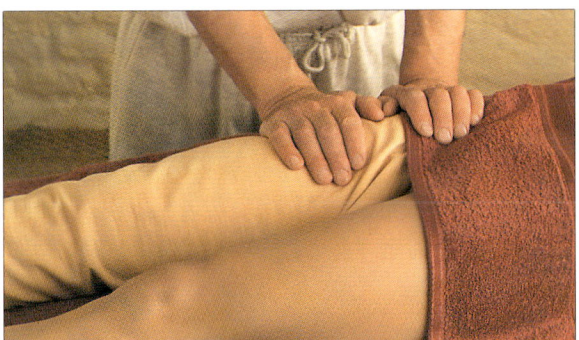

KNETEN

Entspannt die Sehnen, beseitigt Blockaden, kräftigt den Blutfluß und löst Klumpen und Schmerzen auf. In China knetet man Teig, indem man ihn mit der Hand im Kreis herum drückt, statt ihn zu drehen. So wird auch diese Technik angewendet. Der Druck muß stark sein, damit das Gluten senkrecht aufgespalten wird, während die Kreisbewegung sowohl dazu dient, es lateral aufzuspalten, als auch den gesamten Bereich abzudecken.

Man knetet auf drei verschiedene Arten: mit dem Daumen, dem Mittelfinger, auf dem der Zeigefinger derselben Hand liegt, und mit dem Handballen.

Drücken Sie fest, damit das Gefühl *De Qi* (»enthält Qi«) entsteht, dann haben Sie den jeweiligen Punkt erfolgreich aktiviert, und das Qi ist da. Man empfindet Taubheit, ein Kribbeln oder ein »elektrisiertes« Gefühl. Je stärker die Empfindung, desto stärker das Qi.

6 Kneten Sie GB34 (siehe S. 27) mit dem Daumen. Das glättet den Leber-Qi-Fluß und entspannt die Sehnen. Zwei weitere Knetmethoden siehe S. 95.

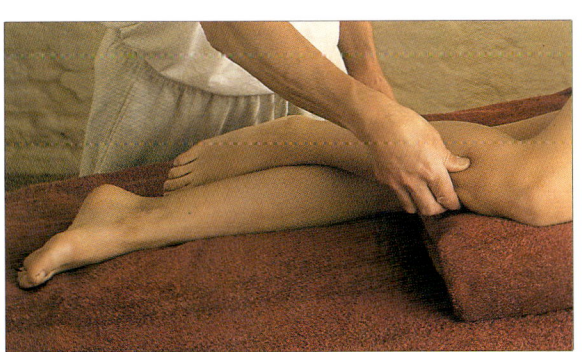

RUDERN

Rudern öffnet die Meridiane im Schultergelenk, damit das Qi ungehindert zwischen den oberen Gliedmaßen und dem übrigen Körper fließen kann. In einem Boot wird das Ruder durch eine Dolle gehalten, während die Hand das eine Ende hält und es im Kreis bewegt. So ähnlich geht man bei dieser Technik mit den Armen vor, während der Behandelte aufrecht sitzt. Wiederholen Sie Schritt 7 bis 9 drei- bis viermal je Arm; beim anderen Arm wechseln auch Sie die Hand.

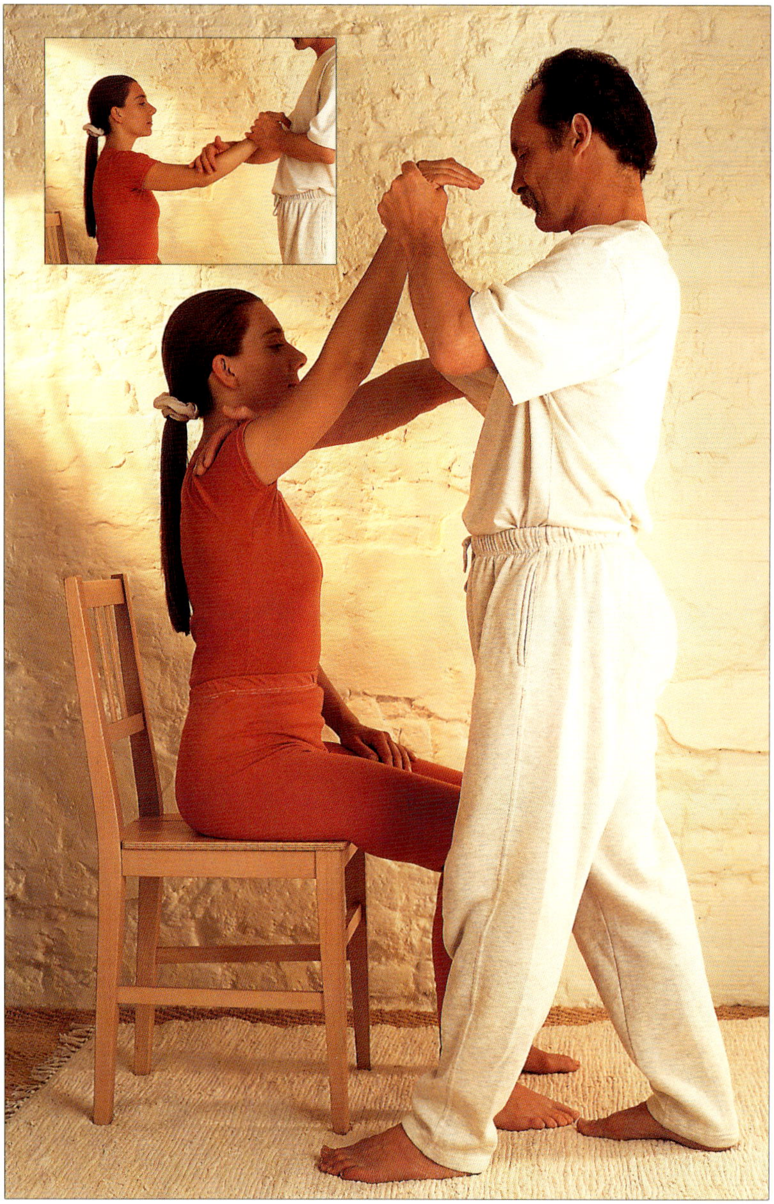

7 Stehen Sie vor dem Behandelten und halten mit der Linken sein rechtes Handgelenk; Ihre Rechte umfaßt locker seinen Unterarm. Ziehen Sie seinen Arm zu sich (»Bild im Bild«). Tun Sie einen Schritt voran, heben seinen Arm und lassen Ihre Rechte auf seine Schulter gleiten.

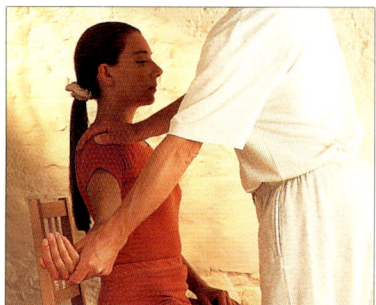

8 Halten Sie seine Schulter fest und treten noch weiter vor, bis sein Arm Ihnen Widerstand bietet.

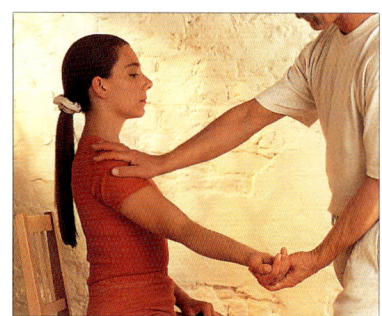

9 Tun Sie nun einen Schritt zurück und ziehen seinen Arm nach unten und vorne; Ihre Rechte gleitet wieder auf seinen Unterarm.

GREIFEN

Mit dieser Technik lassen sich verschiedene Wirkungen erzielen, je nachdem, wo man sie anwendet.

Durch Greifen der Gliedmaßen werden die Muskeln gelockert, während sich das Greifen bestimmter Punkte je nach Funktion verschieden auswirkt. Die Greiftechnik wird entsprechend dem Körperteil mit drei oder fünf Fingern durchgeführt, letzteres bei größeren Körperstellen. Sie ist speziell an den folgenden zwei Punkten hilfreich.

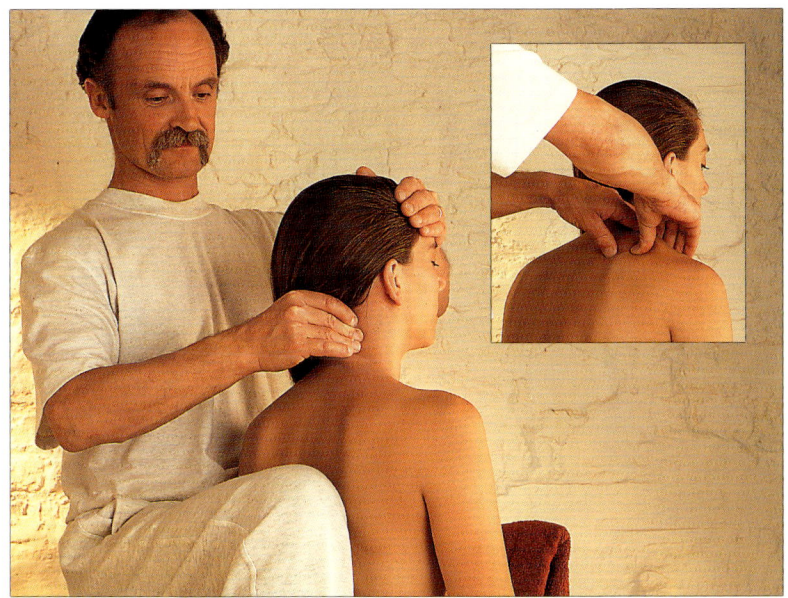

10 *Greifen Sie die Muskeln an GB20 (siehe S. 28) im Nacken mit Daumen, Mittel- und Ringfinger. Halten Sie die Finger gerade, sonst fügen Sie dem Massierten Schmerz zu. Drücken Sie, und lassen Sie gleich wieder los. Wiederholen Sie das, bis sich der betreffende Bereich für den Behandelten freier anfühlt. Das löst den Nacken, glättet das Leber-Qi und bringt Glanz in die Augen.*

11 *Greifen Sie GB21 mit allen fünf Fingern, um Qi- und Blutfluß in den Meridianen zu regulieren (siehe »Bild im Bild«). Drücken Sie nicht zu stark und mit geraden Fingern zu.*

ABREIBEN

Die Seiten abzureiben glättet den Qi-Fluß in Brust und im unteren Rippenbereich. Man reibt auch Gliedmaßen zur Muskellockerung. Der Behandelte trägt lose sitzende Baumwollkleidung.

Das chinesische Wort für Abreiben bedeutet auch »die Hände aneinanderreiben«, was die entgegengesetzte Reibbewegung der Hände bei dieser Technik am besten beschreibt.

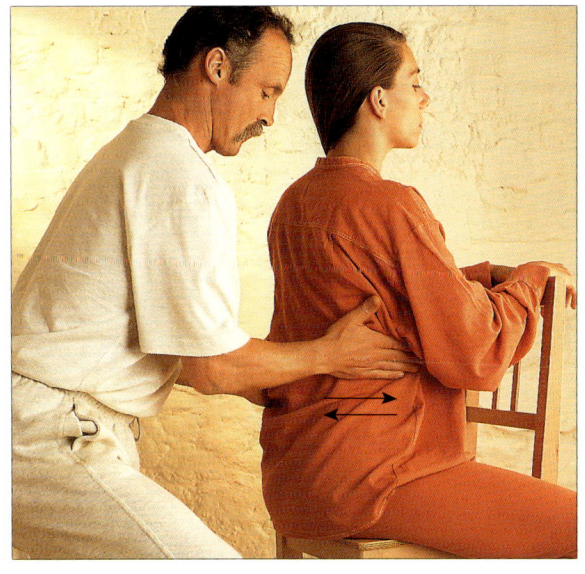

12 *Sie legen dem sitzenden Patienten die Finger straff und gerade von hinten an die Seiten. Reiben Sie schnell entgegengesetzt vor- und rückwärts. Der Druck ist weder zu hart noch zu sanft.*

REIBEN

Mit dieser Massagetechnik werden traditionell Kälte zerstreut, die äußeren Körperschichten gelockert und die klare (gute, reine) Yang-Energie gesteigert.

Rücken und oberes Gesäß des Behandelten bleiben während der Massage unbedeckt; zum Massieren nehmen Sie reinen Talkumpuder oder Balsam (*siehe S. 89*). Sie reiben mit der ganzen Handfläche, aber ohne Druck; Rechtshänder nehmen die rechte, Linkshänder die linke Hand. Mit Druck erzeugen Sie nämlich nicht viel Körperwärme, aber mit einer leichten Berührung entsteht nach nur drei- bis viermaligem Auf- und-ab-Reiben bereits einige Hitze, und das genügt in den meisten Fällen.

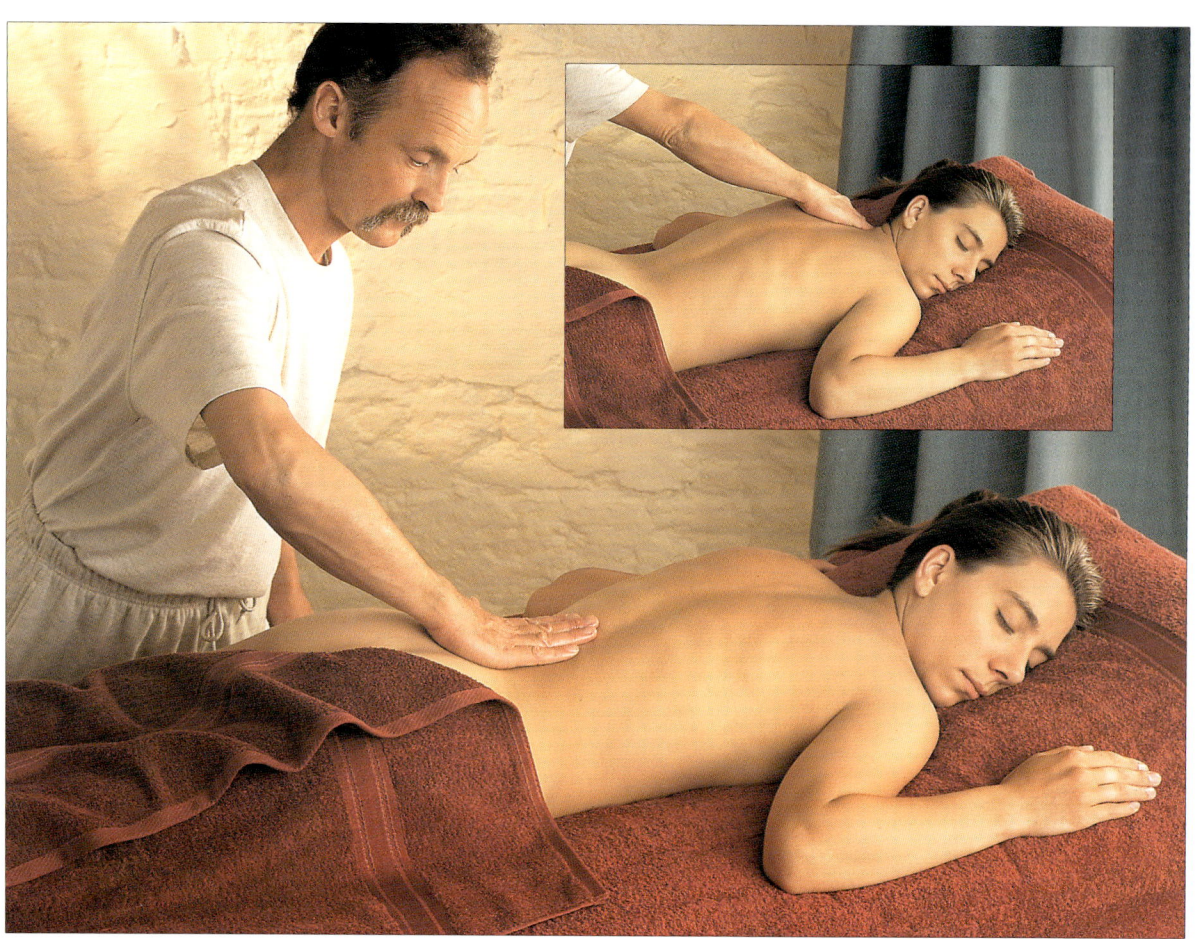

13 *Geben Sie etwas Talkumpuder, Balsam (oder Aromaöl) auf die Hand, und verteilen Sie es beidseits der Wirbelsäule. Reiben Sie vom Gesäß aus mit der Hand rasch auf der einen Seite der Wirbelsäule hoch bis zu GB21 (siehe S. 28) und*

wieder zurück. Der Schwung kommt aus Ihrem Schultergelenk, die Hand gleitet rasch an der Körperoberfläche nach oben. Nach der einen Seite der Wirbelsäule wiederholen Sie dies mit der gleichen Hand auf der anderen Seite.

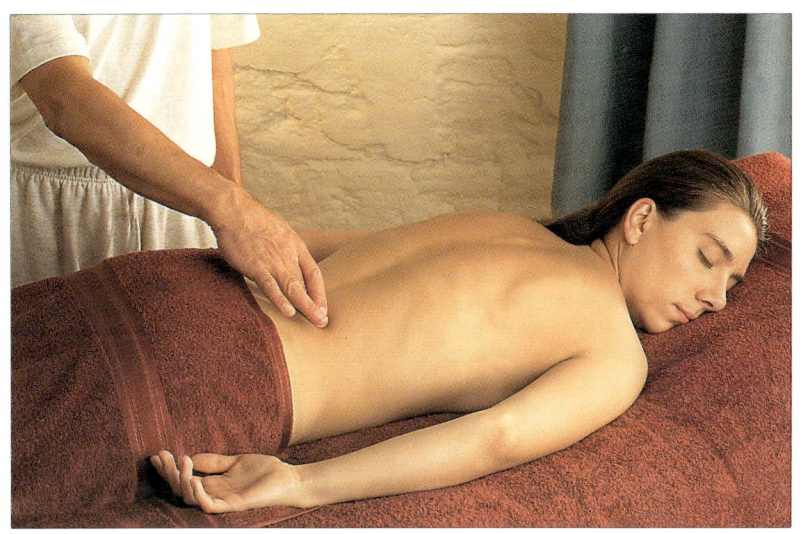

14 KNETEN
Sie haben den Daumen mit dieser Technik bereits am Bein eingesetzt. Kneten Sie Punkt B23 mit dem Zeige- auf dem Mittelfinger zur Stärkung der Nieren. Beim kreisförmigen Kneten üben Sie einen starken Druck nach unten aus.

15 Zur Stärkung und Regulierung der Leber kneten Sie B18 mit dem Handballen.

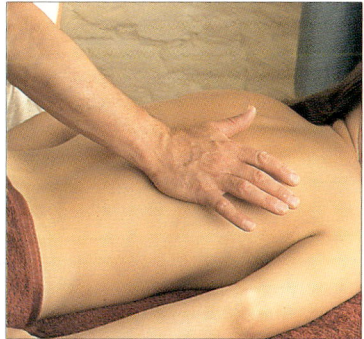

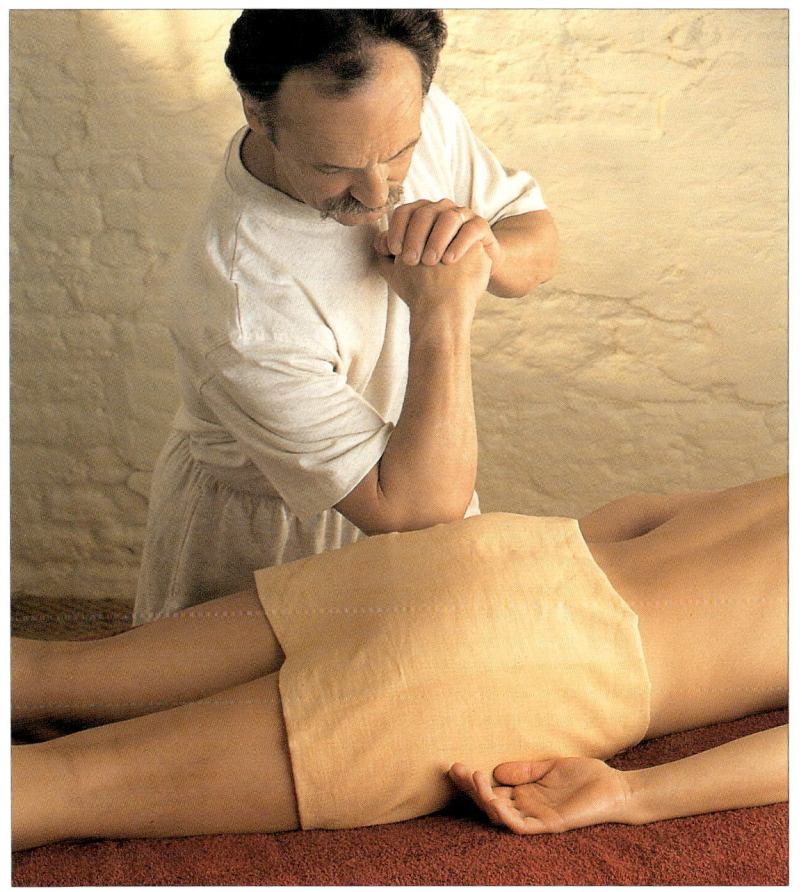

16 MIT DEM ELLENBOGEN DRÜCKEN
Statt mit der Hand üben Sie stärkeren Druck mit dem Ellenbogen aus. Stellen Sie ihn in die runde Vertiefung seitlich am Gesäß (GB30, siehe S. 27) und drücken. Wenn Sie die Vertiefung nicht sehen, rollt sich der Behandelte etwas zur Seite und zieht den Oberschenkel an, damit Sie die Stelle finden. Er sollte ein starkes De-Qi-Ankommgefühl haben. Den Druck auf GB30 wendet man auch bei Blockaden in der Hüfte oder ins Bein ausstrahlenden Schmerzen an.

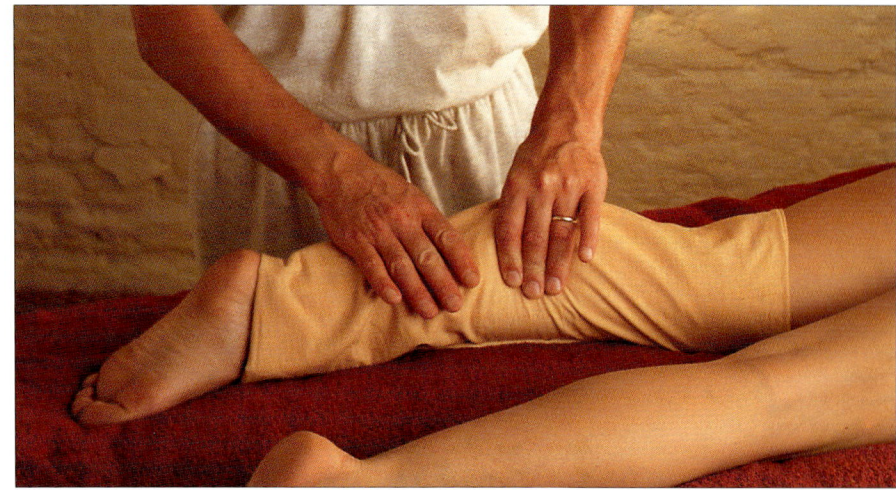

17 GREIFEN

Wird mit allen fünf Fingern an der Rückseite der Beine zur Lockerung der Muskeln ausgeführt. Der Griff ist stark, damit er wirkt. Achten Sie auf Ihren Patienten. Er sollte nur einen leichten, therapeutischen Schmerz empfinden.

18 DRÜCKEN

Lockern Sie die Beine wieder durch Druck mit den Handballen die ganze Rückseite hinunter. Die Druckmassage an dieser Stelle im Gesamtablauf lockert die Sehnen und beseitigt etwaige Blockaden in den Meridianen. Diese einfache Technik kann fast am ganzen Körper angewendet werden. Der natürliche Druck entsteht durch Ihr Körpergewicht. Er ist viel wirksamer als Druck durch Muskelkraft.

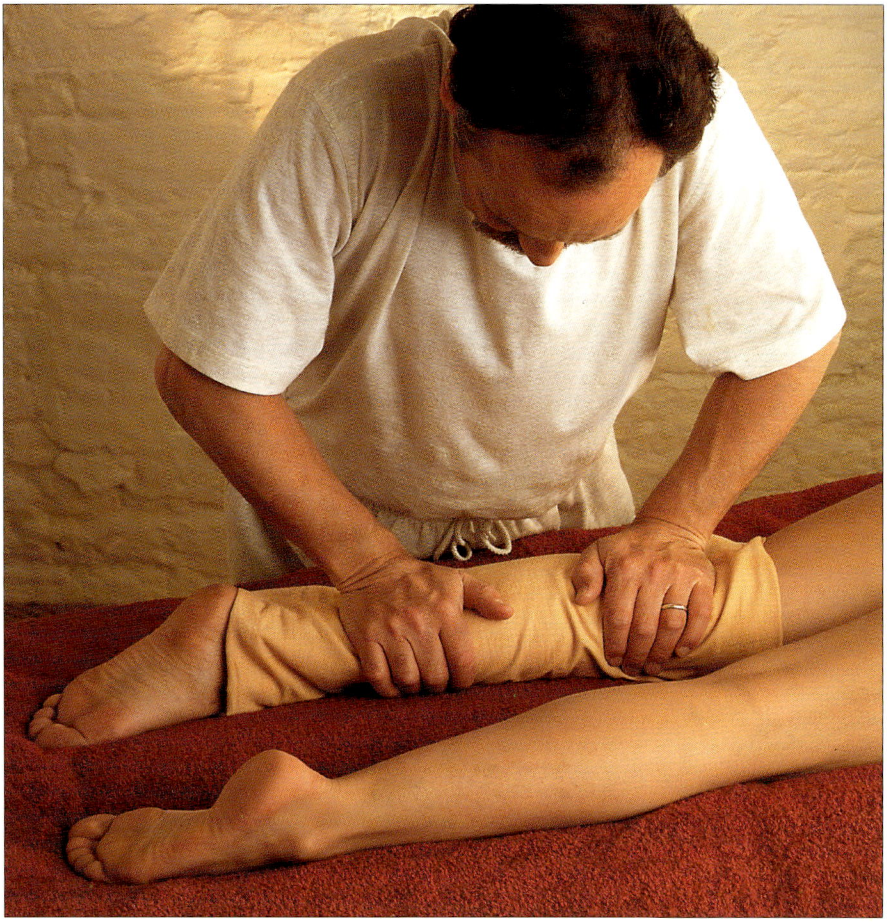

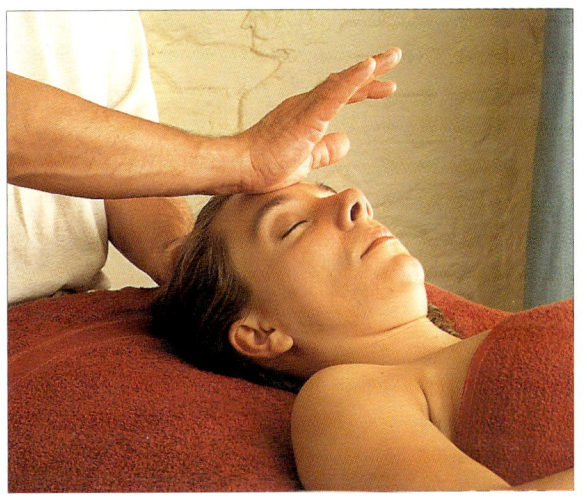

19 Walken

Diese Technik für das Gesicht regt Qi und Blut in den Meridianen an. Der Behandelte liegt auf dem Rücken. Legen Sie ihm den Daumenballen auf die Stirn, und »wiegen« Sie von einer Seite der Stirn zur anderen (siehe rechts). Fahren Sie auf beiden Wangen nach unten fort, und zum Abschluß kehren Sie wieder zur Stirnmitte zurück (siehe unten). Die Hand bewegt sich schnell, aber leicht und sanft, hin und her, ohne mit den Fingern ins Gesicht zu schlagen.

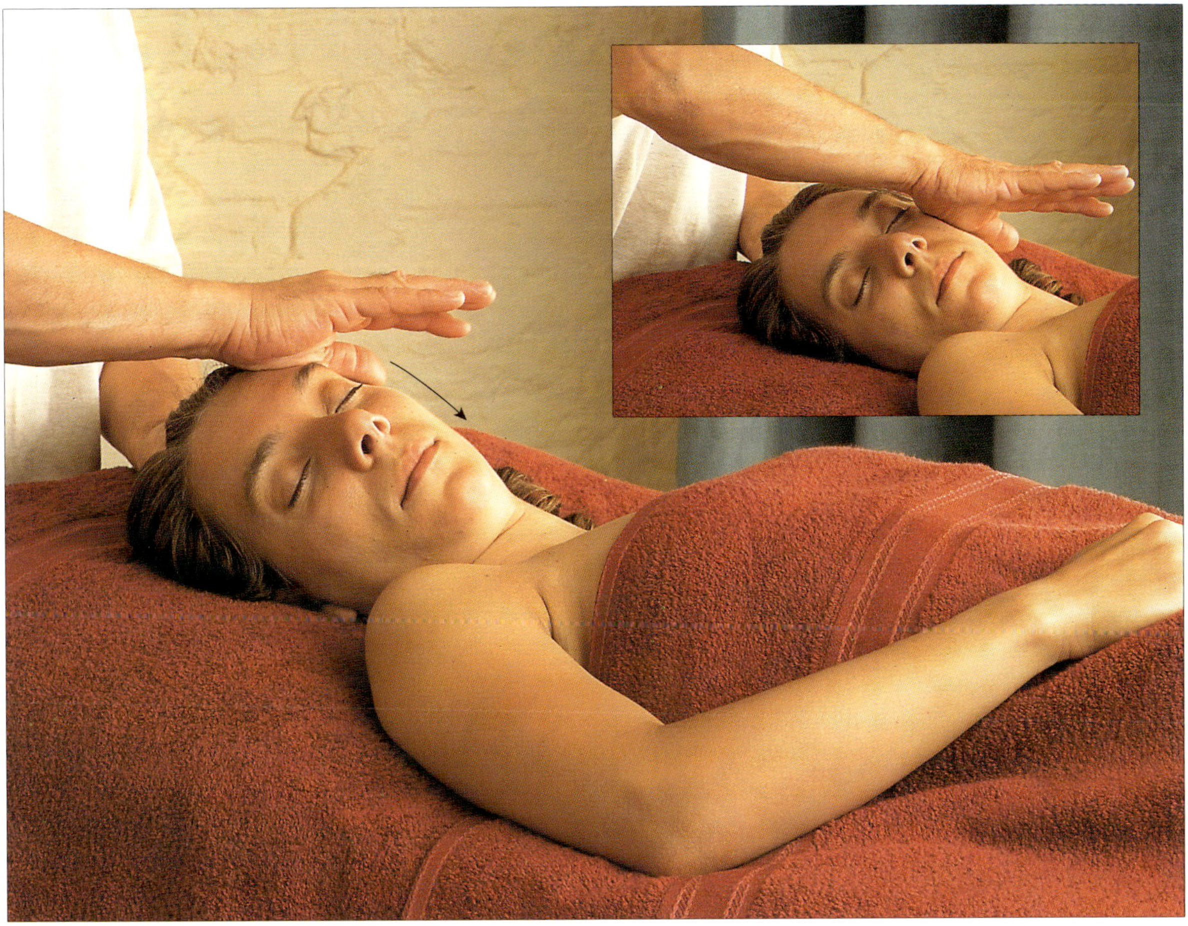

IN SCHWINGUNG VERSETZEN

Bei dieser Technik werden die Punkte angeregt und das Qi der inneren Organe reguliert. Auf dem Oberbauch lindert die Schwingung Magenschmerzen und Blähungen; auf dem Unterbauch hilft sie bei Menstruationsbeschwerden und Krämpfen (und in der Brust gegen das Gefühl, eingeengt bzw. »verstopft« zu sein). Der Behandelte spürt bei dieser Technik eine tiefe innere Schwingung.

Um diese Schwingung zu erzeugen, strecken Sie zunächst Ihre Finger ganz gerade aus, ohne jedoch damit den geringsten Druck auszuüben. Dann spannen Sie jeden Muskel in Ihrem Arm so stark wie möglich an und machen ihn steif und hart.

Tun Sie das so lange, bis er ganz leicht anfängt zu vibrieren. Die Schwingung geht nach oben und unten, nicht zur Seite, und sie sollte nur gerade eben noch zu sehen sein.

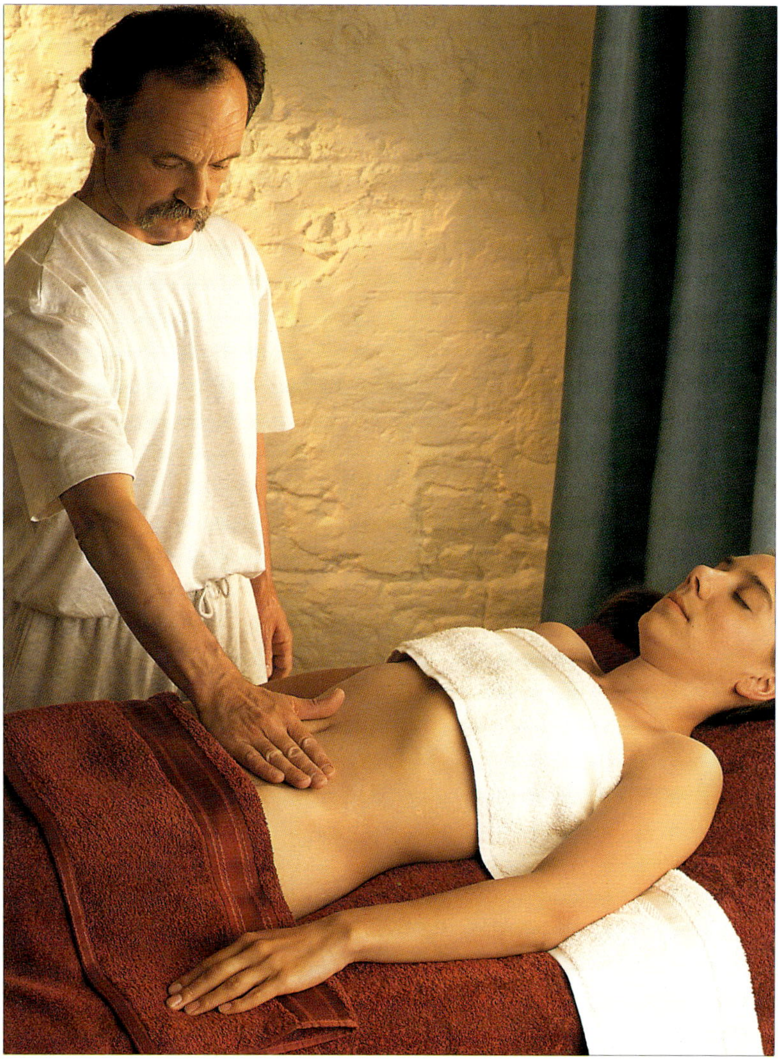

20 *Stehen oder knien Sie neben der Hüfte des Behandelten, und legen Sie ihm die Hand auf Ober- oder Unterbauch. Spannen Sie Arm und Finger wie beschrieben an, um die Schwingung zu erzeugen. Der Behandelte spürt sie tief in der Bauchhöhle.*

21 *Gehen Sie nun zu den Füßen, und legen Sie den Zeige- auf den Mittelfinger und diesen auf Mi6, entweder nur einen auf diesen Punkt oder, wenn möglich, beide gleichzeitig auf beide Mi6-Punkte (siehe S. 27). Regen Sie diesen stärkenden, beruhigenden Punkt wiederum ganz sanft an, indem Sie ihn in Schwingung versetzen.*

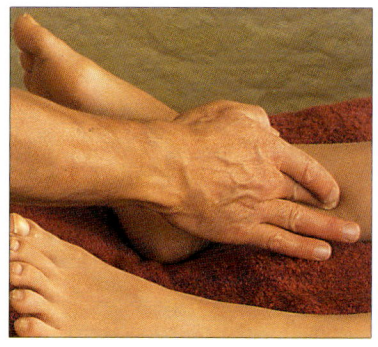

TUI NA: DIE MEDIZINISCHE MASSAGE

Jedes Krankenhaus der traditionellen Medizin in China hat eine Abteilung für Tui Na, die jeweils auch die beliebteste ist. Tui Na ist zwar teurer als Akupunktur, aber oft stehen die Leute schon von 5 Uhr früh bis 20 Uhr abends Schlange.

Wie Sie aus dem Abschnitt über Geschichtliches am Kapitelanfang sahen, wird Tui Na zur Behandlung bestimmter Krankheiten eingesetzt. Bei inneren Beschwerden werden hauptsächlich Kräuter verabreicht. Aber obschon Tui Na meistens bei Muskel- oder Knochenleiden herangezogen wird, wenden es seine Anhänger auch bei vielen inneren Beschwerden an.

Die nachfolgenden Tui-Na-Methoden stellen nur eine kleine Auswahl der dem Facharzt zur Verfügung stehenden dar. Es gibt darüber hinaus noch viele andere; manche lernt man leicht, andere jedoch muß man lange an einem Reissack üben, bevor man Menschen damit behandeln kann. Tui-Na-Ärzte weisen eine ungewöhnliche Kombination scheinbar gegensätzlicher Charakterzüge auf. Mit allen Ärzten der chinesischen Medizin verbindet sie die strenge, wissenschaftliche Disziplin der chinesischen Diagnose, aber an Tui Na lockt sie die körperliche Anstrengung.

Die Pflege ihrer Körperkraft wird durch die Perfektion der Ausübung und den Wunsch zu heilen ergänzt.

Alle Muskel- und Gelenkprobleme sprechen gut auf Tui Na an, ebenso innere Leiden, angefangen von Menstruationsbeschwerden bis zu Herzklopfen. Wegen der vielen Gemeinsamkeiten könnte man meinen, die Osteopathie und die Chiropraktik seien aus dieser alten Kunst hervorgegangen. Und auch wenn man nicht alles damit beheben kann, reicht ihr Wirkungsfeld dennoch weit über das vieler anderer Massagetherapien der Welt hinaus und bildet eine zentrale Behandlungsmethode der chinesischen Medizin.

CHINESISCHE MASSAGE FÜR KINDER

Tui Na ist in der chinesischen Medizin die wichtigste Behandlungsmethode für Kinder jeder Altersstufe; wenn Hilfe nötig ist, wird sie Heilkräutern und Akupunktur vorgezogen. Aus medizinischer Sicht unterscheiden sich Kinder aus verschiedenen Gründen von Erwachsenen. Ihre Verdauungsorgane müssen beispielsweise ständig auf Volltouren arbeiten, damit das Kind wächst. Das heißt, daß durch jede auch nur leichte diesbezügliche Überlastung Verdauungsstörungen oder Blockaden entstehen. Darauf wiederum folgen die verschiedensten Symptome: Verstopfung, Durchfall, Schmerzen beim Zahnen, nächtliches Erwachen, Schreikrämpfe, Erbrechen, Bauchschmerzen usw.

Außerdem unterscheiden sich ihre noch nicht voll ausgebildeten Meridiane von denen Erwachsener und weisen überdies eine eigene Reihe von Punkten auf.

Nachfolgend finden Sie eine kurze Behandlungsfolge für Verdauungsstörungen bei Kindern vom Säuglingsalter bis zu vier Jahren. Verdauungsstörungen sind nicht die einzige Ursache für Krankheitssymptome bei Kindern; diese Behandlung wirkt aber bei vielen nervenaufreibenden Gelegenheiten Wunder. Jeder kann Kinder gefahrlos damit behandeln. Wie bei allen Leiden gilt: Bei anhaltenden Symptomen, Verschlechterung oder Bedenken rufen Sie unverzüglich Ihren Arzt.

Kleinkindbehandlung bei Verdauungsstörungen

1 DEN MILZMERIDIAN SCHIEBEN

Halten Sie die Hand des Kindes mit leicht angewinkeltem Daumen mit der einen Hand fest (siehe rechts). Schieben Sie mit der Außenkante des letzten Daumengliedes Ihrer anderen Hand über das letzte Daumenglied des Kindes, immer zur Daumenspitze hin. Tun Sie das rasch hundertmal, um Blockaden in der Milz aufzulösen, und danach hundertmal in die andere Richtung zur Stärkung der Milz. Ihr Daumen bildet einen rechten Winkel zur Bewegungsrichtung.

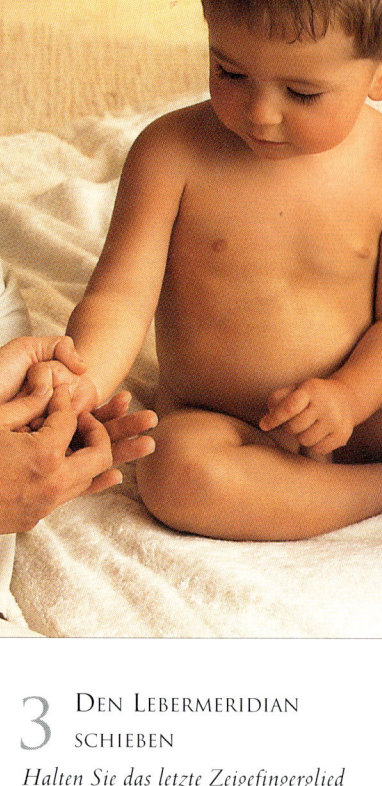

2 DEN MAGENMERIDIAN SCHIEBEN

Die Hand des Kindes immer noch in der gleichen Weise haltend, schieben Sie hundertmal an der Daumeninnenseite nur zur Daumenspitze hin (siehe unten). Das löst Blockaden im Magen auf.

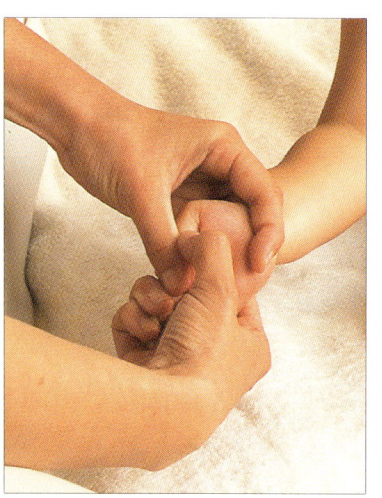

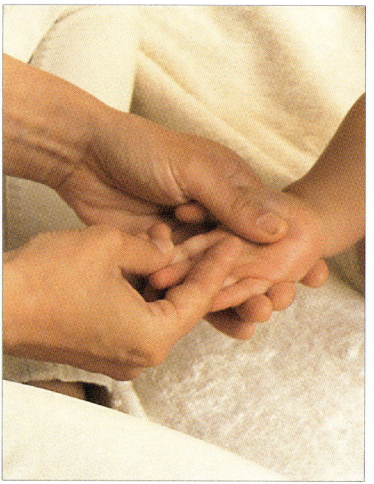

3 DEN LEBERMERIDIAN SCHIEBEN

Halten Sie das letzte Zeigefingerglied des Kindes mit Ihrem Daumen und Zeigefinger fest (siehe links). Wenden Sie wieder – hundertmal – die Schiebetechnik zur Fingerspitze hin an, um den Lebermeridian frei zu machen.

4 DIE FINGERGELENKE KNEI-FEN (ZWICKEN) UND KNETEN

Bei dieser Technik drücken Sie mit dem Daumennagel auf jedes erste Fingergelenk aller fünf Finger und bewegen ihn im Kreis wie bei der Knettechnik. Das tun Sie dreimal, dann dasselbe bei der anderen Hand, um Öffnungen frei zu machen und den Verdauungsfluß wieder in Gang zu bringen.

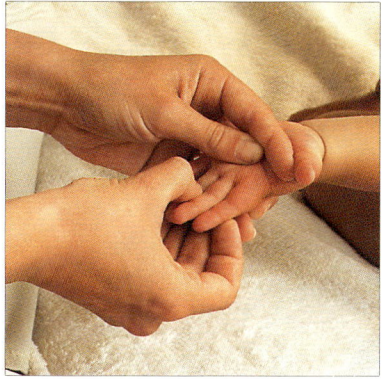

5 DEN BAUCH KREISFÖRMIG REIBEN

Reiben Sie wie bei Erwachsenen kleine Kreise sowohl im Uhrzeiger- als auch im Gegenuhrzeigersinn (und beschreiben Sie beide Male einen großen Kreis im Uhrzeigersinn um den ganzen Bauch) zur Stärkung von Milz und Magen und Auflösung von Blockaden (siehe Abb. Mitte).

6 DEN BLASENPUNKT B20 KNETEN

Geben Sie etwas Talkumpuder auf die Wirbelsäule des Kindes. Legen Sie wie abgebildet Mittel- und Zeigefinger der einen Hand auf die beiden B20-Punkte (an derselben Stelle wie bei Erwachsenen). Drücken Sie – nicht zu stark – nach unten, in Kreisen wie bei der Knettechnik. Das stärkt und befreit die Milz. Zum Abschluß tragen Sie etwas Balsam auf einen der B20-Punkte auf, damit die Behandlung weiterwirkt.

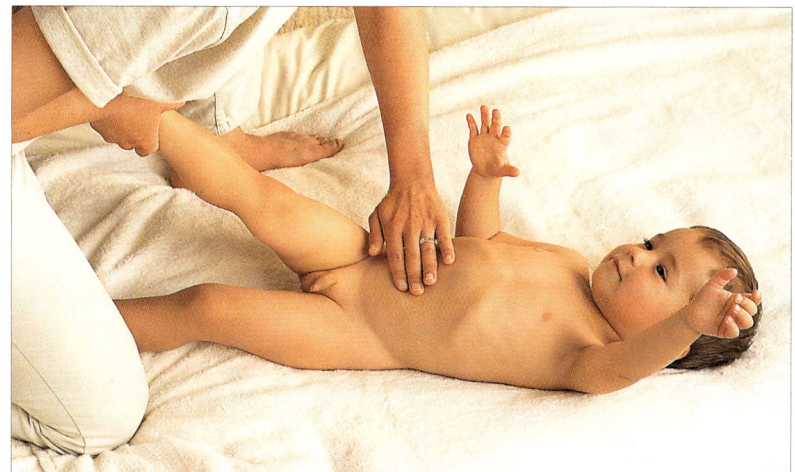

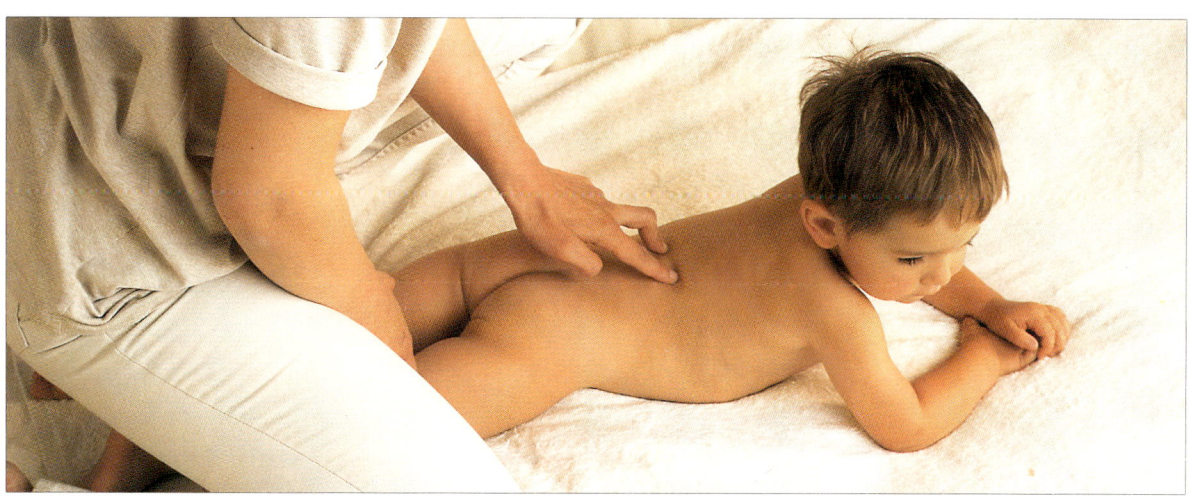

SECHSTES KAPITEL

DIE CHINESISCHE KRÄUTERHEILKUNDE

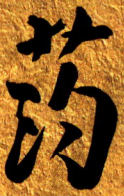

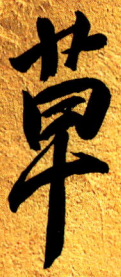

- *Die Verwendung von Heilkräutern*
  in der chinesischen Medizin
- *Energie und Wirkkraft der Heilkräuter*
- *Verabreichung und Wirksamkeit*
- *Heilkräuter zur Eigenbehandlung*
- *Heilkräuter und Rezepturen für zu Hause*

Es gibt zwei Hauptrichtungen in der chinesischen Medizin zur Behandlung energetischer Disharmonien: die Akupunktur und die Heilkräutertherapie. Traditionell wendet man sie dann an, wenn man mit anderen Methoden wie Meditation, Ernährungsumstellung, Bewegung und Massage keine Erfolge erzielt hat. Die in der Regel hochwirksamen, aber ungefährlichen Heilkräuter sind sehr sanft und bringen Körper und Seele wieder ins Gleichgewicht.

DIE WIRKSAMKEIT DER HEILKRÄUTER

In der chinesischen Medizin gehören nicht nur Pflanzen zu den Heil»kräutern«, sondern auch Minerale, Schalen, Tiere oder Insekten *(weitere Ausführungen siehe unten)*. Einem chinesischen Heilkräuterkundigen stehen über 3000 verschiedene Heilpflanzen oder Kräuterdrogen zur Vefügung, wobei die meisten etwa 300 davon für den täglichen Gebrauch vorrätig haben.

Der Schlüssel zum Verständnis der chinesischen Heilkräuteranwendung liegt darin, daß sie nach energetischen Gesichtspunkten verabreicht wird – Qi und Blut. Jedes Heilkraut hat seine eigene Energie, die zur Heilung führt, wenn sie auf die Energie des Kranken abgestimmt wird. Am wichtigsten dabei ist also das Zusammenspiel der Energie des Patienten und des Krautes. Das heißt, daß je nach Individuum verschiedene Mittel verwendet und unterschiedlich verabreicht werden.

Wir wissen inzwischen, daß in der chinesischen Medizin Hitze gekühlt und Kälte gewärmt wird. So werden auch Kräuter zum Energieausgleich verwendet. Daher ist eine genaue Diagnose des Energiehaushalts für die richtige Kräuterbehandlung unabdingbar. Die folgenden Kräuter und Präparate können jedoch völlig gefahrlos für die aufgeführten Beschwerden verwendet werden. Beachten Sie stets die Anleitungen, und halten Sie sich an die angegebenen Dosierungen.

GESCHICHTLICHES

Die Geschichte der Kräuterheilkunde reicht bis zu den Anfängen der chinesischen Medizin zurück. Die ältesten bekannten »Rezepturen für zweiundfünfzig Leiden« *(Wu shi er bing fang)* sind 168 v. Chr. entstanden und verbinden Kräuterarzneien mit schamanistischen Beschwörungen; das weist darauf hin, daß die chinesische Medizin ursprünglich in Überzeugungen wurzelte, die der mittelalterlichen europäischen Alchimie verwandter sind als dem westlichen wissenschaftlichen Denken.

Eine frühe Sammlung solcher Rezepturen, das *Shang-han Lun* (»Über kälteinduzierte Krankheiten«), wurde um 200 n. Chr. von Zhang Zhong-jing veröffentlicht. In dieser umfassenden Zusammenstellung sind über 300 zur

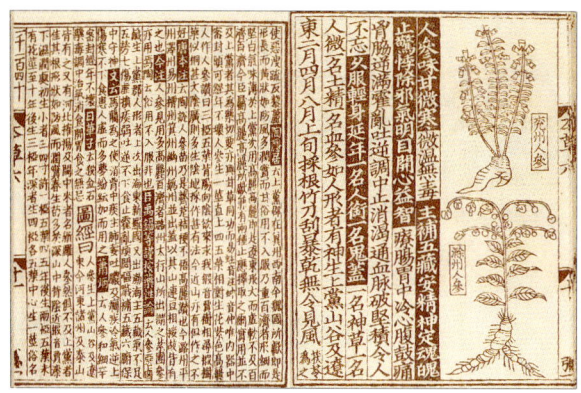

Die Eintragung für Ginseng chinesischen Kräuterbuch Chong-xiu Zen-ghe Ben-cao (1802).

damaligen Zeit verbreitete Rezepte aufgeführt, wovon viele noch heute verwendet werden (*siehe auch S. 11*).

Unter den nachfolgend aufgeführten Rezepturen haben sich die meisten über Jahrhunderte bewährt. So findet sich etwa die wohlbekannte Rezeptur zur Behandlung von Verdauungsstörungen *Bu Zhong Yi Qi Wan (siehe S. 118)* bereits im *Pi-wei Lun:* »Über Milz und Magen« von Li Dong-yuan aus dem Jahre 1249 n. Chr., und das unser Nieren-Yang stärkende *Jin Gui Shen Qi Wan (siehe S. 120)* ist seit mindestens dem 2. Jahrhundert n. Chr. in Gebrauch.

Auch einzelne Heilkräuter werden seit langem verwendet. Fenchelsamen beispielsweise werden erstmals 1061 n. Chr. erwähnt. Diese lange Tradition und jahrhundertealte Erfahrung belegt sowohl die Wirksamkeit als auch gefahrlose Anwendung der chinesischen Kräuterheilkunde.

TIERISCHE BESTANDTEILE

Die Verwendung tierischer Bestandteile wird oft aus ethischen und moralischen Gründen kritisiert. Auch für Vegetarier und Anhänger bestimmter Religionen ist dies umstritten. Ich selbst verwende selten tierische Produkte, und nie, wenn ein Lebewesen deswegen getötet wird.

Es gibt immer Alternativen. Manche tierische Bestandteile wie die abgestreifte Haut der Zikade werden ohne Tötung oder Mißhandlung gewonnen. Diese wird eingesammelt, nachdem das Insekt sie abgelegt hat, und bei Hautkrankheiten gegen starkes Jucken verwendet. In diesem Buch sind *keine* Produkte aufgeführt, die von geschützten Pflanzenarten oder Lebewesen gewonnen werden.

Man tut aber dennoch gut daran, kulturelle Unterschiede in Betracht zu ziehen. Der Vater eines Freundes leidet unter der Parkinson-Krankheit (eine Nervenerkrankung mit Versteifung, Schwäche und Zittern). Ein eben aus

China eingetroffener Arzt untersuchte ihn vor der Behandlung. Als er sich die Symptome des Kranken anhörte, kam dessen Hausschildkröte über den Rasen angekrochen. Der chinesische Arzt schlug vor, die Schildkröte zu kochen und die Suppe daraus zu trinken. Der Patient war über die Vorstellung entsetzt, sein Haustier in den Kochtopf zu geben; und der chinesische Arzt seinerseits war in höchstem Maße darüber erstaunt, daß dieser Vorschlag eine solche Reaktion auslöste...

In jüngster Zeit sind kritische Stimmen zur Verwendung von Zutaten laut geworden, die von aussterbenden Tieren stammen; dazu gehören etwa die Knochen des sibirischen Tigers, die Gallenblase von Bären und Rhinozeroshorn. Leider werden sie in der Tat manchmal, aber nicht ausschließlich, in China gebraucht. Kein verantwortungsbewußter Mediziner würde sie verschreiben, zumal es immer einen Ersatz dafür gibt.

ENERGIE UND WIRKKRAFT DER HEILKRÄUTER

Die energetische Wirkkraft und die wichtigsten Eigenschaften sowohl von Heilkräutern als auch Nahrungsmitteln wurden von erfahrenen Ärzten der chinesischen Medizin schon vor vielen Jahrhunderten nach eingehender Beobachtung aufgezeichnet. Die taoistischen und buddhistischen Ärzte beobachteten in der Meditation und beim Qi Gong die Wirkung jeweils einer einzelnen Substanz und legten deren energetische Eigenschaften auf diese Weise fest. Mit der Zeit sammelten die Chinesen mit dieser methodischen Untersuchung Erfahrungen sowohl über Pflanzen und Pflanzenteile – Blätter, Samen, Blüten, Wurzeln, Zweige und Rinde – als auch über Mineralien, Schalen und andere Bestandteile aus der Tierwelt.

Dabei gilt es, dreierlei zu beachten. Erstens die Energiequalität des Krautes: Wärmt es oder kühlt es? Zweitens die Energierichtung: Ist sie auf- oder absteigend? Und drittens: In welches Organ oder welchen Körperteil fließt sie? Diese Fragen zeigen, welch zentraler Platz dem Qi und den spezifischen Eigenschaften zukommt, die es in jedem Heilkraut einnimmt. Die westliche Wissenschaft bestimmt die *chemische* Zusammensetzung der Pflanze und hält fest, welche Vitamine und Minerale sie enthält. Das sind zwar nützliche Informationen, aber der Kern der chinesischen Medizin ist das Qi. Dieses wird behandelt, und gleichzeitig wird damit therapiert; die Kräuterheilkunde macht hier keine Ausnahme. In der nachfolgenden Aufstellung sind einige allgemein verwendeten Heilkräuter mit ihren energetischen Eigenschaften aufgeführt; Sie ersehen daraus, wie sehr sich Energie und Wirkkraft verschiedener Kräuter unterscheiden (man sollte sie nie allein einnehmen, da sie immer nur in Rezepturen verwendet werden).

HÄUFIG VERWENDETE HEILKRÄUTER

Bezeichnung	Energie	Geschmack	Wirkung auf Organ	Energetische Wirkung	Verwendung
Präparierte Dihuangwurzel	Warm	Süß	Leber, Nieren, Herz	Nährt Blut und Yin (Wasser)	Blässe, Müdigkeit und Benommenheit, Nachtschweiß, Kreuzschmerzen
Kiefernschwamm	Neutral	Süß, mild	Herz, Milz, Lunge	Wassertreibend, stärkt die Milz, beruhigt das Gemüt	Ödeme, trüber Urin
Speichelkraut	Warm	Bitter, süß	Milz, Magen	Stärkt die Milz, trocknet Feuchtigkeit	Müdigkeit, Durchfall, Erbrechen
Weißdornbeeren	Warm	Sauer, süß	Magen, Leber	Lösen stagnierenden Speisebrei auf, kräftigen das Blut	Magenschmerzen
Enzian	Kalt	Bitter	Leber, Gallenblase, Magen	Beseitigt Hitze, trocknet Feuchtigkeit auf	Gelbsucht, Scheidenfluß, Ausschlag, Kopfschmerzen, Fieber, gerötete Augen

Zwischen dem jeweiligen Pflanzenteil und seiner Verwendung besteht ein interessanter Zusammenhang. Äußere Pflanzenteile (Zweige und Blätter) wirken auf äußere Körperteile. Der Zimtbaumzweig etwa wird zur Behandlung von Kälte und Wind in den äußeren Körperschichten – bei Erkältungen und Grippe – herangezogen. Mit tief in der Erde vergrabenen Wurzeln und Knollen behandelt man gewöhnlich im Körperinneren liegende Organe. Minerale und Schalen beruhigen das Gemüt. Ihre Schwere verhindert das Aufwärtsschweben der Seele und damit einhergehende Ängste, exzessives Träumen oder Schlafstörungen.

Außerdem werden manchmal Kräuter, die wie ein bestimmtes Körperorgan aussehen, auch dafür verwendet. So wird die wie das Gehirn aussehende Walnuß zur Behandlung des Nieren-Qi eingesetzt, das den Grundsätzen der chinesischen Medizin zufolge im direkten Zusammenhang mit der Stärkung und Versorgung des Gehirns und seiner Funktionen steht. Bei uns sind solche Gedankengänge Kräuterkundigen als »Signaturenlehre« vertraut.

EINZELNE KRÄUTER UND REZEPTUREN

Die chinesische Behandlung mit Kräutermischungen ist einzigartig, aber unter bestimmten Umständen kann auch ein einzelnes angezeigt sein. In diesem Kapitel werden einige nützliche einzelne Kräuter aufgeführt (siehe S. 114 bis 117), die man gefahrlos den angegebenen Anweisungen entsprechend für den Hausgebrauch anwenden kann (beachten Sie stets die jeweiligen Vorsichtsmaßnahmen). Häufiger werden Mixturen verschiedener Kräuter verabreicht. Eine ausgewogene Kräuterzusammensetzung erlaubt eine bessere Feinabstimmung auf die Energie des Patienten. Rezepturen sind komplizierte Kräutermischungen, die in Verbindung miteinander eine spezifische Wirkung hervorrufen.

Mehrere gemischte Kräuter wirken stärker als ein einzelnes Kraut, weil die Bestandteile einander ergänzen. Aber Mischungen sind auch sicherer, weil kein Einzelkraut mit einer besonders starken Energie oder Wirkung uneingeschränkt verabreicht wird.

Obwohl Kräutermischungen die Grundlage der Kräuterheilkunde ausmachen, werden sie häufig für den jeweiligen Patienten abgeändert. Man verabreicht sie in verschiedenen Dosierun-

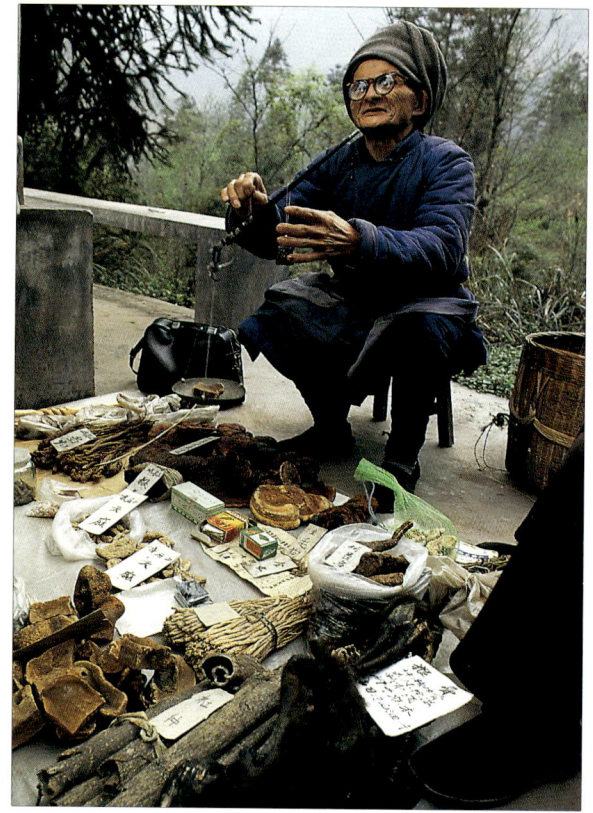

In China werden zusätzlich zu Hunderten von Kräutern und Rezepturen aus Kräuterapotheken auch unzählige auf der Straße verkauft.

ABWANDLUNG VON REZEPTUREN

Chinesische Rezepturen lassen sich leicht auf die individuellen Bedürfnisse abstimmen. In der folgenden Abbildung werden verschiedene Kräuter zur Behandlung unterschiedlicher Symptome zu einer Grundrezeptur hinzugefügt.

LIU WEI DI HUANG WAN
Zur Behandlung von Nieren-Yin-Schwäche (Wasser)

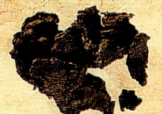 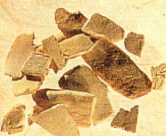 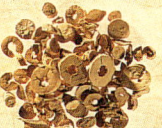 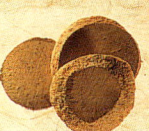 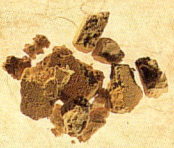 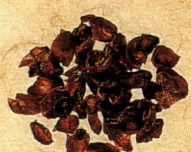

Dihuang-wurzel   Yamswurzel   Pfingstrosen-wurzelrinde   Froschlöffel   Kiefern-schwamm   Hartriegel-frucht

QI JU DI HUANG WAN
(Liu Wei Di Huang Wan mit Zusätzen)
Gegen rote oder schmerzende Augen

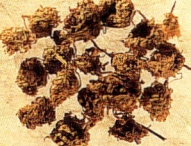 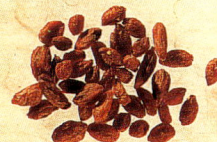

Chrysanthemen-blüte   Bocksdorn-früchte

JIN GUI SHEN QI WAN
(Liu Wei Di Huang Wan mit Zusätzen)
Zur Stärkung des Nieren-Yang

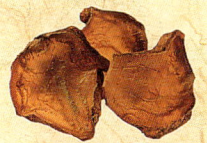 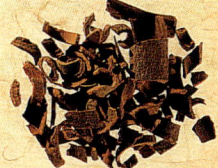

Präparierter Eisenhut   Zimtbaumrinde

(Jin Gui Shen Qi Wan mit Zusätzen)
Zur Stärkung der Knie

(Jin Gui Shen Qi Wan mit Zusätzen)
Zur Stärkung des Rückens und Linderung von Lendenschmerzen

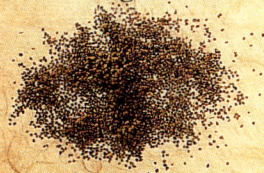

Feldseidensamen

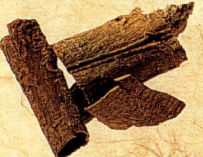 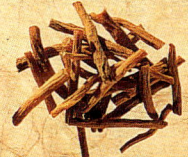

Cortex Eucommiae   Ochsenkniewurzel

gen, fügt Kräuter hinzu oder läßt welche weg, ganz dem Einzelfall entsprechend. *Liu Wei Di Huang Wan* beispielsweise ist eine verbreitete Rezeptur zur Behandlung von Nieren-Yin-Schwäche (Wasser). Sind die Augen zugleich gerötet oder schmerzen sie, werden Chrysanthemenblüten und Bocksdornfrüchte beigefügt, und nun heißt die Rezeptur *Qi Ju Di Huang Wan* (siehe S. 122). Soll das Nieren-Yang behandelt werden, fügt man präparierten Eisenhut und Zimtbaumrinde der Rezeptur *Liu Wei Di Huang Wan* bei, die nun *Jin Gui Shen Qi Wan* heißt (siehe S. 120). Wird dieser wiederum Feldseidensamen beigefügt, kräftigt sie die Knie, während die Beigabe von Cortex Eucommiae mit Ochsenkniewurzel den Rücken stärkt und Lendenschmerzen lindert (siehe Abb. auf S. 107).

Durch eine bestimmte Behandlung wird man die Wirkung des einzelnen Krautes ebenfalls verändern. Röstet man es, bis es schwarz ist, wirkt es stärker auf das Blut. Kräuter mit Honig zu rösten ist bei Verdauungsschwäche angezeigt, da der süße Geschmack die Milz stärkt. Rösten in Salzwasser verlagert die Wirkung auf die Nieren.

Dieses Beispiel zeigt deutlich auf, welch weiter Spielraum sich einem Fachkundigen der Kräuterarzneien zur maßgeschneiderten Behandlung von Disharmonien bietet, und zudem, wie individuell verschieden die Behandlung ausfallen kann.

ANWENDUNG UND WIRKSAMKEIT

Mehrere Jahre lang habe ich meine Patienten nur mit Akupunktur behandelt, und viele von ihnen sprechen auch sehr gut darauf an. Seit ich mich jedoch in Kräuterheilkunde ausgebildet habe, kann ich schwerere Krankheiten mit den stark und dennoch sanft wirkenden Kräutern sowohl schneller als auch wirksamer behandeln, da sie

Qi und Blut sehr effektiv unterstützen. Grundsätzlich stellen sie eine deutliche Optimierung der Ernährung dar und sind außerordentlich kräftigend.

In China werden je nach Fall Akupunktur und Kräuterbehandlung kombiniert. Im Westen hat sich die Akupunktur zuerst verbreitet, die chinesische Kräuterheilkunde aber fand bei uns erst verhältnismäßig spät Beachtung. Doch lassen sich immer mehr Interessierte in Kräuterheilkunde ausbilden, und deshalb ist es auch zunehmend leichter, sich damit therapieren zu lassen.

Zur Zeit wird die Wirksamkeit der Kräuterheilkunde in China eingehend erforscht. Man behandelt damit eine große Bandbreite von Leiden, die von der gewöhnlichen Erkältung bis hin zum Krebs und von alltäglichen Ängsten bis zur Schizophrenie reichen. Die traditionelle chinesische Medizin lindert anerkanntermaßen über fünfzig spezifische Leiden einschließlich akuter Infektionen und chronischer Degenerationskrankheiten.

Ich habe miterlebt, wie Menschen mit jahrelangen Beschwerden sehr geholfen werden konnte. Vor einiger Zeit habe ich eine Frau mit einem Ausschlag an den Füßen behandelt, der ihr über zehn Jahre lang erhebliche Gehbeschwerden verursacht hatte. Drei Wochen später und nach fünf Tüten zu Tee verkochten Kräutern kam sie mit neuen Schuhen wieder zur Untersuchung. Ähnlich stellte eine Frau, die schon lange an Asthma litt und in meine Klinik gekommen war, nach nur einem Monat Kräuterbehandlung fest, daß Husten, Schleimabsonderungen und Keuchen auf Nimmerwiedersehen vergangen waren.

Selbstverständlich reagieren nicht alle gleich auf Kräuter; bei manchen dauert es Wochen, bis sich eine Besserung abzeichnet. Die Beispiele zeigen jedoch die Wirksamkeit der chinesischen

Medizin auf. In meiner Praxis jedenfalls nützt sie den meisten, und bei vielen kann man eine unglaubliche Besserung feststellen.

VORSICHTSMASSNAHMEN UND KONTRAINDIKATIONEN

Wie mit der Akupunktur, so sollte man auch mit Kräutern sorgfältig umgehen. Diese beiden Heilmethoden wirken am stärksten von allen acht innerhalb der chinesischen Medizin, und sie können potentiell auch schädlich sein. Es hat schon Extremfälle gegeben, in denen eine falsche Akupunktur- oder Kräuterbehandlung zum Tod führte. Doch schon ihr langes Bestehen ist gewissermaßen ein Garant und eine Beruhigung, daß sie im allgemeinen gefahrlos sind.

Alle hier aufgeführten Kräuter und Rezepturen wirken sanft und werden nur in kleinen Mengen verabreicht. Bei jedem sind die jeweiligen Beschwerden und Symptome aufgeführt, bei denen sie angewendet werden. Wenn Sie

diese beachten und die »Reaktionen auf Behandlungen« auf S. 153 f. *(sowie das im Kasten auf S. 112 Gesagte)* beherzigen, können Sie die Kräuter ganz beruhigt einnehmen.

In der westlichen Welt macht man sich viele Gedanken über die Giftigkeit bestimmter Pflanzen und Präparate. Es stimmt, daß einige darunter für sich allein sehr potent sind, und deswegen werden sie nie allein, sondern stets in einer ausgewogenen Mischung verabreicht. Manche Kräuter werden auch durch eine besondere Zubereitung wie Einlegen in Ingwersaft entgiftet.

Schwerere Krankheiten werden am besten durch Fachärzte behandelt; ihr kompetenter Umgang mit Heilkräutern verringert mögliche unliebsame Folgeerscheinungen auf ein Minimum.

In bestimmten Fällen sind manche Kräuter und -behandlungen kontraindiziert oder nur unter Beachtung besonderer Vorsichtsmaßnahmen anzuwenden. Auch darauf wird jeweils ausdrücklich hingewiesen.

ANWENDUNG

Es gibt verschiedene Methoden zur Einnahme von Heilkräutern, die sich von Land zu Land und von Arzt zu Arzt unterscheiden. Die üblichsten Anwendungsmöglichkeiten werden nachfolgend aufgeführt.

TEES

Kräutermischungen werden von vielen Menschen am liebsten als Tee eingenommen. Dazu kocht man die getrockneten Heilkräuter in Wasser oder in einer Mischung aus Wasser und Wein bis zu dreißig Minuten lang und trinkt den Absud schluckweise. Manche Kräuter können auch später hinzugefügt und nur kurz aufgekocht werden.

Diese Dekokte sind am wirksamsten: Man nimmt sie rasch auf und spürt die positiven Folgen manchmal direkt danach. Sie sind auch leicht je nach Bedarf abänderbar.

Chinesische Kräuter haben ein starkes Qi, was für dasjenige des Patienten, besonders das Magen-Qi, problematisch sein kann. Kurzfristig stellen sich manchmal eine Abneigung gegen den Geschmack oder Übelkeit ein. Bei meinen Patienten hat der anfängliche Widerwille gewöhnlich nicht lange angehalten. Kräuterbehandlungen sind wir nicht gewohnt; der Magen reagiert manchmal zu Beginn, oder der Geschmack behagt uns nicht.

Mit fortschreitender Behandlung jedoch

ändert sich dies; die Kräuter kommen einem schmackhafter vor. Manche haben gar keine Probleme damit – die Reaktionen sind hier sehr verschieden. Wenn Ihnen der Geschmack hingegen ständig Schwierigkeiten bereitet, sind Pillen oder Kapseln für Sie sicher besser geeignet.

PULVER

Pulver sind feingemahlene Kräuter. Man trägt sie bei manchen Hautleiden auf die Haut auf, bläst sie in Nase oder Hals, wenn man eine lokale Wirkung erzielen will, oder im Koma in die Nase. Man kann sie auch mit Wasser wie einen Absud kochen oder sie wie einen gewöhnlichen Tee ziehen lassen. Sie sind praktisch in der Anwendung, meistens preiswerter und länger haltbar. Wie bei den Dekokten bereitet auch hier der Geschmack manchmal Probleme.

PILLEN

Pillen werden aus Pulver und etwas Flüssigkeit wie Honig, Wasser, Reis- oder Weizenmehlpaste oder Stärke geformt. Sie werden langsamer und über einen längeren Zeitraum vom Körper absorbiert, sind leicht aufzubewahren und mitzunehmen und meistens ebenfalls preiswerter als das trockene Kraut. Gewöhnlich werden sie als Tonikum bei chronischen Leiden oder in Akutfällen verwendet. Außerdem stellt man Pillen auch manchmal aus stark duftenden Kräutern her, die nicht gekocht werden können.

PFLANZENEXTRAKTE

Diese stellt man her, indem man die Kräuter mit Wasser oder Pflanzenöl köcheln läßt, bis sie eine klebrige, sirupartige Konsistenz aufweisen. Dann nimmt man sie ein oder trägt sie auf.

REZEPTUREN

Rezepturen gibt es als Pillen, Granulat, Tinktur, Öl, Einreibemittel und Heilpflaster.

Pillen

Pillen werden in China überwiegend, wie oben beschrieben wurde, hergestellt, und auch dort sind sie zur einfachen Kräuterbehandlung weit verbreitet.

Die üblichen Grundrezepturen gibt es in dieser Form in Kräuterläden zu kaufen, oder sie

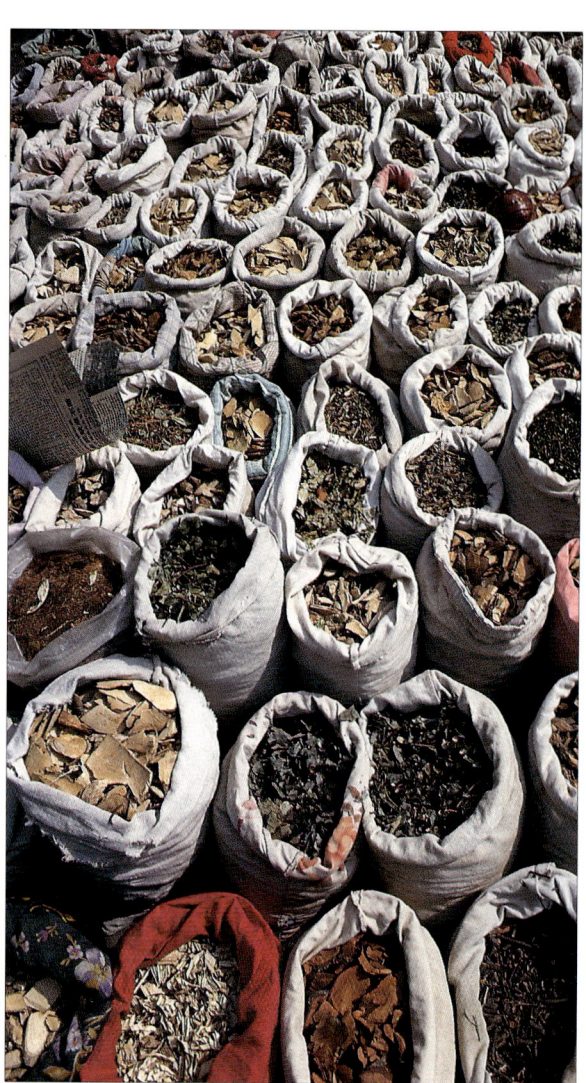

Die wichtige Rolle der Kräutermedizin in China wird schon nur durch die unglaubliche Vielfalt der dort erhältlichen Kräuter belegt.

werden eigens verschrieben und gefertigt. Es gibt Firmen im Westen, die solche Rezepturen mit aus China eingeführten Kräutern herstellen. Mit zunehmender Erfahrung können sie nach und nach für westliche Patienten geringfügig abgeändert werden. Die Grundrezepturen wirken gut, und viele Kräuterheilkundige verwenden die Pillenform sehr gerne.

Vor einigen Jahren waren manche Kräuterpräparate aus China umstritten, als man feststellte, daß ein Erkältungsmittel Koffein und Paracetamol und einige Gesichtscremen gegen eine Hautkrankheit Kortikosteroide enthielten. Diese westlichen Inhaltsstoffe waren auf dem Etikett nicht aufgeführt. Es ist daher äußerst wichtig, das Gewünschte bei einem zuverlässigen Kräuterlieferanten zu beziehen (*siehe S. 157*).

Granulate

Dazu werden große Mengen Kräuter abgekocht, die Flüssigkeit wird abgeseiht und aus dem Rückstand mit einem Stärkemittel zu einem Teig vermengt, in Streifen geformt, danach zu Pulver zerstoßen oder geschnitten und zu Granulat verarbeitet. Manchmal steht »gefriergetrocknet« auf dem Etikett, obwohl das nicht

zutrifft. Da die Herstellungsbestimmungen in Japan sehr streng sind, können Sie davon ausgehen, daß das Produkt die auf der Verpackung angegebenen Zutaten enthält. Nur weichen die Dosierungen der einzelnen Kräuter manchmal von überlieferten Rezepturen ab.

Tinkturen

In China gibt es seit Jahrtausenden Tinkturen nach festgelegten Rezepten. Zu ihrer Herstellung werden die Kräuter in Alkohol eingelegt; in China verwendet man sie hauptsächlich bei Arthritiserkrankungen und gelegentlich als Tonikum.

Öle und Einreibemittel

Hier werden Kräuterheilmittel zu einer Flüssigkeit auf Ölbasis verarbeitet, um sie – speziell bei Sportverletzungen oder Wunden – direkt einreiben zu können.

Heilpflaster

Die Kräutermischung wird in der Regel auf Mull oder Gaze aufgetragen und auf die Haut appliziert. Sie werden hauptsächlich bei Verstauchungen und Prellungen eingesetzt.

DIE EIGENBEHANDLUNG

Es gibt zwei Möglichkeiten, wie Sie sich mit chinesischen Kräutern selbst helfen können. Einmal kann man bestimmte Kräuter bei kleineren Beschwerden oder regelmäßig um ihrer gesundheitsfördernden Eigenschaften willen für sich einnehmen. Dann gibt es Rezepturen, die bei bestimmten Anzeichen das energetische Gleichgewicht wiederherstellen. Im siebenten Kapitel wird unter den jeweiligen Beschwerden darauf verwiesen.

Nachfolgend werden die deutschen sowie die chinesischen Bezeichnungen der Kräuter in der

Pin-yin-Umschrift aufgeführt. In einer Kräuterapotheke sind diese notwendig, weil nach den chinesischen Bezeichnungen bestellt wird. In der chinesischen Kräuterheilkunde wendet man beispielsweise zwei Bestandteile des chinesischen Engelwurz mit verschiedenen Wirkungen für unterschiedliche Symptome an. Nachfolgend wird das blutstärkende *Dang Gui* aufgeführt. *Dang Gui Wei* hingegen regt den Blutfluß an, hat also eine andere Wirkung. Alle Rezepturen sind unter ihren chinesischen Bezeichnungen bekannt.

DIE WICHTIGSTEN KRÄUTER FÜR DIE »HAUSAPOTHEKE«

Manche Kräuter sind leicht zu bekommen, weil sie auch bei uns wachsen, etwa Salbei, oder weil sie wie die frische Ingwerwurzel überall zu finden sind. Weniger alltägliche chinesische Kräuter bekommt man bei guten Kräuterlieferanten (*siehe S. 157*). Wenn Sie eine Kräuterapotheke nicht kennen, ist Vorsicht geboten. Sie lassen sich besser von einem erfahrenen Kräuterheilkundigen beraten; oft wird Ihnen ein empfohlenes Kraut unbekannt sein, so daß Sie seine Qualität nicht abschätzen können.

Aber gerade bei Kräutermischungen ist es für den Heilerfolg überaus wichtig, daß sie qualitativ gut sind und nichts anderes als das Angebotene enthalten. Leider kommt es manchmal vor, daß Lieferanten diesen Anforderungen nicht entsprechen. Die im Anhang aufgeführten Versandadressen sind jedoch vertrauenswürdig (*siehe S. 157*).

Sie können sich eine kleine Kräuterapotheke zu Hause einrichten und einzelne Kräuter für den Notfall besorgen, oder Sie wählen Rezepturen für allgemeine Beschwerden aus.

Was Sie zu Hause haben sollten

Welche Heilkräuter oder Rezepturen Sie gerne griffbereit haben, hängt von Ihrer indivduellen Situation ab. Wenn Sie beispielsweise in einem feuchten Klima wohnen, wo Gelenkprobleme und Husten häufig vorkommen, wird Ihre Wahl auf die entsprechenden Rezepturen fallen. Sind Sie jung und im allgemeinen gesund, brauchen Sie wahrscheinlich eher ein Einreibeöl für Sportverletzungen und etwas für akute Erkältungen.

Für Frauen sind die Heilmittel zur Linderung von Menstruationsbeschwerden hilfreich. Suchen Sie sich auf den nächsten Seiten aus, was Sie anspricht. Bewahren Sie die Mittel an einem kühlen, dunklen Ort auf, zu dem Kinder keinen Zugang haben.

WIE NEHMEN SIE DIE EIGENBEHANDLUNG VOR?

Kräuter sind im allgemeinen ungefährlich; wenn man aber die falschen verwendet, können sie eine gegenteilige Wirkung erzielen. Falls Sie beispielsweise bei einem Übermaß an Hitze im Körper wärmende Kräuter einnehmen, wird Ihnen wahrscheinlich nur noch heißer, und zusätzlich können Verstopfung, Erregtheit, Schlaflosigkeit und Unruhe auftreten. Umge-

---

EMPFEHLUNGEN FÜR DEN GEBRAUCH

Tun Sie:

• *Halten Sie sich an die angegebenen Dosierungen, die für Erwachsene gelten, wenn nichts anderes vermerkt ist. Bei verschiedenen Dosierungen beginnen Sie mit der niedrigsten und erhöhen sie, wenn die Wirkung ausbleibt. In der Regel sollten Sie jedoch einen Arzt aufsuchen, bevor Sie Kinder behandeln.*

• *Achten Sie auf die angegebenen Vorsichtsmaßnahmen.*

• *Kochen Sie die Kräuter in einem Glas-, rostfreien Stahl- oder Tontopf ab. Vermeiden Sie Aluminiumtöpfe.*

• *Sie können Kräuterabkochungen bis zu einer Woche in einem geschlossenen Gefäß im Eisschrank aufbewahren. Wenn sie warm einzunehmen sind, wärmen Sie sie entweder in einem Topf auf oder fügen heißes Wasser hinzu.*

Lassen Sie:

• *Kräuter sollten nicht über längere Zeit (mehrere Monate lang) eingenommen werden. Wenn das Leiden beim Absetzen der Kräuter wiederkehrt, behandeln Sie es entweder nicht richtig oder gehen nicht genügend in die Tiefe; wenden Sie sich also an einen Facharzt.*

• *Bei negativen Folgen setzen Sie die Kräuter besser ab.*

• *Wenn Sie nicht sicher sind, daß die aufgeführten Kräuter zu Ihrem Leiden passen, nehmen Sie sie besser nicht ein.*

---

kehrt sind möglicherweise Müdigkeit, ein Kältegefühl, Durchfall und Wasserretention die Folge, wenn Sie bereits zur Kälte neigen und kühlende Kräuter verwenden. Dasselbe ist manchmal der Fall, wenn Sie Kaltes und Rohkost essen.

Mit Kräutern können Sie sich völlig gefahrlos bei vielen Beschwerden selbst behandeln, wenn Sie sicher sind, daß sie auf das jeweilige Leiden zutreffen und Sie die Hinweise im Kasten beachten. (Die bei den Rezepten verwendeten Maße und Gewichte finden Sie unten rechts.)

EINZELNE KRÄUTER

Wie gesagt, verwendet man Kräuter in der chinesischen Medizin gewöhnlich nicht einzeln. In bestimmten Fällen sind sie jedoch auch allein angewandt sehr nützlich. Ich habe eine kleine Auswahl davon zusammengestellt, von denen einige auch bei uns zu finden sind, weil sie in der europäischen Kräuterheilkunde bekannt waren.

Achten Sie bei der Anwendung jedes Krauts auf Dosierung und Vorsichtsmaßnahmen und ebenso auf die Hinweise im obigen Kasten (*lesen Sie dazu auch den Abschnitt »Reaktionen auf Behandlungen« auf S. 153 f.*).

REZEPTUREN

Rezepturen sind in Jahrhunderten bewährte Standardkräutermixturen. Archäologischen Funden zufolge wurden einige davon bereits im 4. Jahrhundert v. Chr. verwendet und stammen gewöhnlich aus China. Inzwischen haben einige westliche Kräuterfirmen Erfahrungen aus Behandlungen im hiesigen Klima gesammelt und die chinesischen Originalrezepturen entsprechend abgewandelt. Überdies gibt es immer mehr davon, und Sie können sie beispielsweise über die auf S. 157 genannten Firmen beziehen.

Nachfolgend habe ich (*S. 118 ff.*) einige chinesische Rezepturen nach der Pin-yin-Umschrift aufgeführt, die Sie in entsprechenden Kräuterapotheken oder bei einem -versand bestellen können. Keine von diesen Zusammenstellungen enthält tierische Bestandteile, aber viele Kräuter aus China, die Ihnen wahrscheinlich noch nicht vertraut sind.

Bei den Pillen ist die Dosierung meistens ungleich höher als bei westlichen Medikamenten. Erschrecken Sie nicht – es liegt nur an der Milde der Kräuterrezepturen. Nehmen Sie die Pillen aber stets mit warmem Wasser ein.

Wenn es bei entsprechenden Rezeptur nicht ausdrücklich empfohlen wird, sollten Kinder und Schwangere vorzugsweise nicht behandelt werden, ohne sich zuvor von einem Arzt der chinesischen Medizin beraten zu lassen. Denken Sie an die im Kasten auf der gegenüberliegenden Seite angegebenen »Empfehlungen« sowie die möglichen Reaktionen, und beachten Sie die jeweiligen Dosierungen und Vorsichtsmaßnahmen genau.

MASSE UND GEWICHTE

In den Aufstellungen auf den folgenden Seiten werden bestimmte Maße werwendet. Hier finden Sie die entsprechenden Gewichte:

- *1 Teelöffel = 5 ml*
- *3 Teelöffel = 1 Eßlöffel = 15 ml*
- *1 Tasse = 1/4 Liter*
- *g = Gramm*

KRAUT	Energie	Energetische Wirkung	Organe	
Amomusfrucht (Kardamom) (*Sha Ren*)	Warm, würzig (pikant), aromatisch	Bewegt das Qi, stärkt den Magen, wandelt Feuchtigkeit um und unterbindet das Erbrechen	Milz, Magen	
Chinesische Engelwurz (*Dang Gui*)	Warm	Nährt das Blut, befeuchtet den Darm	Herz, Leber	
Chrysanthemenblüte (*Ju Hua*)	Kühl	Zerstreut Wind, beseitigt Hitze und macht die Augen klar	Lunge, Leber	
Fenchelsamen (*Xiao Hui Xiang*)	Warm	Wärmt den Magen, bringt das Leber-Qi in Bewegung	Magen, Leber	
Gewürznelken (*Ding Xiang*)	Warm	Wärmen den Magen	Magen, Milz, Nieren	
Ginsengwurzel (*Ren Shen*)	*Ginseng wirkt stark und wird gewöhnlich in Rezepturen verwendet, nützt aber auch allein. Es gibt drei Arten: chinesischen, koreanischen und amerikanischen mit unterschiedlichen energetischen Eigenschaften. Der hier verwendete chinesische wirkt überwiegend auf Lunge und Herz ein und wird zur Stärkung des Qi verwendet. Häufig wird statt dessen die preisgünstigere, aber ähnlich wirkende Windenglockenwurzel (Dang Shen) eingesetzt.*			
	Warm	Stärkt das Qi, kommt dem Yin zugute, erzeugt Körpersäfte und beruhigt das Gemüt	Milz, Lunge	
Frischer Ingwer (*Sheng Jiang*)	*Verwenden Sie nur die frische Wurzel. Getrockneter Ingwer ist energetisch viel heißer und in ganz anderen Fällen angezeigt. In Naturkostläden gibt es manchmal nur getrockneten Ingwer.*			
	Warm	Wärmt den Magen und zerstreut Kälte	Lunge, Magen	

Anwendung	Zubereitung	Vorsichtsmaßnahmen
Übelkeit, Erbrechen, Durchfall und Unterleibsschmerzen	Für einen Tee gießen Sie kochendes Wasser auf sechs gemahlene Kardamomschoten und lassen ihn etwas abkühlen, bevor Sie ihn trinken.	Nicht bei Nachtschweiß oder anderen Hitzeanzeichen wie Aphthen im Mund, brennenden Schmerzen oder Hitzegefühle im Leib verwenden.
Anämie, Blässe mit Müdigkeit, Herzklopfen, Mückensehen und Schlaflosigkeit	Suppen beigegeben, nährt sie das Blut (siehe Rezept S. 60).	Nicht bei Neigung zu Durchfall, Appetit-losigkeit, Verdauungsstörungen oder Nachtschweiß anwenden.
Schmerzende, gerötete und trockene Augen	Kochen Sie sechs Blüten 2 Minuten lang in einer Tasse Wasser. Abseihen und abkühlen lassen. Baden Sie die Augen in der abgekühlten Flüssigkeit, oder tupfen Sie sie mit einem feuchten Tuch ab. Sie können auch 1 Tasse heißes Wasser auf 1 Teelöffel getrocknetes Kraut (entspricht 2 Teelöffeln frischer Chrysanthe-menblüten) geben, 5 Minuten ziehen lassen, abseihen und die Augen damit baden.	Wenn die Beschwerden nach einigen Tagen nicht aufhören, sollten Sie zum Arzt gehen.
Übelkeit, Erbrechen und Kopf-schmerzen infolge Magen-Kälte, Unterleibsschmerzen wegen Kälte, Verdauungsstörungen und Menstruations-beschwerden. Regt beim Stillen den Milchfluß an	Für einen Tee verwenden Sie 1 Teelöffel Samen (oder 5 bis 8 cm kleingeschnittenen Fenchelstrunk), geben sie in eine Tasse und fügen kochendes Wasser hinzu. Warm getrunken, hilft er bei Ver-dauungsstörungen. Bei Unterleibsschmerzen mit Kälteempfinden, Schmerzen vor oder zu Beginn der Periode fügen Sie Zimtbaum-rinde wie oben hinzu. Für den Milchfluß sieden Sie 1 Teelöffel Samen in Gerstenwasser und trinken es warm.	Nicht bei Nachtschweiß oder anderen Hitzeanzeichen wie Aphthen, brennenden Schmerzen oder Hitzeempfindung im Leib verwenden.
Übelkeit, Erbrechen infolge Magen-Kälte, Schluckauf bedingt durch Schwäche des Magen-Qi, Impotenz, Blähun-gen und Scheidenfluß wegen Nieren-Yang-Schwäche.	Fügen Sie 4 Gewürznelken bei, wenn Sie Gemüse schnell anbraten, und außerdem Kardamom und Ingwer, um den Magen zu wärmen. Oder verwenden Sie sie in gebackenem oder geschmortem Obst, entweder vorher gemahlen oder ganz, und entfernen Sie vor dem Essen. Für einen Tee nehmen Sie 2 bis 4 g Nelken und ein 1 cm großes Stück frische Ingwerwurzel auf 2 Tassen Wasser, die Sie bis auf 1 Tasse einköcheln lassen. Trinken Sie täglich eine halbe Tasse gegen Übelkeit und Erbrechen. Gegen Blähungen gießen Sie 1 Tasse heißes Wasser auf 5 bis 6 Nelken, lassen das Ganze 5 Minuten ziehen und trinken es warm.	Achtung: nicht bei Nachtschweiß oder anderen Hitzeanzeichen wie Aphthen, brennenden Schmerzen oder Hitze-empfindung im Leib verwenden.
Appetitlosigkeit, Müdigkeit, Durchfall, starke Schweißabson-derung, Impotenz und häufiges Wasserlassen	Fügen Sie 2 Tassen Wasser zu 5 g Ginseng, und lassen Sie sie auf 1 Tasse einkochen. Trinken Sie den Tee in drei Portionen warm über den Tag verteilt.	Nicht bei hohem Blutdruck, Nachtschweiß oder anderen Anzeichen für Hitze wie Aphthen, brennenden Schmerzen oder Hitzegefühlen einnehmen. Über längere oder zur falschen Zeit verwendet, können Hitze im Brustkorb, Nachtschweiß, Ängs-te und Herzklopfen auftreten.
Übelkeit, Erbrechen, Verdau-ungsstörungen und Kopf-schmerzen nach kaltem Essen, Husten, Erkältung und bei Anzeichen wie nach einem Auf-enthalt in Kälte und Feuchtig-keit	Für einen Tee schaben Sie ein 1 cm langes Stück frische Ingwerwur-zel in eine Tasse, geben kochendes Wasser hinzu und lassen dies 5 Minuten ziehen. Trinken Sie ihn warm mit 1 Teelöffel Honig. Bei Erkältungen oder nachdem Sie in der Kälte waren, kommen ein Spritzer Zitrone und ein Schluck Whisky dazu. Um den Magen zu wärmen und die Verdauung zu fördern, schaben Sie ein bißchen davon in Suppen, auf rasch Angebratenes oder auch Obst, das Sie backen oder schmoren; das »wärmt« die Energie des Obstes.	Nicht bei starkem Durst, Aphthen, einem Gefühl des Brennens im Bauch oder Abhusten von gelbem oder grünem Aus-wurf verwenden.

KRAUT	Energie	Energetische Wirkung	Organe	
Vielblütige Knöterichwurzel (He Shou Wu)	Chinesisch heißt sie »schwarzhaariger Herr He«; man erzählt, ein weißhaariger Mann habe dieses Kraut eingenommen und darauf sei sein Haar schwarz geworden.			
	Warm	Nährt das Blut, stärkt Nieren und Jing (gut arbeitende Nieren und gesundes Kopfhaar gehören zusammen), befeuchtet den Darm	Leber, Nieren	
Pfefferminze (Bo He)	Kühl	Zerstreut Wind/Hitze, gut für den Hals, glättet das Leber-Qi, macht Kopf und Augen frei	Lunge, Leber	
Rotwurzel-Salbei (Dan Shen)	Nehmen Sie die leichter als die Wurzel (Dan Shen) zu bekommen Blätter. Die angegebenen energetischen Eigenschaften gelten für die Wurzel, die gewöhnlich nicht allein verwendet wird. Die Blätter können Sie unbedenklich wie unter »Anwendung« aufgeführt einnehmen; sie sind stets nützlich in der Kräuterhausapotheke.			
	Kalt, bitter	Setzt das Blut in Bewegung, beseitigt Hitze	Herz, Herzbeutel (Perikard), Leber	
Schlangenkürbiswurzel (Tian Hua Fen)	Süß, kalt	Wandelt Hitze/Feuchtigkeit um	Lunge, Magen, Dickdarm	
Schwarzer Pfeffer (Hu Jiao)	Scharf, würzig (pikant)	Wärmt den Magen, zerstreut Kälte	Magen, Dickdarm	
Süßholzwurzel (Gan Cao)	Wird häufig und in vielen Rezepturen verwendet, da sie die Wirkung anderer Kräuter ausgleicht, aber auch allein eingenommen, ist sie wohltuend. Sie bringt die Verdauung wieder in Ordnung und wird deshalb bei den gegensätzlichen Leiden Durchfall und Verstopfung verabreicht.			
	Neutral (in Honig geröstet warm)	Stärkt das Qi, befeuchtet die Lungen, wirkt hustenhemmend, löst Hitze auf und ist ein Gegenmittel für Gifte	Alle Organe, insbesondere Milz und Lungen	
Zimtbaumrinde (Rou Gui und Gui Pi)	Es gibt verschiedene Arten von Zimtbaumrinde. Die beste ist Rou Gui. Die beste Zimtbaumrinde ist naturbelassen und sehr teuer. Gui Pi ist nicht so gut, aber preiswerter, und für die meisten Zwecke ebenso geeignet. Zimtbaumrindenpulver und Zimtstangen kann man auch noch nehmen, sie sind aber qualitativ schlechter als Gui Pi.			
	Heiß	Wärmt die Nieren, stärkt das Yang, wärmt den Magen und alle Meridiane	Nieren, Milz, Leber, Blase	

Anwendung	Zubereitung	Vorsichtsmaßnahmen
Anämie, Schwäche in Rücken und Knie, Benommenheit, Mückensehen, Blässe und Müdigkeit	Weichen Sie 1 Eßlöffel des getrockneten Krautes ein paar Minuten in 4 Tassen Wasser ein. Aufkochen und 20 Minuten köcheln lassen. Trinken Sie zweimal täglich vor den Mahlzeiten eine viertel Tasse davon (warm).	Nicht bei Appetitlosigkeit, Durchfall, starker Schleimabsonderung im Hals oder Husten mit Auswurf verwenden.
Akutes Fieber mit Kopfschmerzen und Husten, Halsschmerzen, prämenstruelles Syndrom mit Reizbarkeit, schmerzenden Brüsten und Kopfschmerzen	Machen Sie einen Tee mit 3 zerbröckelten oder zerstoßenen Blättern (= ein halber Teelöffel getrockneter Minze) und kochendem Wasser. Fügen Sie 1 Teelöffel Honig hinzu, und trinken Sie ihn warm. Bei Brustdrüsenentzündung (Mastitis) können stillende Mütter 1 Eßlöffel getrockneter Blätter ein paar Minuten in 4 Tassen Wasser einlegen, aufkochen und 20 Minuten köcheln lassen. Abseihen und ein Tuch in der warmen Flüssigkeit anfeuchten und auf die Brust legen.	Nicht bei Nachtschweiß verwenden. Tägliche Anwendung über lange Zeit schwächt das Qi. Wenn die Symptome nicht nachlassen, sollten Sie ärztlichen Rat einholen.
Husten und Erkältungen mit Fieber, Halsschmerzen und Aphthen; man kann sie auch äußerlich bei Prellungen anwenden	Gießen Sie für einen Tee 1 Tasse heißes Wasser auf 1 Teelöffel getrocknetes (oder 2 Teelöffel frisches) Kraut, lassen es 5 Minuten ziehen, seihen es ab und trinken den Tee warm. Nutzt bei Husten und Erkältungen mit Kopfschmerzen und Fieber. Bei Prellungen wenden Sie ihn äußerlich an. Gegen Halsschmerzen weichen Sie 1 Eßlöffel getrockneten Salbei in 4 Tassen kaltem Wasser ein. Dann 20 Minuten köcheln lassen, abseihen und warm gurgeln. Bei schmerzendem Zahnfleisch und Aphthen als warmes Mundwasser anwenden.	Bei Schwäche und Müdigkeit mit Blässe und Benommenheit sollten Sie den Tee nicht trinken.
Husten mit dickflüssigem, gelblichem Auswurf	Kochen Sie einen Tee, indem Sie 1 Eßlöffel getrocknete Huflattichblüten ein paar Minuten in 4 Tassen kaltem Wasser einweichen, aufkochen und 20 Minuten köcheln lassen. Warm in drei gleichen Portionen trinken.	Nicht bei Durchfall oder Kälteempfindung verwenden.
Erbrechen und Halsschmerzen infolge Eindringen von Kälte	Schaben Sie ein 1 cm großes Stück frische Ingwerwurzel, und mahlen Sie fünf schwarze Pfefferkörner mit 2 Tassen Wasser in einen Topf, kochen alles zusammen auf und lassen es so lange weiterköcheln, bis die Flüssigkeit auf ein Drittel verdampft ist. Abseihen und auf dreimal verteilt tagsüber warm trinken.	Nicht bei Nachtschweiß oder anderen Hitzeanzeichen wie Aphthen im Mund, brennenden Schmerzen oder Hitzeempfindung im Leib verwenden.
Appetitlosigkeit, Müdigkeit und Durchfall infolge einer Milz-Qi-Schwäche, Verdauungsstörungen, Verstopfung, Husten, Halsschmerzen und Fieber	Kauen Sie die rohe Wurzel, oder machen Sie einen Tee daraus, indem Sie kochendes Wasser auf 10 g rohes Kraut geben und dies warm trinken. Bei Verstopfung sieden Sie 80 g davon in 4 Tassen Wasser und lassen es 10 Minuten köcheln. Abkühlen und zwei- bis dreimal täglich eine Tasse trinken.	Nicht bei Übelkeit, Erbrechen oder übermäßiger Feuchtigkeit (Schleim) im Körper verwenden und auch nicht bei Wasserretention oder hohem Blutdruck.
Impotenz, Kälte und Schwäche in Kreuz und Beinen, Übelkeit, Erbrechen und Durchfall infolge Magen-Kälte, Menstruationsschmerzen vor der Periode	Für einen Tee gießen Sie kochendes Wasser auf eine 2 bis 3 cm lange Zimtstange oder einen halben gestrichenen Teelöffel zerstoßene Rinde. Warm trinken. Kauen Sie ein kleines Stück Rinde, nachdem Sie in der Kälte waren, um einem Eindringen von Kälte und damit einer Erkältung oder Grippe vorzubeugen.	Nicht während der Schwangerschaft verwenden, auch nicht bei Nachtschweiß oder anderen Anzeichen für Hitze wie Aphthen, brennenden Schmerzen oder Hitzegefühlen im Leib.

REZEPTUR	Zusammensetzung	Wirkung	
An Mian Pian	Saure chinesische Dattel, Kreuzblumenwurzel, Labkrautfrucht, Kiefernschwamm und Süßholzwurzel	Kühlt Leber-Hitze und beruhigt das Gemüt	
Ba Zhen Wan	*Diese bekannte Rezeptur wird »wunderbare Frauenpillen« genannt, weil sie häufig von Frauen eingenommen wird; sie ist ein Qi- und Bluttonikum, das vier Kräuter zur Stärkung beider enthält.*		
	Ginseng oder Windglockenwurzel, Kiefernschwamm, Speichelkraut, chinesische Engelwurz, Sichuan-Liebstöckel, Dihuangwurzel, weiße Pfingstrosenwurzel und Süßholzwurzel	Stärkt das Qi, nährt das Blut	
Bi Yan Pian	Sibirische Spitzklettenfrucht, Magnolienblüte, Gelbbaumrinde, Süßholzwurzel, chinesische Engelwurz, Goldglöckchenfrucht, Schisandrafrucht, Ballonblume, Muttergedenken, Chrysanthemenblüte, Windschutzwurzel und Schizonepeta	Löst Schleim und Feuchtigkeit in Kopf und Nase auf	
Bu Zhong Yi Qi Wan	Ginseng oder Windglockenwurzel, Speichelkraut, Tragantwurzel, chinesische Engelwurz, Mandarinenschale, Hasenohrwurzel, scharfe Schlangenwurzel, Süßholzwurzel, frischer Ingwer und schwarze chinesische Dattel	Stärkt und hebt das Milz-Qi	
Chuan Bei Jing Pian	Süßholzwurzel, Mandarinenschale, Schisandrafrucht, Kreuzblumenwurzel, Kaiserkronenknollen und Ballonblume	Reinigt die Lungen von Schleim und ist hustenlindernd	
Chuan Bei Pi Pa Gao	Kaiserkronenknollen, Wellmispelblätter, Honig, Ballonblume, Aprikosensamen, Pfefferminze, Huflattichblüte, präparierte Mittsommerpflanzenknollen, Mandarinenschale und Schisandrafrucht	Befeuchtet die Lungen, beseitigt Hitze und lindert Husten	
Chuan Bei Pi Pa Lu	Kaiserkronenknollen, Radix Stemonae, Pfefferminze, Wellmispelblätter und ein süßer Aromastoff für einen Sirup	Befreit die Lungen von Hitze, wandelt Schleim um	
Dang Gui Pian	Chinesische Engelwurz, Sichuan-Liebstöckel, Speichelkraut und rote chinesische Dattel	Nährt das Blut und stärkt das Milz-Qi	
Die Da Wan Hua You	*Dieses Öl zum Einreiben ist ein traditionelles Mittel für Schnitte und Verletzungen bei Kampfkünsten.*		
	Rhizoma Drynariae, wilder Safran, Aloeholz, Schneeflockenbaumblüte, Pyritum, Myrrhe, Resina Olibana, Sanguis Draconis und chinesische Efeuwurzel	Regt die Blutzirkulation an, wirkt abschwellend, muskelentspannend und schmerzlindernd	
Ding Xin Wan	*Das ist eine Abwandlung von Gui Pi Wan, die bei Schlaflosigkeit zu empfehlen ist.*		
	Lebensbaumsamen, chinesische Engelwurz, Kiefernschwamm, Kreuzblumenwurzel, saure chinesische Dattel, Schlangenbartwurzel, Windenglockenwurzel, Helmkrautwurzel und Amber	Stärkt das Qi, nährt das Blut und beruhigt das Gemüt	

Anwendung	Dosierung	Vorsichtsmaßnahmen
Schlaflosigkeit mit Ängsten, traumdurchsetzter Schlaf, gerötete, schmerzende Augen und Reizbarkeit	4 Pillen dreimal täglich	Nicht längerfristig einnehmen
Müdigkeit, Blässe, Benommenheit, Atemnot, Mückensehen, Herzklopfen, Ängste, schwere Regelblutung mit Müdigkeit vorher oder danach sowie Schwäche nach einer Geburt	8 bis 10 Pillen dreimal täglich	Nicht in den ersten zwei Wochen nach einer Geburt oder bei Appetitlosigkeit, Neigung zu Durchfall oder Verdauungsstörungen einnehmen
Verstopfte, laufende Nase und Heuschnupfen	5 Pillen viermal täglich	Nicht über lange Zeit einnehmen
Müdigkeit, Appetitlosigkeit, Neigung zu Durchfall, Vorfall und starke Regelblutungen	8 Pillen dreimal täglich	Nicht während der Schwangerschaft, bei Kopfschmerzen, Hitze, Nachtschweiß oder Ansammlung von Feuchtigkeit einnehmen (siehe S. 36)
Husten mit reichlich weißem oder klebrigem Auswurf	3 bis 6 Pillen dreimal täglich	Nicht im Anfangsstadium einer Erkältung oder bei Fieber einnehmen
Trockener Husten mit wenig oder keinem Speichel infolge Austrocknung durch Hitze; möglicherweise Fieber und trockener Mund und Hals	2 Teelöffel dreimal täglich; Kinder über fünf Jahre 1 Teelöffel dreimal täglich (in etwas warmem Wasser)	Bei Husten mit Auswurf nicht geeignet
Husten mit dickem gelbem Auswurf, trockenem Hals, Durst und Halsschmerzen	2 bis 3 Teelöffel drei- bis viermal täglich; Kinder unter fünf eine drittel Dosis, unter zwölf die Hälfte	Nicht bei Husten mit weißem Auswurf einnehmen
Schwäche und Müdigkeit, insbesondere nach einer Geburt oder infolge starker Regelblutungen	5 Pillen dreimal täglich	Nicht in den ersten zwei Wochen nach der Geburt, bei Appetitlosigkeit, Neigung zu Durchfall oder Verdauungsstörungen einnehmen
Sportverletzungen, Verstauchungen, Zerrungen und offene Wunden	Dreimal täglich auf die betroffene Stelle auftragen; bei offenen Wunden auf Mull oder Verband auftragen und täglich neu bandagieren	Nicht in die Augen reiben; Hände nach dem Einölen waschen
Schlaflosigkeit mit Herzklopfen, Ängste, Müdigkeit und Gedächtnisschwäche	6 Pillen zweimal täglich	Nicht langfristig verwenden

REZEPTUR	Zusammensetzung	Wirkung
Du Huo Ji Sheng Wan	*Das ist die berühmte Rezeptur für seit langem bestehende Gelenkschmerzen, die mit einer Qi- und Blutschwäche einhergehen.*	
	Angelikawurzel, Enzianwurzel, Windschutzwurzel, wilder Ingwer, Riemenblumenzweige, Eucommiarinde, Ochsenkniewurzel, Zimtbaumrinde, chinesische Engelwurz, Sichuan-Liebstöckel, präparierte Dihuangwurzel, weiße Pfingstrosenwurzel, Ginseng oder Windglockenwurzel, Kiefernschwamm und Süßholzwurzel	Bringt Qi und Blut in Muskeln und Gelenken in Bewegung, stärkt das Qi, nährt das Blut
Er Chen Wan	*Diese Rezeptur befreit den Körper von Schleim. Sie enthält keine das Qi stärkenden Kräuter und sollte daher – besonders in kalten, feuchten Gegenden – nicht längerfristig eingenommen werden.*	
	Präparierte Mittsommerpflanzenknollen, Mandarinenschale, Süßholzwurzel und Kiefernschwamm	Bringt das Qi in Bewegung, wandelt Feuchtigkeit und Schleim um
Gui Pi Wan	*Diese Rezeptur wird häufig von Frauen bei schwerem Blutverlust während der Periode und den damit verbundenen Gefühlsschwankungen verwendet; auch bei Beschwerden in den Wechseljahren.*	
	Ginseng oder Windenglockenwurzel, Kiefernschwamm, Tragantwurzel, Speichelkraut, saure chinesische Dattel, Kreuzblumenwurzel, chinesische Engelwurz, Himalajaschartenwurzel, Drachenaugenfrucht, Süßholzwurzel, schwarze Dattel und frischer Ingwer	Stärkt das Milz-Qi und nährt das Herz-Blut
Jin Gui Shen Qi Wan	*Diese »Nieren-Qi-Pille« – im englischen Sprachraum auch »Rehmannia Eight (Acht)« genannt – ist Liu Wei Di Huang Wan mit Zimtbaumrinde und präpariertem Eisenhut. Je nach Bezugsquelle wird dieser manchmal durch etwas anderes ersetzt.*	
	Dihuangwurzel, Hartriegelfrucht, Jamswurzel, Pfingstrosenwurzelrinde, Froschlöffel, Kiefernschwamm, Zimtbaumrinde und präparierter Eisenhut	Stärkt das Nieren-Yang
Liu Jun Zi Wan	*Diese »Sechs-Gentlemen-Pille« wird so genannt, weil sie gewöhnlich sechs Kräuter zur Stärkung der Milz und Auflösung von Feuchtigkeit enthält.*	
	Ginseng oder Windenglockenwurzel, Speichelkraut, Kiefernschwamm, Mandarinenschale, Süßholzwurzel, präparierte Mittsommerpflanzenknollen, frischer Ingwer und schwarze Dattel	Ähnlich wie *Er Chen Wan* *(siehe oben)*, stärkt aber zusätzlich das Lungen- und Milz-Qi
Liu Wei Di Huang Wan	*Diese alte Rezeptur, im englischen Sprachraum auch »Rehmannia Six (Sechs)« genannt, bildet die Grundlage für viele weitere Mixturen.*	
	Dihuangwurzel, Hartriegelfrucht, Jamswurzel, Pfingstrosenwurzelrinde, Kiefernschwamm und Froschlöffel	Nährt das Nieren- und Leber-Qi
Ping Wei Pian	Speichelkraut, Mandarinenschale, Süßholzwurzel und Magnolienbaumrinde	Beruhigt den Magen, löst Feuchtigkeit auf und stärkt Milz und Magen

Anwendung	Dosierung	Vorsichtsmaßnahmen
Gelenkschmerzen, Kreuzschmerzen und schmerzende Knie mit Kälteempfinden	9 Pillen zweimal täglich	Nicht bei heißen, geröteten Gelenken anwenden, die erst seit kurzem schmerzen
Husten mit reichlich weißem Auswurf, einem dumpfen Gefühl im Kopf, Übelkeit und möglicherweise Erbrechen von Schleim	8 Pillen dreimal täglich oder 2 Honigpillen zweimal täglich	Nicht bei Übermüdung, Durchfall oder in einem kalten Klima anwenden; dann nimmt man besser *Liu Jun Zi Wan (siehe unten)*
Appetitlosigkeit, Ängste, Herzklopfen, Müdigkeit und möglicherweise Schlaflosigkeit oder nächtliches Erwachen	8 Pillen dreimal täglich	Diese Rezeptur ist völlig gefahrlos; verwenden Sie sie nach den »Empfehlungen« auf S. 112
Impotenz, Kreuzschmerzen mit Kälteempfinden, schwache Knie, häufiges Wasserlassen, Husten, Wasserretention und Durchfall, besonders frühmorgens	8 bis 10 Pillen dreimal täglich	Nicht bei Hitzeanzeichen oder Nachtschweiß und während der Schwangerschaft einnehmen
Müdigkeit, Neigung zu Durchfall und Appetitlosigkeit sowie bei allen unter *Er Chen Wan* aufgeführte Anzeichen	8 Pillen dreimal täglich	Bei Hitzeanzeichen oder Nachtschweiß nicht verwenden
Ohrensausen, Taubheit, Nachtschweiß, Beschwerden beim Wasserlassen und Kreuzschmerzen; diese Nierenschwäche geht mit Hitze einher; siehe auch *Jin Gui Shen Qi Wan* für Nierenschwäche mit Kälte	8 bis 16 Pillen dreimal täglich	Nicht bei Appetitlosigkeit, Neigung zu Durchfall oder Verdauungsstörungen einnehmen
Appetitlosigkeit, Neigung zu Durchfall, Übelkeit, Verdauungsstörungen und aufgeblähter Unterleib	4 Pillen zweimal täglich	Nicht langfristig einnehmen

REZEPTUR	Zusammensetzung	Wirkung	
Qi Ju Di Huang Wan	*Diese Rezeptur ist dieselbe wie Liu Wei Di Huang Wan mit Bocksdornfrucht und Chrysanthemenblüten.*		
	Dihuangwurzel, Hartriegelfrucht, Jamswurzel, Pfingstrosen-wurzelrinde, Kiefernschwamm, Froschlöffel, Bocksdornfrucht und Chrysanthemenblüte	Nährt das Nieren- und Leber-Yin, ist gut für die Augen und beruhigt Wind	
Qian Lie Xian Wan	Kuhnelkensamen, Pfingstrosenwurzelrinde, rote Pfingstrosen-wurzel, Haarstrangwurzel, Süßholzwurzel, Himalajascharten-wurzel, Akebie, Tragantwurzel und Patrinia	Beseitigt Feuchtigkeit/Hitze aus dem Becken und fördert die Blutzirkulation	
Qing Qi Hua Tan Wan	Präparierte Mittsommerpflanzenknollen, Feuerkolbenwurzel-knollen, Schlangenkürbiswurzel, Helmkraut, Mandarinen-schale, Aprikosensamen und Kiefernschwamm	Beseitigt Schleim/Hitze aus den Lungen	
Ren Dan	Süßholzwurzel, Ballonblume, weißes oder schwarzes Katschu, Kardamom, Kampfer, Pfefferminze, Gewürznelke und Bor-neolkampfer	Beseitigt »Sommerhitze« und reguliert Magen und Milz	
Ren Shen Yang Rong Wan	Ginseng, Speichelkraut, Tragantwurzel, Mandarinenschale, Dihuangwurzel, Schisandrafrucht, Kiefernschwamm, schwarze Dattel, weiße Pfingstrosenwurzel, Kreuzblumenwurzel, Zimt-baumrinde, frischer Ingwer und Süßholzwurzel	Stärkt Qi und Blut, speziell aber Blut und Yang in Milz und Niere	
Run Chang Wan	*Diese Rezeptur enthält Hanfsamen, die den Darm befeuchten und daher bei Verstopfung infolge Aus-trocknung helfen. Das getrocknete Kraut ist stets gekocht, kann also nicht angepflanzt werden.*		
	Hanfsamen, Pfirsichsamen, chinesische Gebirgsangelikawurzel, chinesische Engelwurz und Rhabarberwurzel	Beseitigt Hitze, befeuchtet den Darm und fördert den Stuhlgang	
Sang Ju Yin	Maulbeerbaumblätter, Ballonblume, Aprikosensamen, Ried-wurzelstock, Goldglöckchenfrucht, Chrysanthemenblüte, Pfef-ferminze und Süßholzwurzel	Zerstreut Wind und Hitze, die die Lungen angreifen	
Shen Chu Cha	Magnolienbaumrinde, Ballonblume, Angelikawurzel, süßer Beifuß, Jamswurzel, Amber, Kiefernschwamm, Weizenkleie, Kardamom, Helmkraut, unreife Bitterorange, chinesische Gebirgsangelikawurzel und chinesische Quitte	Beruhigt den Magen, löst Schleim auf und bringt die Verdauung in Ordnung	
Shi Chuan Da Bu Wan	*Diese Rezeptur ist ähnlich wie Ren Shen Yang Rong Wan, das auch das Qi und Blut stärkt, speziell aber das Blut.*		
	Ginseng oder Windenglockenwurzel, Tragantwurzel, weiße Pfingstrosenwurzel, Speichelkraut, Kiefernschwamm, Dihuangwurzel, chinesische Engelwurz, Zimtbaumrinde, Sichuan-Liebstöckel und Süßholzwurzel	Stärkt Qi und Blut, speziell aber das Qi	

Anwendung	Dosierung	Vorsichtsmaßnahmen
Zusätzlich zu den unter *Liu Wei Di Huang Wan* aufgeführten Leiden bei geröteten, schmerzenden Augen	8 Pillen dreimal täglich	Nicht bei Appetitlosigkeit, Neigung zu Durchfall oder Verdauungsstörungen einnehmen
Bei Blasenentzündung mit Kreuz- und Unterleibsschmerzen	6 Pillen dreimal täglich	Absetzen, sobald die Beschwerden nachgelassen haben
Husten mit gelbem, klebrigem Auswurf	6 Pillen dreimal täglich	Nicht im Anfangsstadium einer gewöhnlichen Erkältung oder bei trockenem Husten verwenden
Bei Anzeichen nach einem Aufenthalt in der prallen Sonne wie Durchfall, Sonnenstich, Hitzeerschöpfung und gegen Reisekrankheit	30 bis 60 Kügelchen zweimal täglich, Kinder über fünf Jahre 10 Kügelchen pro Dosis	Bei gleichzeitigen Kälteanzeichen nicht einnehmen
Müdigkeit, Appetitlosigkeit, Kreuzschmerzen und allgemeine Erschöpfung	6 Pillen dreimal täglich oder 1 Honigpille zweimal täglich	Diese Rezeptur ist völlig ungefährlich; verwenden Sie sie entsprechend den »Empfehlungen« auf S. 112
Verstopfung infolge Hitze. Achten Sie auf Begleiterscheinungen wie trockenen, »zerstückelten« Stuhlgang, Durst, Unruhe, Erregtheit und Nachtschweiß	4 Pillen dreimal täglich	Nicht bei Verstopfung mit Kälteempfinden anwenden
In den ersten Tagen einer Erkältung mit trockenem, schmerzendem Hals, Fieber, Kopfschmerzen, trockenem Husten, laufender Nase und tränenden Augen	4 Pillen zwei- bis viermal täglich	Nicht langfristig verwenden
Aufstoßen, Neigung zu Durchfall, aufgeblähter Unterleib und Übelkeit, die durch eine Schleimansammlung oder im Magen steckengebliebenes Essen verursacht werden	Zweimal täglich einen Block getrocknetes, gepreßtes Kraut in eine Tasse geben, kochendes Wasser dazugeben und warm trinken	Nicht gegen Durchfall mit Müdigkeit und Kälteempfinden verwenden
Müdigkeit, Blässe, kalte Gliedmaßen, Herzklopfen, Benommenheit und Schlaflosigkeit	8 Pillen dreimal täglich	Nicht bei Hitzeanzeichen wie Nachtschweiß, Aphthen und Hitzeempfinden verwenden

REZEPTUR	Zusammensetzung	Wirkung	
Shu Gan Wan	*Wirkt ähnlich wie Xiao Yao Wan, aber eher im Magen statt in der Leber.*		
	Chinesischer Holunder, Aloeholz, Lerchenspornwurzelstock, Himalajaschartenwurzel, weiße Pfingstrosenwurzel, Kiefernschwamm, unreife Bitterorange, Mandarinenschale, Kardamom, Magnolienbaumrinde und Gelbwurz	Glättet das Leber-Qi, das den Magen angreift	
Tian Wan Bu Xin Dan	*Wird in China auch »Himmlisches kaiserliches Herzelixier« genannt, weil das Herz wie ein Kaiser herrscht. Als Sitz der Seele ist es das wichtigste Organ und steht mit dem Geistigen (dem Himmel) in Zusammenhang.*		
	Frische Dihuangwurzel, Schlangenbartwurzel, wilde Dornkirsche, Lebensbaumsamen, Schisandrafrucht, chinesische Engelwurz, Spargelwurzel, Ningpo-Braunwurz, Rotwurzel-Salbei, Ballonblume, Kreuzblumenwurzel und Kiefernschwamm	Stärkt das Yin, beseitigt Hitze, stärkt das Herz und beruhigt das Gemüt	
Xiang Sha Yang Wei Pian	Speichelkraut, Kardamom, Himalajaschartenwurzel, gekeimte Gerste, Mandarinenschale, Süßholzwurzel, Windenglockenwurzel und Shen Qu	Stärkt Milz und Magen	
Xiao Yao Wan	*Das Mittel ist der »entspannte Wanderer«, weil es das Leber-Qi sanft bewegt. Die Energie dieser Rezeptur wird oft mit dem frühen Morgen verglichen, wenn Tau am Boden liegt, die Sonne durch die Baumwipfel blinzelt und alles ruhig und friedlich ist.*		
	Hasenohrwurzel, chinesische Engelwurz, Speichelkraut, weiße Pfingstrosenwurzel, Kiefernschwamm, Süßholzwurzel, frischer Ingwer und Pfefferminze	Glättet den Leber-Qi-Fluß	
Yang Yin Qing Fei Tan	Pfingstrosenwurzelrinde, Kaiserkronenknolle, weiße Pfingstrosenwurzel, Ningpo-Braunwurz, frische Dihuangwurzel, Schlangenbartwurzel, Süßholzwurzel und Pfefferminze	Nährt das Lungen-Yin	
Yao Tong Pian	Chinesische Engelwurz, japanische Sorgloswurzel, Bocksdornfrucht, Speichelkraut, Ochsenkniewurzel und Eucommiarinde	Stärkt die Nieren, bringt Qi und Blut im Kreuz in Bewegung	
Yin Qiao Jie Du Pian	*Man nennt diese Rezeptur manchmal auch einfach Yin-Qiao-Pillen.*		
	Heckenkirschenblüte, Goldglöckchenfrucht, Ballonblume, Pfefferminze und Schizonetepa	Zerstreut Wind- und Hitze-Einfall	
Yu Dai Wan	Präparierte Dihuangwurzel, chinesische Engelwurz, weiße Pfingstrosenwurzel, Gelbbaumrinde, Sichuan-Liebstöckel und Amomusfrucht	Befreit das Becken von Feuchtigkeit/Hitze	

Anwendung	Dosierung	Vorsichtsmaßnahmen
Übelkeit, Erbrechen, saures Aufstoßen, Völlegefühl und Verdauungsstörungen nach dem Essen	8 Pillen dreimal täglich	Nicht langfristig verwenden
Schlaflosigkeit, Herzklopfen, Unruhe, Erregtheit, Gedächtnisschwäche und mangelnde Konzentration; in ernsteren Fällen möglicherweise Geschwüre auf der Zunge oder im Mund; manchmal auch Hitzeanzeichen wie Nachtschweiß	8 Pillen dreimal täglich	Nicht langfristig verwenden
Für schwächere Menschen mit Verdauungsstörungen, Sodbrennen, Appetitlosigkeit, Aufstoßen, Übelkeit, Neigung zu Durchfall und Müdigkeit	4 Pillen dreimal täglich	Nicht langfristig verwenden
Kopfschmerzen, prämenstruelles Syndrom, schmerzende Brüste, Reizbarkeit, Aufstoßen, Verdauungsstörungen und Einschlafschwierigkeiten	8 Pillen dreimal täglich	Nicht in der Schwangerschaft einnehmen
Bei trockenem Husten oder Husten mit wenig Auswurf und schmerzendem, trockenem Hals; nutzt besonders bei trockenem Husten, der nach einer Erkältung nicht aufhören will	4 Teelöffel zweimal täglich	Nicht bei Husten mit Auswurf anwenden
Kreuzschmerzen, die auf eine Nieren-Yang-Schwäche zurückgehen	6 Pillen dreimal täglich oder 1 Honigpille dreimal täglich	Nicht langfristig einnehmen
Im Frühstadium einer Erkältung oder Grippe; bei plötzlich einsetzender Abneigung gegen Kälte, Fieber, Kopfschmerzen und manchmal Halsschmerzen und Husten	5 bis 6 Pillen alle drei Stunden; nach drei Gaben je nach Bedarf alle sechs Stunden; nicht länger als drei Tage nach Beginn der Beschwerden einnehmen	Manche Rezepturen enthalten westliche Zutaten; achten Sie stets auf das Etikett – eine enthält Antilopenhorn; verlangen Sie die in Peking hergestellten Pillen
Bei gelbem Ausfluß aus der Scheide, häufig mit Unterleibsschmerzen, Brennen beim Wasserlassen und Jucken	8 Pillen dreimal täglich	Nicht bei Weißfluß anwenden

SIEBENTES KAPITEL

EIGENBEHANDLUNG BEI ALLTÄGLICHEN BESCHWERDEN

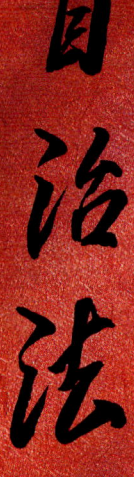

- *Eigenbehandlung mit chinesischer Medizin*
- *Tabellarischer Überblick über alltägliche Beschwerden und ihre Behandlung*
- *Wann braucht man einen Arzt?*

Dieses Buch soll Ihnen in der Praxis eine Hilfe zur Linderung der häufigsten Leiden sein. Im folgenden Kapitel sind viele Beschwerden mit Querverweisen auf entsprechende Empfehlungen in bezug auf Ernährung, Massage und Kräuterheilkunde in den vorausgehenden Kapiteln aufgeführt. Damit Sie sich leicht zurechtfinden, sind sie in Tabellen angeordnet; so sehen Sie auf einen Blick, was Sie jeweils unternehmen können.

VERWENDUNG DER TABELLE HÄUFIGER BESCHWERDEN

In der Tabelle verwende ich das Wort Beschwerden statt Krankheit, weil man gewöhnlich sagt, wie man sich fühlt. Das macht die Tabellen leicht zugänglich und vermeidet einen allzu »medizinischen« Anstrich. Hier sollen Sie nicht lernen, perfekte Eigendiagnosen zu stellen, sondern bestimmte Symptome wahrzunehmen, sie aus der Sicht der chinesischen Medizin zu verstehen und aufgrund der angegebenen Methoden einfache Heilmittel anzuwenden.

Die erwähnten Beschwerden kommen häufig vor. Bei der Beschäftigung mit einem bestimmten Leiden wird Ihnen auch das zweite Kapitel nützlich sein, und Sie werden sich erinnern, wie die energetischen Disharmonien zu verstehen sind, die das Leiden auslösen, besonders wenn es um ein bestimmtes Organ geht.

Meditation und Qi Gong sind ausgezeichnete Hilfen zur Erhaltung der Gesundheit und allgemeinen Stärkung. Sie regelmäßig zu üben ist ungeachtet Ihres Gesundheitszustands sehr zu empfehlen; daher erwähne ich sie in der Tabelle nur, wenn sie besonders wichtig sind.

Hinsichtlich der Ernährung wird jeweils angegeben, was gesund ist, und empfohlen, wovon man mehr und wovon weniger essen sollte.

Die Massage spielt bei jeder Selbsthilfe eine große Rolle. Lesen Sie auf S. 89 nach, welche Massageträger Sie verwenden können, und versuchen Sie, mindestens einen davon vorrätig zu haben. Beginnen Sie sanft – Sie arbeiten mit Qi und brauchen keine Kraft aufzuwenden.

Auch die Kräuterheilkunde lindert Schmerzen wirksam. Nachfolgend sind sowohl einzelne Kräuter als auch Rezepturen aufgeführt. Wenn Sie die Wahl zwischen verschiedenen Kräutern haben, lesen Sie im sechsten Kapitel nach, um das für Sie passendere zu bestimmen. Beachten Sie dabei stets die »Empfehlungen« auf S. 112.

WANN BRAUCHT MAN EINEN ARZT?

Eigenbehandlung ist in vielen Fällen gefahrlos und wirksam, jedenfalls in allen nachfolgend vorgeschlagenen Fällen. Aber manchmal ist ärztlicher Rat doch notwendig, etwa bei einer akuten schweren Erkrankung. Bei den Beschwerden wird jeweils angegeben, wann Sie medizinische Hilfe in Anspruch nehmen sollten; wenn Sie die geringsten Zweifel haben, suchen Sie besser den Arzt auf.

BESCHWERDEN

Ängste

Ängste treten häufig bei inneren Spannungen auf, gewöhnlich in einer Mischung von Ängstlichkeit, Nervosität, Befürchtungen oder Vorahnungen und manchmal Panik. Dazu können Konzentrationsmangel, Unentschlossenheit, Unruhe und Erregtheit kommen. Der Schlaf ist gestört; manchmal träumt man lebhaft. In schweren Fällen kommen auch Kurzatmigkeit mit Schwächegefühl vor. Meditation hilft hier gut. Führen Sie vor der jeweiligen Meditation die Entspannungsatmung *(siehe S. 51)* durch. Das beruhigt das Gemüt. Etwas Ausdauer bringt großen Nutzen.

Manche Fälle sind auf eine Qi- und Blutschwäche zurückzuführen und von Blässe, Müdigkeit, verschwommener oder schlechter Sicht mit Mückensehen, Benommenheit und möglicherweise Kurzatmigkeit begleitet. Manchmal kommen Schlafstörungen infolge exzessiven Träumens, Schlaflosigkeit und Angstzustände wegen mangelnder seelischer Erdung und Stärkung dazu. Siehe auch unter Schlaflosigkeit, falls diese stets dazukommt.

Es kommt vor, daß Schleim und Hitze das Herz in seinen Funktionen beeinträchtigen und dieses als Wohnstatt der Seele aus dem Gleichgewicht gerät. Zu den Begleiterscheinungen gehören Reizbarkeit, Schlafstörungen infolge exzessiven Träumens, Unruhe und möglicherweise Nachtschweiß. Siehe auch unter Schlaflosigkeit, sollte diese stets dabei auftreten.

Auswurf (Sputum)

Entsteht aus Lungenschleim und kommt häufig in kalten, feuchten Gegenden vor, in schweren Fällen manchmal mit Atemnot. Rauchen und Staub verschlimmern den Befund.

Der chinesischen Medizin zufolge entsteht er infolge Feuchtigkeitsansammlung in den Lungen bei Lungen- und Milz-Qi-Schwäche. Die Milz erzeugt Feuchtigkeit, weil sie die Nahrung nicht richtig umwandeln kann, und diese steigt in die Lungen hoch. Die Behandlung zielt auf Stärkung von Milz und Lungen und Umwandlung der Feuchtigkeit ab.

Blasenentzündung (Zystitis)

Brennen beim Wasserlassen. Nebenerscheinungen sind häufiges Urinieren, vermehrter Harndrang, trüber Urin, wenig Urin beim Wasserlassen, Unterleibs- sowie Kreuzschmerzen und in schwereren Fällen Blut im Urin sowie Fieber.

Der chinesischen Medizin zufolge befallen Hitze und Feuchtigkeit hierbei die Blase. In der Regel wird auch der Leber-Qi-Fluß irgendwie behindert (deshalb denkt man bei Blasenentzündung gleich auch an emotionale Störungen). Außerdem liegt eine Nieren- und Milz-Schwäche vor.

Depression

Der Begriff Depression wird häufig auf eine gedrückte Stimmung und zur Umschreibung von Trauer, Weinen, Unglücklichsein, Unzufriedenheit usw. angewendet. Dabei ist es wichtig, die jeweilige Hauptempfindung auszuloten, um aus dem Blickwinkel der chinesischen Medizin das betroffene Organ zu bestimmen. Eine Disharmonie in jedem der fünf Organe kann eine Depression auslösen.

Entsteht manchmal bei Trauer oder einem Verlust, etwa nach einem Todesfall oder einer Trennung, und kann länger dauern, was völlig natürlich ist. Die Behandlung hilft, diese Gefühle umzuwandeln. In der chinesischen Medizin entspricht die Lunge dem Loslassen. Begleiterscheinungen der Depression sind Traurigkeit, Weinen und Seufzen, manchmal auch Blässe, Müdigkeit, Husten und in ernsteren Fällen Atemnot.

BEHANDLUNG

Ernährung	Massage	Kräuter	Arztbesuch
Eine gesunde Ernährung nach den Empfehlungen auf Seite 59 mit Nahrungsmitteln zur Unterstützung von Qi und Yang und solchen zur Stärkung von Blut und Yin (*siehe S. 55*).	*Entweder* Kneten: B15, B17, B20 und B21 auf dem Rücken (*siehe S. 91 und 95*). *Oder* in Schwingung versetzen: EG6, EG14, H7 und P6 sowie Ma37 (*siehe S. 98; Punkte siehe S. 26 bis 28*).	*Gui Pi Wan* (*siehe S. 120*) hilft in den meisten Fällen. Bei schlimmeren Angstzuständen empfiehlt es sich, mit *Tian Wan Bu Xin Dan* zu beginnen (*siehe S. 124*).	• Bei schwerwiegenden Symptomen. • Bei Anzeichen für geistige Störungen wie Halluzinationen und Wahnvorstellungen.
Eine gesunde Ernährung nach den Empfehlungen auf S. 59 unter Zugabe von Speisen, die Feuchtigkeit beseitigen. Vermeiden Sie energetisch Heißes wie Chili, Cayennepfeffer, Paprika, Kaffee, Alkohol und fettes Essen. Außerdem sollten Sie Feuchtigkeiterzeugendes einschränken oder vermeiden (*siehe S. 55*).	Kneten: B15, EG14, H7, P6 sowie GB34 und Ma40 (*Knettechnik siehe S. 91 und 95; Punkte S. 26 bis 28*).		
Eine gesunde Ernährung (*siehe S. 59*) und Nahrungsmittel, die die Umwandlung von Feuchtigkeit fördern. Essen Sie weniger oder vermeiden Sie solche, die Feuchtigkeit erzeugen (*siehe S. 55*).	Kneten: Ma36, Mi3, Ma40 und Lu5 (*siehe S. 91 und 95*); in Schwingung versetzen: EG12 (*siehe S. 98; Punkte S. 26 bis 28*).	*Chuan Bei Jing Pian* bei Husten mit weißem Auswurf, bei gelbem Auswurf aber *Chuan Bei Pi Pa Lu* oder *Qing Qi Hua Tan Wan*. Bei gleichzeitigem Milz-Qi-Mangel nehmen Sie zusätzlich *Liu Jun Zi Wan* (*siehe S. 118 ff.*) Huflattichtee hilft ebenfalls.	• Bei gleichzeitigem Fiebern, • grünem Auswurf, • bei Atemnot, • bei Blut im Auswurf.
Eine gesunde Ernährung (*siehe S. 59*), wobei Sie energetisch Heißes (*siehe S. 55*), Fettes und Gebratenes vermeiden sollten. Essen Sie Mungbohnen, Erbsen, Trauben, rote Bohnen, außerdem Reisbrei (*siehe S. 60*) mit 30 g Portulak. Nach Belieben Salz oder Zucker zufügen.	Kreisend streichen und in Schwingung versetzen: EG3 und B23 (*siehe S. 90 und 98*); kneten: Mi6, Mi9, Le5 und N10 (*siehe S. 91 und 95; Punkte S. 26 bis 28*).	Entweder *Qian Lie Xian Wan* oder *Yu Dai Wan* (*siehe S. 122 und 124*).	• Bei schwerwiegenden Anzeichen. • Wenn sie länger als drei bis vier Tage andauern.
Eine allgemein gesunde Ernährung (*siehe S. 59*), und zusätzlich hilft Gedämpftes den Lungen. Außerdem können Sie Suppen, Huhn, Datteln, Honig und Malzzucker essen. Machen Sie eine Gemüsesuppe mit denselben Zutaten wie unter »*Husten mit Schleimauswurf*«.	Kneten: Lu7 und P6 (*siehe S. 91 und 95*); in Schwingung versetzen: EG17 (*siehe S. 98*); und drücken: B13 (*siehe S. 91 und 96; Punkte S. 26 bis 28*).	Versuchen Sie es mit *Bu Zhong Yi Qi Wan* (*siehe S. 118*).	• Bei schwerwiegenden Symptomen. • Bei gleichzeitigen Suizidgedanken oder Todeswunsch.

BESCHWERDEN

Depression *(Forts.)*

Bei solchen Gemütszuständen ist die Meditation außerordentlich hilfreich. Ich empfehle Ihnen sehr, die im 3. Kapitel (S. 51) beschriebenen Übungen auszuprobieren. Sie könnten auch Qi-Gong-Übungen in Erwägung ziehen, insbesondere die auf Seite 70 beschriebene »Verschmelzung der Fünf Elemente«. Diese Übungen stärken den Geist, beruhigen das Gemüt und verleihen geistige und seelische Stabilität. Auch die Massage ist ein wichtiges Werkzeug, um Gefühle an die Oberfläche zu bringen und zu zerstreuen.

Sie haben das Gefühl, im Leben nicht voranzukommen. Die Chinesen nennen das »Steckenbleiben«. Die Leber sorgt für den reibungslosen Qi-Fluß. Daher entstehen dabei etwa Wut, Reizbarkeit, prämenstruelle Beschwerden – Kopfschmerzen, schmerzende, geschwollene Brüste und schmerzhafte Regelblutung – und zudem seitliche Kopfschmerzen, Aufstoßen, Verdauungsstörungen und Einschlafschwierigkeiten.

Die Gedanken und Gefühle drehen sich überaktiv im Kreis; sie werden »wiedergekäut«, führen aber nirgendwohin. Das kommt von der Milz, die nicht nur für die Umwandlung der Nahrung sorgt, sondern auch für die geistige und seelische Befindlichkeit. Depressionen infolge einer Milz-Disharmonie haben mit »Bewegungslosigkeit« zu tun, der Unfähigkeit, Gedanken und Gefühle zu »verdauen«. Mögliche Begleiterscheinungen sind Appetitlosigkeit, Neigung zu Durchfall, Übelkeit und Müdigkeit.

Man ist unglücklich, fühlt sich allein und hat generell keine Lebensfreude mehr. Begleiterscheinungen: Herzklopfen, Schlaflosigkeit, Ängste und Beengung in der Brust. In schweren Fällen auch intensive Gefühle des Unwertseins und Suizidgedanken.

Manche Depressionen sind eher ein Mangel an Antrieb und Ehrgeiz, vielleicht Apathie, eine fehlende Ausrichtung im Leben und das Gefühl, es sei alles egal. Im Ernstfall tritt Verzweiflung auf, die mit Zeiten übermäßigen Antriebs und Überarbeitung abwechseln können. Den Nieren entspricht der Wille; Ehrgeiz hängt damit zusammen.

Durchfall

Neigung zu Durchfall, gewöhnlich mehrmals täglich. Hiervon gibt es drei verschiedene Arten: Die ersten beiden sind akute Leiden infolge eines spezifischen Auslösers, die dritte ist die langwierige chronische Form.

Kann von kaltem, fettem oder generell ungesundem Essen kommen. Dazu gehören Unterleibsschmerzen, Darmkollern, Kälteempfinden, das sich bei Wärmebehandlung bessert, und Durstlosigkeit.

Entsteht bei Überhitzung – etwa in einem heißen Klima. Der heiße, übelriechende, gelbe Durchfall brennt im After, der Urin ist dunkel; in schwereren Fällen kommen Fieber und starker Durst dazu.

BEHANDLUNG

Ernährung	Massage	Kräuter	Arztbesuch
Eine gesunde Ernährung nach den Empfehlungen auf S. 59 und Zutaten zum Glätten des Leber-Qi-Flusses *(siehe S. 55)*.	Kneten: Le3, P6 und GB34, bei Kopfschmerzen zusätzlich GB41 *(siehe S. 91 und 95)*; kreisend streichen: EG12 *(siehe S. 90)*; und bei Kopfschmerzen greifen: GB20 *(siehe S. 93; Punkte S. 26 bis 28)*. Regelblutungen mit Schmerzen und prämenstruelles Syndrom siehe unten.	*Xiao Yao Wan (siehe S. 124)*.	
Eine allgemein gesunde Ernährung *(siehe S. 59)*, aber ohne Kaltes oder Rohkost. Halten Sie sich an energetisch warme Speisen und solche, die das Qi und Yang nähren *(siehe S. 55)*.	Drücken: Ma36 *(siehe S. 91 und 96)*; in Schwingung versetzen: EG12 und Mi4 *(siehe S. 98; Punkte S. 26 bis 28)*.	*Bu Zhong Yi Qi Wan* und *Liu Jun Zi Wan (siehe S. 118 und 120)*.	
Eine allgemein gesunde Ernährung *(siehe S. 59)* mit blutnährenden Zutaten *(siehe S. 55)*.	Kneten: H7, P6, EG14 und B15 *(siehe S. 91 und 95; Punkte S. 26 bis 28)*.	*Gui Pi Wan (siehe S. 120)*.	
Eine allgemein gesunde Ernährung *(siehe S. 59)* unter Zusatz von Walnüssen und Kastanien. Sie können auch einmal wöchentlich etwas kleingeschnittene Lammniere in einer Suppe oder in Reisbrei *(siehe S. 60)* zu sich nehmen.	Seitwärts reiben: B23 *(siehe S. 94)*; kneten: N3 *(siehe S. 91 und 95)*; in Schwingung versetzen: EG4 *(siehe S. 98; Punkte S. 26 bis 28)*.	Bei Nieren-Yang-Schwäche (Feuer) nehmen Sie *Jin Gui Shen Qi Wan*, bei Nieren-Yin-Schwäche (Wasser) *Liu Wei Di Huang Wan (siehe S. 120)*. Lesen Sie beide nach, und entscheiden Sie, welches auf Ihren Fall zutrifft.	
Eine allgemein gesunde Ernährung *(siehe S. 59)*. Vermeiden Sie es, spät (nach 19 Uhr) zu Abend zu essen. Essen Sie regelmäßig und warm.	Kreisend streichen und kneten: Ma25, B25, Ma36 mit EG12 und EG6 *(siehe S. 90, 91 und 95; Punkte S. 26 bis 28)*. Ebenso hilft eine Wärmflasche auf Magen und Unterleib.	*Ping Wei Pian* oder *Xiang Sha Yang Wei Pian (siehe S. 120 und 124)*.	• Bei länger als drei bis vier Tage anhaltenden Symptomen. • Bei schwerwiegenden Symptomen. • Bei Blut im Stuhl. • Bei Schleim im Stuhl. • Bei Durchfall bei Babys oder älteren Leuten wegen der Austrocknungsgefahr.
Essen Sie Leichtes, und vermeiden Sie Nahrungsmittel mit einer heißen Energie, essen Sie statt dessen Kühlendes und Kaltes *(siehe S. 55)*. Eisgekühlte Getränke helfen jedoch nicht, weil die extreme Kälte das Qi schwächt.	Kreisend streichen und kneten: Ma25, B25, Ma36, Ma44, Mi9 und Di4 *(siehe S. 90, 91 und 95; Punkte S. 26 bis 28)*.	*Ping Wei Pian* oder *Ren Dan (siehe S. 120 und 122)*.	

BESCHWERDEN

Durchfall *(Forts.)*

Eine Schwäche des Milz- und Magen-Qi kann von leichten Unterleibsschmerzen, Darmkollern, Appetitlosigkeit, aufgetriebenem Unterleib und Müdigkeit begleitet werden. Schwerere Fälle gehen mit Kälte in den Gliedmaßen und dem frühmorgendlichen »Hahnenschrei«-Durchfall einher, was auf eine Nieren-Yang-Schwäche hindeutet und manchmal zu häufigem Wasserlassen und Kreuzschmerzen führt.

Erkältungen

Schon der Name der Krankheit zeigt an, wovon sie ausgelöst wird: Kälte. Witterungseinflüsse sind auch in der chinesischen Medizin Erkältungsursachen; Kälte, Hitze, Wind, Feuchtigkeit, Trockenheit und Sommerhitze werden besonders beachtet. Die Behandlung soll diese »zeitweiligen Gäste« aus dem Körper entfernen.

Dringen Witterungseinflüsse wie Wind oder Kälte in den Körper ein, versucht die Abwehrenergie ein weiteres Eindringen zu vermeiden und schließt die Poren. Darauf folgt ein Kampf zwischen der Energie der Witterung und der Energie des Betroffenen. Je stärker sein Qi, desto heftiger die Symptome.

Das hohe Fieber ohne Schwitzen ist von einem steifen Nacken und Schmerzen am Hinterkopf begleitet, wo das Witterungselement in den Körper eingedrungen ist. Der Befallene flieht die Kälte. Die Lungen sind in Mitleidenschaft gezogen, die Nase kitzelt, man muß niesen; manchmal kommt ein reichlicher, wäßriger Ausfluß hinzu. Der Hals ist trocken und wund, der Kopf fühlt sich dumpf an. Die Beschwerden dauern einen oder zwei Tage an. Die Behandlung soll vor allem die Poren öffnen, zum Schwitzen anregen und den Witterungseinfluß aus dem Körper vertreiben.

Hat der Patient keine besonders starke Energie, verlagern sich die Symptome gerne in den Hals und die Brust. Sonst ist der Patient gewöhnlich noch eine Zeitlang müde und lethargisch und hat eventuell noch etwas leichtes Fieber. In der Geschäftigkeit des Alltagslebens ist das häufig. Die Energie erschöpft sich, und wir können Witterungseinflüsse nicht mehr abwehren.

Gefühllosigkeit und Kribbeln

Ein häufiges Übel, besonders bei Frauen und Menschen, die mechanische Bewegungen ausführen. Die Stärke der Symptome variiert. Ein leiches Kribbeln kann sich in stechende Schmerzen verwandeln und schließlich zu Muskelschwäche und später Gefühllosigkeit führen.

Aus der Sicht der chinesischen Medizin werden sie von einer Stagnation von Qi und Blut in den Meridianen der befallenen Körperteile verursacht. Eine gleichzeitige Feuchtigkeitsansammlung deutet zudem auf eine Milzdisharmonie hin, und infolge Blutschwäche fließt das Blut oft unregelmäßig. Routinebewegungen belasten Qi- und Blutfluß.

Gelenk- und Muskelschmerzen sowie -versteifungen

Diese Beschwerden sind auf eine Behinderung des Qi- und Blutflusses in den Meridianen zurückzuführen; die häufigsten Ursachen sind klimatischer Natur: Wind, Kälte und Feuchtigkeit. Zuerst werden Qi oder Blut oder beide geschwächt, worauf die Witterungseinflüsse in den Körper eindringen können.

Die Gelenke schmerzen, sind steif, gefühllos, geschwollen, und in schwereren Fällen verformen sie sich. Wind erzeugt »Wanderschmerzen«. Feuchtigkeit macht sich als Schwere, Steifheit und Schwellungen bemerkbar. Kälte verursacht Schmerzen in den betroffenen Gelenken und Körperteilen, die sich kalt anfühlen. Wärme lindert. Bei manchen verwandelt sich der Witterungseinfluß in Hitze und führt zu Rötung, Schwellung und Hitze wie rheumaähnlicher Arthritis. Bei Komplikationen sollte der Arzt beigezogen werden.

BEHANDLUNG

Ernährung	Massage	Kräuter	Arztbesuch
Eine gesunde Ernährung (*siehe S. 59*). Essen Sie nichts Kaltes oder Rohkost, sondern mehr energetisch Wärmendes (*siehe S. 55*). Verwenden Sie beim Kochen frische Ingwerwurzel und Zimtbaumrinde.	Kreisend streichen und in Schwingung versetzen: Ma25, EG12, B25, Ma36, B20, Le13 und Mi3 (*siehe S. 90 und 98*). Bei Nierenbeteiligung zusätzlich B23, N3, EG4 und LG20 (*Punkte siehe S. 26 bis 28*).	Bei Milz- und Magen-Qi-Schwäche *Xiang Sha Yang Wei Pian* oder (das stärkere) *Bu Zhong Yi Qi Wan*. Gegen Nierendisharmonie *Jin Gui Shen Qi Wan* (*siehe S. 118 ff.*). Trinken Sie Ingwer oder Fencheltee (*Zubereitung S. 115*).	
Bei akutem Fieber sollten Sie reichliches Essen bleibenlassen, weil Sie es nicht verdauen und noch mehr Hitze im Körper entsteht. Hier kommt das englische Sprichwort her: »Füttere die Erkältung, hungere das Fieber aus« (Feed your cold and starve your fever). Essen Sie Leichtes, etwa Hühnerbrühe und leichte Suppen. Aber auch weicher Reisbrei (*siehe S. 60*) mit Scheibchen frischer Ingwerwurzel und Frühlingszwiebel sowie frisch gedämpftes Gemüse sind gut. Bei Fieber essen Sie Chinakohl, Mungbohnen, Kohlrüben und Erbsen.	Kneten: Lu7 und Di4, bei verstopfter Nase zusätzlich Di20 (*siehe S. 91 und 95*); reiben: LG16 und B12 (*siehe S. 94*); walken: Yintang, bei Kopfschmerzen zusätzlich Taiyang (*siehe S. 90 und 97*). Außerdem bei Kopfschmerzen greifen: GB20 (*siehe S. 93; Punkte S. 26 bis 28*).	*Sang Yu Jin* oder *Yin Qiao Jie Du Pian* (*siehe S. 122 und 124*). Trinken Sie Ingwer- oder Salbeitee (*siehe S. 117*). Auch folgendes nützt: Schneiden Sie eine Zwiebel in Scheiben, kochen Sie sie mit 4 Tassen Wasser auf und lassen sie 20 Minuten weiterköcheln. Fügen Sie eine Prise Cayennepfeffer hinzu, und trinken Sie dreimal täglich eine halbe Tasse davon warm. Gehen Sie ins Bett, und schwitzen Sie die Erkältung aus.	• Wenn die Symptome länger als fünf Tage andauern. • Wenn andere Beschwerden auftreten, etwa Durchfall und Erbrechen (der Magen wird in Mitleidenschaft gezogen) oder Husten mit Auswurf und Atemlosigkeit (Lungenbefall). • Bei wiederkehrenden Erkältungen.
Eine gesunde Ernährung (*siehe S. 59*) mit wärmenden und das Qi und Yang – sowie das Blut – stärkende Nahrungsmittel (*siehe S. 55*).	Kneten: Ma36, Mi10, H7 und Le3 (*siehe S. 91 und 95*); kreisend streichen: EG12 (*siehe S. 90*); seitwärts reiben: B17 und B18 (*siehe S. 94; Punkte S. 26 bis 28*).	Hier helfen mehrere Rezepturen. Am besten beginnt man mit den das Qi stärkenden und blutnährenden: *Ba Zhen Tang* und *Shi Chuan Da Bu Tang*; *Dang Gui Pian* ist ein gutes Bluttonikum (*siehe S. 118 ff.*)	• Bei heftigen Anzeichen. • Bei gleichzeitiger Schwäche oder Lähmung.
Eine allgemein gesunde Ernährung (*siehe S. 59*) und blutnährende Zutaten, insbesondere Sellerie und Petersilie. Essen Sie außerdem energetisch warme und das Qi und Yang stärkende Speisen (*siehe S. 55*).	Abreiben: Mi21 bei Schmerzen am ganzen Körper (*siehe S. 93*). Folgende Punkte kneten oder greifen Sie – *Schulter:* Di15, Di14, DW14, Dü9, Dü10 (*siehe auch Rudern, S. 92*); *Ellenbogen:* Di10, Di11, Di12; *Handgelenk:* DW4, Dü5, DW5; *Hüfte:* GB30, GB29, B37; *Knie:* Ma34, Xiyan, GB34, Mi9; *Knöchel:* Ma41, B60, N3 (*siehe S. 91 bis 96, Punkte S. 26 bis 28*).	*Du Huo Ji Sheng Wan* (*siehe s. 120*). Außerdem können Sie dreimal täglich 2 Teelöffel Apfelessig mit Honig in warmem Wasser trinken.	• Bei schwerwiegenden Symptomen. • Bei Verschlechterung des Zustands.

BESCHWERDEN

Halsschmerzen

Kinder leiden viel häufiger darunter als Erwachsene. Der Hals ist wund oder schmerzt in schwereren Fällen. Manchmal kommt Fieber hinzu oder auch Schluckweh. Die Lymphknoten sind geschwollen und schmerzempfindlich, die Mandeln manchmal geschwollen und gerötet und weiß oder gelb belegt. Die Zunge ist dicklich und gelb überzogen, und man fühlt sich einfach krank. Der chinesischen Medizin zufolge gibt es zwei Ursachen dafür.

Geschwollene, eiternde Mandeln sind auf Hitze in Magen oder Lungen zurückzuführen, die bei Eindringen von Wind/Kälte oder Wind/Hitze in den Hals hochsteigt. Bei wiederkehrenden Schmerzen sollte die Anfälligkeit behandelt werden.

Manchmal kehren Halsschmerzen wieder, ohne daß dabei die Mandeln anschwellen oder gelb oder weiß eitern. Bei leichten Schmerzen liegt meist keine Mandelentzündung vor, sondern die leichten Beschwerden sowie der trockene, schmerzende, rote Hals, manchmal auch Müdigkeit und Kreuzschmerzen, sind auf in den Hals aufsteigendes Nieren- und Leber-Qi zurückzuführen.

Husten

Husten deutet auf eine Disharmonie in den Lungen hin *(siehe auch Kasten, S. 34)*. In der chinesischen Medizin wird die Lunge das »zarte Organ« genannt, weil es Witterungseinflüssen unterliegt. Außerdem schlagen sich Trauer und Verluste oft in Lungenleiden nieder. Bei wiederkehrenden Symptomen wie Husten empfiehlt es sich, regelmäßig Qi Gong zu üben, zu meditieren und sich täglich zu bewegen (Schwimmen oder Wandern). Meistens ist Husten nicht schwerwiegend und verhältnismäßig leicht selbst zu behandeln. Hier werden die drei häufigsten Hustenarten besprochen.

KATARRH
Wird häufig wie Erkältungen von Witterungselementen verursacht, die aber schwerwiegender sind, da sie schon bis in die Lungen vorgedrungen sind und der regelmäßige Qi-Fluß gestört ist. Bei manchen »rutscht die Erkältung immer in den Brustraum«. Die Symptome sind dieselben wie bei der Erkältung, dazu kommt Husten, manchmal mit Auswurf.

TROCKENER HUSTEN
Auch Trockenheit in den Lungen aufgrund eines Flüssigkeitmangels (Yin) kann Husten verursachen. Rauchen und in einer trockenen, zu warmen Umgebung zu arbeiten trägt zu diesem Husten mit wenig oder keinem Auswurf, trockenem Mund und möglicherweise trockener Haut bei.

HUSTEN MIT SCHLEIMAUSWURF
Eine vermehrte Schleimbildung ist gewöhnlich auf Lungen- und Milzschwäche zurückzuführen, bei der sich Feuchtigkeit ansammelt, die in die Lungen aufsteigt, wo sie Husten mit Schleimauswurf verursacht. Dazu kommen Müdigkeit, ein dumpfes Gefühl im Kopf, Appetitlosigkeit und Neigung zu Durchfall.

BEHANDLUNG

Ernährung	Massage	Kräuter	Arztbesuch
Eine leichte Kost hilft bei plötzlichen Halsschmerzen. Vermeiden Sie energetisch heiße und nehmen statt dessen mehr kühlende Speisen zu sich (*siehe S. 55*).	Kneten: Lu10, Di4, Ma44 und DW17 (*siehe S. 91 und 95; Punkte S. 26 bis 28*).	*Sang Ju Yin* oder *Yin Qiao Jie Du Pian* (*siehe S. 122 und 124*). Gurgeln Sie außerdem mit Salbei (*siehe S. 117*).	• Bei starken Halsschmerzen (nicht nur Reizung).
Eine allgemein gesunde Ernährung (*siehe S. 59*) mit Walnüssen und Kastanien. Außerdem können Sie einmal wöchentlich wenig fein geschnittene Lammniere in einer Suppe oder Reisbrei essen (*siehe S. 60*).	Kneten: N3, N6, Lu10 und Lu7 (*siehe S. 91 und 95; Punkte S. 26 bis 28*).	Versuchen Sie es mit *Liu Wei Di Huang Wan* (*siehe S. 120*).	
Die unter *Erkältungen* aufgeführte Diät hilft im Anfangsstadium. Danach ist lungenstärkendes Essen angezeigt (Suppen, Huhn, Datteln, Honig und Malzzucker). Fügen Sie Windglockenwurzel (*Dang Shen*), Ginseng (*Ren Shen*) und Tragantwurzel (*Huang Qi*) hinzu. Vermeiden Sie Fettes und Scharfes, Meeresfrüchte, Alkohol und Tabak.	Kneten: Lu5 und Di4 (*siehe S. 91 und 95*); reiben: B13 (*siehe S. 94; Punkte S. 26 bis 28*).	Bei akutem Husten nehmen Sie entweder *Yin Qiao Jie Du Pian* oder *Sang Ju Yin*. Danach stärken Sie die Lungenenergie entweder mit *Bu Zhong Yi Qi Wan* oder *Liu Jun Zi Wan* (*siehe S. 118 ff.*). Außerdem hilft Salbeitee (*siehe S. 117*).	• Bei anhaltendem Husten – länger als sieben bis zehn Tage. • Bei gleichzeitiger Kurzatmigkeit. • Bei Bluthusten.
Eine allgemein gesunde Ernährung (*siehe S. 59*) und zusätzlich Gedünstetes, um mehr Feuchtigkeit in die Lungen zu bringen. Vermeiden Sie fette und scharfe Speisen, Meeresfrüchte, Alkohol und Tabak.	In Schwingung versetzen: B13, Lu9 und N6 (*siehe S. 98; Punkte S. 26 bis 28*).	Entweder *Chuan Bei Pi Pa Gao* oder, bei chronischem Husten, *Yang Yin Qing Fei Tan* (*siehe S. 118 und 124*).	
Eine gesunde Ernährung (*siehe S. 59*). Vermeiden Sie Kaltes und Rohkost. Essen Sie warm und energetisch warme Speisen (*siehe S. 55*). Stärken Sie die Lungen mit Suppen, Huhn, Datteln, Honig und Malzzucker. Geben Sie 10 g Windglockenwurzel (*Dang Shen*), 5 g Ginseng (*Ren Shen*), 10 g Tragantwurzel (*Huang Qi*) in eine Gemüsesuppe (*siehe S. 59*). Vermeiden sie Feuchtigkeiterzeugendes, oder essen Sie weniger davon, und halten Sie sich statt dessen an Feuchtigkeitauflösendes (*siehe S. 55*).	Kneten: B20, EG12, Ma36, B13 und Ma40 (*siehe S. 91 und 95; Punkte S. 26 bis 28*).	Wenn Sie nicht zu müde und appetitlos sind, nehmen Sie in einem warmen Klima *Er Chen Wan*. Bei Anzeichen von Müdigkeit, Appetitlosigkeit und Neigung zu Durchfall *Liu Jun Zi Wan*. *Chuan Bei Jing Pian* befreit die Lungen von weißem Auswurf. Bei gelbem Auswurf nehmen Sie *Chuan Bei Pi Pa Lu* oder *Qing Qi Hua Tan Wan* (*siehe S. 118 ff.*). Trinken Sie außerdem Huflattichblütentee.	

BESCHWERDEN

Kolik bei Kleinkindern

Unter krampfartigen Unterleibsschmerzen leiden Klein-kinder und Säuglinge häufig, besonders wenn sie Kuh-milch trinken und früh abgestillt werden. Beachten Sie dazu den Kasten auf S. 54.

Kommt entweder von einer Kälte-Aufnahme mit kaltem Essen oder Trinken oder von Verdorbenem (Nahrungsmittelvergiftung). Manchmal behindern Milch und Nahrung den Qi-Fluß bei unre-gelmäßiger oder überreichlicher Fütterung, nach schwerverdauli-chem Essen oder Schlafenlegen unmittelbar danach. Auf das »Bäu-erchen« zu warten ist eine gute Vorbeugungsmaßnahme.

Kopfschmerzen

Es gibt viele verschiedene Arten von Kopfschmerzen, die sich je nach Sitz, Schwere, Dauer und Ausprägung unter-scheiden. Hier werden die häufigsten Formen aufgeführt. Über Kopfschmerzen machen sich viele Sorgen; sollte das auch bei Ihnen der Fall sein, holen Sie besser ärztlichen Rat ein *(siehe ebenso letzte Spalte)*.

In der chinesischen Medizin werden Kopfschmerzen danach unterschieden, wo sie auftreten. Nebenstehend werden die drei häufigsten beschrieben.

HINTER DER STIRN
Kopfschmerzen hinter der Stirn kommen von einer Magendishar-monie; die »Eiskrem-Kopfschmerzen« von Kälte im Magen. Ge-wöhnlich sind sie dumpf und verschwinden beim Essen, speziell bei warmem. Sie treten auch beim Überspringen von Mahlzeiten oder nach bestimmten Speisen auf und lösen Darmstörungen oder Übel-keit aus. Die Behandlung zielt auf Stärkung des Magen-Qi und Harmonisierung des Qi-Flusses im oberen Verdauungstrakt ab.

SEITLICHE KOPFSCHMERZEN
Diese rühren von Leber und Gallenblase her, zumeist in Streßsi-tuationen, die den Leber-Qi-Fluß behindern, oder nach dem Essen von Schalentieren, Käse, Schokolade oder dem Genuß von Rotwein. Bei gleichzeitiger Magendisharmonie treten Übelkeit oder Erbrechen auf – »die Leber greift den Magen an«. Die Behandlung zielt hauptsächlich darauf ab, den Leber-Qi-Fluß zu glätten und das Magen-Qi zu stärken.

UNTER DER SCHÄDELDECKE
Meist unbestimmte, dumpfe Kopfschmerzen, die im Stehen oder bei Bewegung schlimmer werden, gewöhnlich abends auftreten (Müdigkeit) und auf eine Qi- und Blutschwäche zurückzuführen sind (Qi und Blut gelangen nicht mehr bis in den Kopf). Hier sind Qi und Blut zu stärken, was einige Zeit dauert. Ruhe ist überaus wichtig.

Ohrenschmerzen

Ohrenschmerzen oder -beschwerden treten häufig bei Babys und Kleinkindern auf und beunruhigen die Eltern oft sehr, die dann gleich etwa selten auftretende Folgeer-scheinungen wie Mastoiditis oder Knochenentzündung hinter dem Ohr befürchten.

Der chinesischen Medizin zufolge ist die häufigste Ursache hierfür Feuchtigkeitsansammlung (Schleim), die vom Magen in die Lun-gen aufsteigt, und Milz- und Lungen-Qi-Schwäche. Die Behand-lung zielt hauptsächlich auf Stärkung des Milz- und Lungen-Qi sowie das Austrocknen der Feuchtigkeit (Schleim) ab.

BEHANDLUNG

Ernährung	Massage	Kräuter	Arztbesuch
Die Ernährung ist bei Kindern außerordentlich wichtig, weil sie im allgemeinen zu Verdauungsstörungen neigen. Richten Sie sich nach den Empfehlungen für eine gesunde Ernährung für Säuglinge und Kleinkinder auf S. 54.	Siehe: *Kleinkindbehandlung bei Verdauungsstörungen auf S. 100 f.*		• Bei schwerwiegenden Anzeichen.
Eine allgemein gesunde Ernährung (*siehe S. 59*) sowie Speisen mit einer warmen Energie und solche, die das Qi und Yang stärken (*siehe S. 55*).	Kneten Sie EG12, Ma36, Mi4 und Yintang (*siehe S. 91 und 95; Punkte S. 26 bis 28*).	Trinken Sie Fenchel- oder Ingwertee (*Zubereitung siehe S. 115*).	• Bei starken Kopfschmerzen. • Bei langsam zunehmenden Kopfschmerzen. • Bei zusätzlichem Erbrechen. • Bei steifem Nacken und Abneigung gegen Licht. • Bei zusätzlichen Symptomen wie Schwäche eines Armes oder Beines, Gefühllosigkeit oder Kribbeln.
Eine allgemein gesunde Ernährung (*siehe S. 59*) unter Vermeidung speziell erhitzender Speisen (*siehe S. 55*). Glätten Sie den Leber-Qi-Fluß mit den dort beschriebenen Zutaten.	Stärken Sie den Magen durch Kneten: Ma36, EG12 und Mi4 (*siehe S. 91 und 95*). Glätten Sie den Leber-Qi-Fluß durch Kneten: Le3, GB34 und P6; sowie Greifen: GB20 (*siehe S. 93; Punkte S. 26 bis 28*).	*Xiao Yao Wan* (*siehe S. 124*). Sie können auch eine aufgeschnittene Zitrone auf die Schläfe legen oder ein Kohlblatt waschen und ausdrücken, bis der Saft heraustropft, das Blatt erwärmen und es auf die schmerzende Stelle legen.	
Eine allgemein gesunde Ernährung (*siehe S. 59*), aber keine Rohkost und nichts Kaltes. Nehmen Sie blutnährende und das Qi und Yang stärkende Speisen zu sich (*siehe S. 55*).	Reiben: B17, B18 und B20 (*siehe S. 94*). Kreisend streichen und kneten: EG6 und EG12 (*siehe S. 90, 91 und 95*); kneten: Mi10, Le3 und Ma36 (*Punkte siehe S. 26 bis 28*).	Stärken Sie das Qi mit *Bu Zhong Yi Qi Wan* und das Blut mit *Dang Gui Pian*. Außerdem stärken Sie Qi und Blut mit *Ba Zhen Wan*, *Ren Shen Yang Rong Wan* oder *Shi Chuan Da Bu Wan* (*siehe S. 118 bis 125*).	
Um lange gesund zu bleiben, sollten Sie sich allgemein gesund ernähren (*siehe S. 59*). Beachten Sie außerdem die Ernährungsempfehlungen für Säuglinge und Kleinkinder auf S. 54; das wird dazu beitragen, daß sich solche Beschwerden gar nicht erst einstellen.	Bei akuten Ohrenschmerzen kneten: DW5 und GB41 (*siehe S. 91 und 95*); greifen: GB20 (*siehe S. 93*). Wenn der Schmerz nachgelassen hat, stärken Sie das Qi – kneten: Ma36 und Di4; kreisend streichen: EG12 (*siehe S. 90*); und seitwärts reiben: B20 (*siehe S. 94; Punkte S. 26 bis 28*).	Tröpfeln Sie leicht erwärmtes (Achtung: *nicht heißes!*) Mandel- oder Olivenöl ins Ohr, aber nicht bei Absonderungen aus dem Ohr.	• Bei starken Ohrenschmerzen. • Bei zusätzlich hohem Fieber. • Wenn die Schmerzen länger als zwei bis drei Tage andauern.

BESCHWERDEN

Prämenstruelles Syndrom

Das prämenstruelle Syndrom ist weit verbreitet. Der Menstruationszyklus ist ein interessantes Beispiel eines natürlichen Kreislaufs, den die chinesische Medizin gut versteht. In den verschiedenen Stadien ihres Zyklus fühlen sich Frauen oft geistig und seelisch ganz unterschiedlich. In Naturvölkern zog sich die Frau während der Periode zurück und nutzte die Gelegenheit für eine spirituelle oder künstlerische Betätigung. Das ist heute wohl nicht so einfach, aber wenn die Frau diese Veränderungen wahrnimmt, kann sie ihre Lebensweise langsam verändern. Schon dadurch lassen sich einige Symptome beheben.

Manchmal führt eine Milz-Qi-Schwäche zu Müdigkeit, Verlangen nach Süßem und Wasserretention.

Eine Leber-Qi-Stagnation kann Reizbarkeit, Empfindlichkeit, schmerzende Brüste, Kopfschmerzen und allgemeine Anspannung, möglicherweise auch Unterleibsschmerzen unmittelbar vor und in den ersten Tagen der Periode zur Folge haben.

Regelblutungen mit Schmerzen

Diese außerordentlich häufigen Beschwerden lassen sich vielfach recht leicht mit chinesischer Medizin beheben. Werden die Regelblutungen schmerzhaft, stellt sich die wichtige Frage: Wann setzen die Schmerzen ein? Am Anfang der Periode oder erst später? Das sind die zwei hier behandelten Hauptgruppen.

Manche Frauen bekommen unmittelbar vor der Periode krampfartige Schmerzen, die am ersten und zweiten Tag noch anhalten. Dunkelrote Blutklumpen zeigen eine Behinderung des Leber-Qi-Flusses an. Dazu können Reizbarkeit, Kopfschmerzen und schmerzende, geschwollene Brüste kommen, manchmal auch Kälte in der Gebärmutter. In schweren Fällen sind Ohnmacht, Durchfall und Kopfschmerzen nicht ausgeschlossen.

Manchmal stellen sich die dumpfen Schmerzen später ein und ziehen sich hin. Zur starken Blutung können Müdigkeit, dumpfe Kopfschmerzen, Ängste, Schlaflosigkeit und Kälteempfindung kommen. Das liegt an einem Blutmangel, normalerweise eine Begleiterscheinung einer Leber- und Nierenschwäche.

Rückenschmerzen

Tausende von Arbeitsstunden gehen jährlich wegen eingeschränkter Bewegungsfreiheit durch Rückenschmerzen verloren. Das ist nicht nur ein enormer wirtschaftlicher Verlust, viel wichtiger ist, daß viele der Leidenden in ihrer Lebensführung eingeschränkt sind. Die Schmerzen können plötzlich und vehement auftreten, häufiger sind sie langwierig und wiederkehrend. Wo es schmerzt, ist manchmal ein Hinweis auf ein tieferliegendes Organleiden. Aus der Abbildung auf S. 28 ersehen Sie die Lage der sogenannten Transportpunkte auf dem Rücken, die zu den

KREUZ- UND ALLGEMEINE RÜCKENSCHMERZEN
Diese können durch das Eindringen eines Witterungselementes — Wind, Kälte oder Feuchtigkeit — entstehen, was bei Bauarbeitern häufig vorkommt. Der meist starke Schmerz setzt plötzlich ein, und der schmerzende Körperteil fühlt sich kalt und steif an. Gewöhnlich liegt keine größere organische Disharmonie vor, es sei denn, Sie leiden unter wiederkehrenden Schmerzen oder Begleiterscheinungen. Die Akupunktur ist sehr wirksam, manchmal reicht eine einzige Behandlung. Es gibt jedoch eine Reihe weiterer Therapiemöglichkeiten für zu Hause.

BEHANDLUNG

Ernährung	Massage	Kräuter	Arztbesuch
Eine allgemein gesunde Ernährung *(siehe S. 59)* mit zusätzlich wärmenden und das Qi sowie Yang stärkenden Nahrungsmitteln *(siehe S. 55)*.	Kreisend streichen: EG12 *(siehe S. 90)*; kneten: Ma36, Mi4 und B20 *(siehe S. 91 und 95; Punkte S. 26 bis 28)*.	*Bu Zhong Yi Qi Wan (siehe S. 118)*. Da die Energie stärker wird, kann sich die Behinderung des glatten Leber-Qi-Flusses stärker bemerkbar machen. Bei gleichzeitiger Milz-Qi-Schwäche und Leber-Qi-Stagnation nehmen Sie vor der Periode zusätzlich *Xiao Yao Wan (siehe S. 124)*.	• Bei schwerwiegenden Symptomen.
Eine allgemein gesunde Ernährung *(siehe S. 59)* mit Zutaten zum Glätten des Leber-Qi-Flusses *(siehe S. 55)*.	Kneten: Le3, GB34 und Le14 *(siehe S. 91 und 95)*; walken: B18 *(siehe S. 90; Punkte S. 26 bis 28)*.	*Xiao Yao Wan (siehe S. 124)*.	
Eine allgemein gesunde Ernährung *(siehe S. 59)* Vermeiden Sie während der Menstruation Rohkost sowie kalte Getränke und Speisen, insbesondere Eis.	In Schwingung versetzen: EG6 und EG3 *(siehe S. 98)*; kneten: Le3, Mi10 und GB34 *(siehe S. 91 und 95; Punkte S. 26 bis 28)*.	*Xiao Yao Wan (siehe S. 124)*. Trinken Sie zudem warmen Zimttee zur Erwärmung der Gebärmutter und des Unterleibes *(siehe S. 117)*. Wärmflaschen auf dem Unterleib nützen ebenfalls: Das Qi fließt regelmäßiger, wenn es gewärmt wird.	• Bei schwerwiegenden Symptomen. • Bei sehr starker Regelblutung.
Eine allgemein gesunde Ernährung *(siehe S. 59)* und zusätzlich das Blut und Yin nährende und energetisch warme Nahrungsmittel mit reichlich Wurzelgemüse *(siehe S. 55)*.	Reiben und kneten: B17, B18 und B23 *(siehe S. 91 bis 95)*; kneten: N3 und Le8; und in Schwingung versetzen: EG4 *(siehe S. 98; Punkte S. 26 bis 28)*.	*Gui Pi Wan, Ba Zhen Wan, Ren Shen Yang Rong Wan* und *Dang Gui Pian* sind alle blutnährend. Lesen Sie auf S. 118 bis 125 nach, welches in Ihrem Fall am besten zutrifft.	
	Massieren Sie B23, B40 und LG26 für die Kreuzschmerzen *(Punkte siehe S. 26 bis 28)*; und in akuten Fällen die schmerzenden, sogenannten *Ah-Shi-Punkte*, die sich hart anfühlen, warm, kalt oder leicht entfärbt sein können, am ganzen Körper. Dadurch werden die Qi- und Blutstagnationen aufgelöst und die Heilung gefördert; nur ist es etwas unangenehm und sollte regelmäßig wiederholt werden, um Stauungen zu beseitigen. Kneten *(siehe S. 91 und 95)*: alle Punkte; und seitwärts reiben: B23 und B40 *(siehe S. 94)*.	Machen Sie eine Ingwerkompresse. Die Hitze der Kompresse und warme Ingwerenergie bringen das Qi in Bewegung und vertreiben Kälte und Feuchtigkeit. Raspeln Sie ein 10 cm langes Stück frischer Ingwerwurzel, und lassen Sie sie 5 bis 10 Minuten in 4 Tassen Wasser köcheln. Seihen Sie die Flüssigkeit in einen Topf (auf dem Herd) ab. Befeuchten Sie ein Tuch, und legen Sie es so heiß auf das Kreuz, wie es erträglich ist. Wickeln Sie ein trockenes Handtuch darum, damit die Kompresse heiß bleibt. Ist sie abgekühlt, erhitzen Sie sie wieder im	• Bei starken Schmerzen. • Bei Gefühllosigkeit, Kribbeln oder Schwäche im Bein. • Bei gleichzeitigen Symptomen in Harnblase oder Darm. • Bei langsamer Verschlechterung und neuen Symptomen.

BESCHWERDEN

Rückenschmerzen *(Forts.)*

entsprechenden Organen führen. Bei Organdisharmonien schmerzt der Bereich um den dazugehörigen Punkt.

Kreuzschmerzen hängen mit der Nierenfunktion zusammen, Rückenschmerzen im unteren Brustbereich haben mit Leber, Magen oder Milz zu tun, im oberen Brustbereich mit Herz- oder Lungendisharmonien. Schmerzen im oberen Schulter- und Nackenbereich zeigen Gallenblasen- und im mit ihr gepaarten Organ Leberbeschwerden an.

Meditation und Qi Gong wirken in die Tiefe und stärken die Nieren besonders. Fangen Sie mit der allgemeinen Atemübung zur Entspannung an, und gehen Sie dann zu den Konzentrationsübungen über *(siehe S. 51)*. Oder Sie visualisieren die Heilung des Rückens und Stärkung der Nierenenergie *(siehe ebenda)*. Die Atemübung hilft auch bei Nacken- und Schulterverspannungen.

Der chinesischen Medizin zufolge gibt es zwei Hauptursachen für Rücken- und drei weitere für lokale Schmerzen.

KREUZSCHMERZEN

Am häufigsten werden — jedenfalls langwierige, immer wiederkehrende — Kreuzschmerzen durch eine Nieren-Qi-Schwäche verursacht. Dazu kommen manchmal häufiges Wasserlassen, schwache Knie, Müdigkeit, Impotenz und Weißfluß.

NACKEN- UND SCHULTERSCHMERZEN

Nacken- oder Schulterschmerzen und -verspannungen gehen oft mit einem stagnierenden Leber-Qi einher; emotionaler Streß und Anspannung spielen hierbei eine große Rolle. Lesen Sie auch unter Gelenk- und Muskelschmerzen sowie -verspannungen nach.

OBERE RÜCKENPARTIE

Schmerzen in diesem Bereich sind auf eine Disharmonie in Herz und Lunge zurückzuführen. Bei letzterer treten auch Husten, Müdigkeit, Traurigkeit und Atemnot auf. Bei einer Herzdisharmonie entstehen manchmal Herzklopfen, Ängste und Schlafstörungen infolge exzessiven Träumens.

MITTLERE RÜCKENPARTIE

Hier ist das Gleichgewicht in Milz und Magen gestört; entweder liegt eine Qi-Schwäche oder eine Behinderung des Qi-Flusses vor. Mögliche Begleiterscheinungen sind Appetitlosigkeit, Müdigkeit, aufgetriebener Unterleib, Verdauungsstörungen und Neigung zu Durchfall.

Scheidenfluß

Scheidenfluß ist ein häufiges Symptom und geht manchmal auf eine Pilzinfektion (Candidose) zurück. Hier werden die beiden Hauptarten Weißfluß und gelber Ausfluß aufgeführt.

WEISS

Gewöhnlich sinkt infolge einer Milz-Qi-Schwäche Feuchtigkeit (Schleim) in den Unterleib, kann sich aber auch im Darm sammeln. Damit gehen Verlangen nach Süßem, Appetitlosigkeit, Müdigkeit, Anschwellen infolge Wasserretention und Neigung zu Durchfall einher. Manchmal kommt eine Nieren-Yang-Schwäche hinzu.

GELB

Der Leber-Qi-Fluß stagniert, der Ausfluß ist wegen der gewöhnlich dabei entstehenden Hitze gelblich. Begleiterscheinungen sind schmerzende Brüste, seitliche Kopfschmerzen, Reizbarkeit, seitliche Unterleibsbeschwerden, Aufstoßen und Darmstörungen (Verstopfung oder wechselnde Beschaffenheit des Stuhls).

BEHANDLUNG

Ernährung	Massage	Kräuter	Arztbesuch
		heißen Ingwersud und wiederholen das mindestens dreimal. Drei bis vier Anwendungen täglich lindern Schmerzen und Krämpfe erheblich.	
Eine allgemein gesunde Ernährung *(siehe S. 59)* mit Kastanien und Walnüssen. Oder geben Sie einmal wöchentlich etwas Lammniere in eine Suppe oder feingeschnitten in den Reisbrei *(siehe S. 60)*.	Seitwärts reiben: B23 *(siehe S. 94)*; kneten oder in Schwingung versetzen: N7, EG4 und N3 *(siehe S. 91, 95 und 98, Punkte S. 26 bis 28)*.	Je nach Energiemuster ziehen Sie *Yao Tong Pian, Liu Wei Di Huang Wan* oder *Jin Gui Shen Qi Wan* in Erwägung. Außerdem können Sie das Massageöl *Die Da Wan Hua You* verwenden *(siehe S. 118 bis 125)*.	
	Bei Nackenschmerzen greifen: GB21, GB20 und B10 *(siehe S. 93; Punkte S. 26 bis 28)*.	*Xiao Yao Wan (siehe S. 124)* bei gleichzeitiger innerer Spannung.	
	Kneten: B13 und B15 *(siehe S. 91 und 95)*; greifen: GB21 *(siehe S. 93; Punkte S. 26 bis 28)*.		
	In Schwingung versetzen: EG12 *(siehe S. 98)*; und kneten: Ma 36, B20 und B21 *(siehe S. 91 und 95; Punkte S. 26 bis 28)*.		
Eine allgemein gesunde Ernährung *(siehe S. 59)* sowie feuchtigkeitauflösende Zutaten. Vermeiden Sie Feuchtigkeiterzeugendes, oder essen Sie weniger davon und nehmen statt dessen energetisch Warmes zu sich *(siehe S. 55)*.	Kreisend streichen und in Schwingung versetzen: EG6 und EG12, bei Kreuzschmerzen und Müdigkeit zusätzlich EG4 *(siehe S. 90 und 98)*; kneten: Mi6, Ma36, Mi9 und B23, bei Kreuzschmerzen und Müdigkeit zusätzlich N7 *(siehe S. 91 und 95; Punkte S. 26 bis 28)*.	*Er Chen Wan* hilft speziell gegen Feuchtigkeitsansammlung. *Jin Gui Shen Qi Wan* stärkt das Nieren-Yang, *Liu Jun Zi Wan* das Milz-Qi, außerdem wandelt es Feuchtigkeit um *(siehe S. 118 ff.)*. Nehmen Sie sie, nachdem Jucken und Reizung abgenommen haben	• Bei rotem Ausfluß oder Blut im Ausfluß. • Wenn der Ausfluß schwarz, grün oder übelriechend ist.
Eine allgemein gesunde Ernährung *(siehe S. 59)* mit den Leber-Qi-Fluß glättenden und feuchtigkeitauflösenden Zutaten. Portulak im Reisbrei ist gut. Vermeiden Sie energetisch heiße und feuchtigkeiterzeugende Speisen *(siehe S. 55)*.	Kreisend streichen und in Schwingung versetzen: EG6, EG12 und EG3 *(siehe S. 90 und 98)*; kneten: Mi6, Ma36, Mi9, B23, Le5 und N10 *(siehe S. 91 und 95; Punkte S. 26 bis 28)*.	*Yu Dai Wan (siehe S. 124)*.	

BESCHWERDEN

Schlaflosigkeit

Von den vielen Arten, in denen Schlaflosigkeit auftritt, sind hier vier aufgeführt. Das genaue Schlafmuster erlaubt Hinweise auf die jeweilige energetische Disharmonie und damit auch auf die erforderliche Behandlungsweise.

Bei Einschlafschwierigkeiten mit Träumen, Appetitlosigkeit, allgemeiner Müdigkeit, Herzklopfen und nächtlichem Erwachen und wenn die Gedanken nicht zur Ruhe kommen und sich ständig im Kreis drehen, liegen Blut- und Milz-Qi-Schwäche vor.

Bei nächtlichem Aufwachen mit Kreuzschmerzen, Benommenheit, Ohrensausen, Blasenbeschwerden (häufigem, nächtlichem und tröpfelndem Wasserlassen) sowie Reizbarkeit liegt eine Disharmonie zwischen Herz und Nieren vor.

Depression, Ärger, (besonders seitliche) Kopfschmerzen, schmerzende Seiten, ein bitterer Geschmack im Mund und traumgestörter Schlaf sind auf Leber-»Feuer« zurückzuführen.

Bei Magendisharmonie kann die Schlaflosigkeit von Verdauungsstörungen, aufgetriebenem Unterleib und Aufstoßen begleitet sein.

Schnupfen

Schnupfen befällt Kopf und Nase; die verstopfte oder laufende Nase ist auf eine Ansammlung von Schleim zurückzuführen. Entweder ist die Nase verstopft, oder es kommt zu weißen oder, in schlimmeren Fällen, gelben oder grünen Absonderungen aus der Nase. Häufig sind Kopfschmerzen hinter der Stirn damit verbunden. Manchmal sind die Symptome heftig und verursachen große Schmerzen, besonders bei dickflüssigem, stockendem Schleim. Die Nebenhöhlen sind schmerzempfindlich, der Kopf fühlt sich, besonders morgens, dumpf an.

Kommt bei Lungen-Qi-Schwäche, Milz-Qi-Schwäche und Feuchtigkeitsansammlung vor (Schleim, der sich in den Nebenhöhlen sammelt). Energetisch gesehen, ist das nicht allzu schwerwiegend, da genügend Qi-Stärke vorhanden ist, um die Disharmonie auf die Nase zu begrenzen und sie nicht in die Lungen sinken zu lassen. Mögliche Begleiterscheinungen: Müdigkeit, Appetitlosigkeit, Neigung zu Durchfall, Verlangen nach Süßem und Verdauungsstörungen.

Feuer steigt manchmal aus Leber und Gallenblase in den Kopf auf. Mögliche Begleiterscheinungen: Reizbarkeit, Kopfschmerzen, Seitenschmerzen, Aufstoßen und Hitzeempfindung im Kopf.

BEHANDLUNG

Ernährung	Massage	Kräuter	Arztbesuch
Eine allgemein gesunde Ernährung (siehe S. 59) mit blutnährenden und energetisch warmen Nahrungszusätzen, insbesondere Wurzelgemüse (siehe S. 55). Vermeiden Sie Tee und Kaffee.	Kneten: B20 und B15 (siehe S. 91 und 95; mit dem Daumennagel – siehe S. 101); kneifen und kneten: H7, P6 und Mi6; in Schwingung versetzen: Yintang und Anmian (siehe S. 98; Punkte S. 26 bis 28).	Entweder Ding Xin Wan oder Gui Pi Wan (siehe S. 118 ff.). Trinken Sie außerdem vor dem Zubettgehen 1 Teelöffel unraffinierte Melasse in einem Glas warmer Milch.	• Bei gleichzeitig auftretenden schweren geistigen oder seelischen Störungsanzeichen.
Eine allgemein gesunde Ernährung (siehe S. 59).	Kneifen und kneten: dieselben Punkte wie oben; kneten: B15, B23 und N3 (siehe S. 91 und 95); in Schwingung versetzen: wie oben (Punkte siehe S. 26 bis 28).	Etwa Liu Wei Di Huang Wan (siehe S. 120).	
Eine allgemein gesunde Ernährung (siehe S. 59) mit Zutaten, die das Leber-Qi glätten. Vermeiden Sie energetisch Heißes (siehe S. 55).	Kneten: H7, P6, Mi6 mit GB12, GB34 und Le2 (siehe S. 91 und 95); seitwärts reiben: B18 und B19; in Schwingung versetzen: Yintang und Anmian wie oben. Auch Abreiben kann helfen (siehe S. 93; Punkte S. 26 bis 28).	Xiao Yao Wan (siehe S. 124).	
Eine allgemein gesunde Ernährung (siehe S. 59). Essen Sie nach 19 Uhr nichts mehr, vermeiden Sie Kaltes und Rohkost, und nehmen Sie regelmäßige Mahlzeiten ein, vorzugsweise energetisch Warmes und viel Wurzelgemüse (siehe S. 55).	Kneten: H7, P6, Mi6 mit B21 und Ma36 (siehe S. 91 und 95); kreisend streichen: EG12 (siehe S. 90); in Schwingung versetzen: Yintang und Anmian wie oben (siehe S. 98; Punkte S. 26 bis 28).	Liu Jun Zi Wan (siehe S. 120). Außerdem vor dem Zubettgehen 1 Eßlöffel unraffinierter Melasse in einem Glas warmer Milch trinken.	
Eine gesunde Ernährung (siehe S. 59) mit Gedämpftem zugunsten der Lungen. Fügen Sie Suppen, Huhn, Datteln, Honig und Malzzucker hinzu. In die Suppe fügen Sie zusätzlich 10 g Windglockenwurzel (Dang Shen), 10 g Speichelkraut (Bai Zhu) und 6 g Jamswurzel (Shan Yao) oder dieselben Zutaten wie beim Katarrh hinzu (siehe dort). Essen Sie energetisch Warmes und Feuchtigkeitauflösendes, und vermeiden Sie Feuchtigkeiterzeugendes (siehe S. 55).	Kneten: Lu5, Lu9, EG12, Ma36, Mi3, Di20 und Di4 (siehe S. 91 und 95; Punkte S. 26 bis 28).	Bi Yan Pian im Akutstadium und Liu Jun Zi Wan eine Weile danach zur Stärkung von Lungen- und Milz-Qi und Umwandlung der Feuchtigkeit (Schleim). Er Chen Wan nutzt gegen Feuchtigkeitsansammlung bei gewöhnlich energiegeladenen Patienten (siehe S. 118 ff.).	• Bei Absonderung aus der Nase nach einer Kopfverletzung.
Eine gesunde Ernährung (siehe S. 59) mit Zusätzen zum Glätten des Leber-Qi. Vermeiden Sie energetisch heiße Nahrungsmittel (siehe S. 55).	Kneten: Le3, GB34, Di20, Di4 und EG12 (siehe S. 91 und 95); greifen: GB20 (siehe S. 93; Punkte S. 26 bis 28).		

BESCHWERDEN

Übelkeit und Erbrechen

Übelkeit ohne Erbrechen ist nur die mildere Form des gleichen Symptoms. Gewöhnlich sinkt dabei das Magen-Qi; wenn es aufsteigt, empfindet man Übelkeit oder erbricht. In der chinesischen Medizin gibt es vier Ursachen dafür.

Reisekrankheit wird durch eine bestehende Milz- und Magendisharmonie, häufig mit Feuchtigkeitsansammlung im Magen, hervorgerufen. Die Behandlung zielt auf Stärkung beider Organe und Auflösung der Feuchtigkeit ab, damit das Qi abwärts gelenkt wird und regelmäßiger fließt.

Unregelmäßiges – speziell fettes oder kaltes – Essen kann Verdauungsstörungen (siehe dort), Aufstoßen, Appetitlosigkeit, Verstopfung und übelriechende Darmwinde bewirken.

Bei Behinderung des glatten Leber-Qi-Flusses »greift« das Leber-Qi den Magen »an« und verursacht Rülpsen, seitliche Rumpfschmerzen, Reizbarkeit oder Ärger und saures Aufstoßen.

Entweder herrscht hier eine Milz- oder Magen-Qi-Schwäche vor. Begleiterscheinungen: Appetitlosigkeit, Neigung zu Durchfall, Müdigkeit und Unwohlsein oder Übelkeit nach einem üppigen Essen.

Verdauungsstörungen

Bei Verdauungsstörungen treten Beschwerden in der Magengegend auf. Die drei Hauptursachen gemäß der chinesischen Medizin sind nebenstehend aufgeführt.

Unregelmäßiges Essen schadet Milz und Magen. Anzeichen sind ein aufgetriebener, druckempfindlicher Unterleib, Aufstoßen mit schlechtem Geschmack im Mund und Appetitlosigkeit. Die Behandlung stärkt Milz und Magen und harmonisiert das Qi im oberen Verdauungstrakt.

Manchmal greift eine Stagnation des Leber-Qi den Magen an, was zu Übelkeit, saurem Aufstoßen, aufgetriebenem Unterleib, Reizbarkeit und Appetitlosigkeit führt. Die Behandlung stärkt Milz und Magen und glättet den Leber-Qi-Fluß.

Diese können bei Schwäche des Magen-Qi mit Magen-Kälte auftreten. Anzeichen sind Kältegefühl im Bauch und manchmal Kopfschmerzen hinter der Stirn.

BEHANDLUNG

Ernährung	Massage	Kräuter	Arztbesuch
Nehmen Sie vor der Reise eine leichte, warme und nahrhafte Mahlzeit ein. Vermeiden Sie Fettes, Schweres, übermäßig Süßes und Kaltes.	Kneten: P6 *(siehe S. 91 und 95)*; kreisend streichen: EG12 *(siehe S. 90; Punkte S. 26 bis 28)*.	*Ren Dan (siehe S. 122)* nutzt, ebenso ein warmer Tee aus frischem Ingwer, den Sie während der Reise trinken *(siehe S. 115)*.	• Bei Durst, dunklem, spärlichem Urin und trockenem Mund. Ein solches Austrocknen kommt häufiger bei Babys und älteren Leuten vor, manchmal jedoch auch früher. • Wenn sich Übelkeit und Erbrechen durch die Eigenbehandlung nicht bessern. • Bei gleichzeitigem Gewichtsverlust. • Bei Erbrechen von Blut. • Wenn die Symptome erst einige Tage nach dem Essen bestimmter Speisen auftreten.
Mit einer gesunden Ernährung *(siehe S. 59)* vermeiden Sie solche Symptome. Essen Sie im Bedarfsfall etwas Leichtes und Wärmendes.	Kneten: Ma36, EG12, P6, Mi4 mit Ma25 *(siehe S. 91 und 95)*; *Punkte S. 26 bis 28)*.	*Shen Chu Cha* und *Xiang Sha Yang Wei Pian (siehe S. 122 und 124)*.	
Eine allgemein gesunde Ernährung *(siehe S. 59)* mit zusätzlichen Nahrungsmitteln, die den Leber-Qi-Fluß ausgleichen *(siehe S. 55)*.	Kneten: Ma36, P6, Mi4 mit Le3 *(siehe S. 91 und 95)*; kreisend streichen: EG12 *(siehe S. 90; Punkte S. 26 bis 28)*.	*Shu Gan Wan* oder *Xiao Yao Wan (siehe S. 124)*.	
Eine allgemein gesunde Ernährung *(siehe S. 59)*, dazu energetisch warme Speisen und solche, die das Qi und Yang stärken *(siehe S. 55)*.	Drücken: B20 *(siehe S. 91 und 96)*; kreisend streichen: EG12 *(siehe S. 90)*; kneten: Ma36, P6 und Mi4 *(siehe S. 91 und 95; Punkte S. 26 bis 28)*.	*Bu Zhong Yi Qi Wan* oder *Liu Jun Zi Wan (siehe S. 118 und 120)*.	
Eine allgemein gesunde Ernährung *(siehe S. 59)* mit einem Schwergewicht auf warmem Essen und Wurzelgemüse.	Kneten: Ma36, P6 und Ma44 *(siehe S. 91 und 95)*; kreisend streichen: EG12 *(siehe S. 90)*; walken: Le13 *(siehe S. 90 und 97; Punkte S. 26 bis 28)*.	*Shen Chu Cha (siehe S. 122)*. Außerdem können Sie eine Prise Muskatnuß und schwarzen Pfeffer in eine Tasse warme Milch geben und schluckweise trinken.	• Bei starken Schmerzen. • Bei Versteifung des Unterleibs. • Bei Verschlimmerung der Schmerzen durch Bewegung.
Eine allgemein gesunde Ernährung *(siehe S. 59)* mit Zutaten zur Besänftigung des Leber-Qi-Flusses *(siehe S. 55)*.	Kneten: Ma36 und P6 mit Le3 und Le14 *(siehe S. 91 und 95)*; kreisend streichen: EG12 *(siehe S. 90; Punkte S. 26 bis 28)*.	*Shu Gan Wan* oder *Xiao Yao Wan (siehe S. 124)*.	
Eine allgemein gesunde Ernährung *(siehe S. 59)*. Lassen Sie kalte Speisen völlig weg.	Kneten: Ma36, P6 und Mi4 *(siehe S. 91 und 95)*; kreisend streichen: EG6 und EG12 *(siehe S. 90)*; seitwärts reiben: B20 *(siehe S. 94; Punkte S. 26 bis 28)*.	Trinken Sie Fenchel- oder Ingwertee *(siehe S. 115 ff.)*, und nehmen Sie *Xiang Sha Yang Wei Pian (siehe S. 124)* ein. Auch eine Wärmflasche hilft lokal.	

BESCHWERDEN

Verletzungen

Jede Körperverletzung in Form eines Schlags, einer Verstauchung oder Zerrung hemmt Qi- und Blutfluß an der betreffenden Stelle. Blut tritt aus den Adern und sammelt sich im Gewebe an; es fließt nun nicht mehr normal und behindert auch den Qi-Fluß. Dann entstehen Schmerzen, Schwellungen und blaue Flecken, manchmal auch langfristige Schmerzen oder Behinderungen mit Schwäche. Eine sofortige Behandlung verringert Prellungen und Schmerzen sowie mögliche Langzeitbeschwerden, weil die Selbstheilungskraft des Körpers schneller einsetzen kann.

Die jeweilige Behandlung hängt vom verletzten Körperteil ab. Massage an den richtigen Punkten, Kompressen, sanfte Bewegung und Kräuter verkürzen die Heilungsdauer.

Verstopfung

Von Verstopfung spricht man bei aussetzendem Stuhlgang (nur alle zwei Tage) oder, seltener, bei erschwerter Entleerung harten Stuhls. In langwierigen Fällen kommt es manchmal zu Unterleibsschmerzen, schlechtem Appetit, Aufstoßen und Kopfschmerzen. In der chinesischen Medizin werden drei Ursachen dafür aufgeführt.

Manchmal wirkt Kälte infolge einer Nieren-Yang-Schwäche auf den Darm ein. Dazu kommen Frieren, Kreuzschmerzen, Müdigkeit, häufiges Wasserlassen und Weißfluß.

Bei zuviel Hitze im Darm trocknet der Stuhl aus, wird hart und »zerbröckelt«, was manchmal von Unruhe, Erregtheit, Nachtschweiß und Durst begleitet wird.

Eine Behinderung des reibungslosen Leber-Qi-Flusses unterbricht die Funktionstüchtigkeit des Darmes. Dazu kommen manchmal Reizbarkeit, ein aufgetriebener Unterleib, Aufstoßen oder Blähungen sowie seitliche Kopfschmerzen.

Wechseljahre

Grundsätzlich ist dieser Übergang natürlich und führt nur bei Disharmonien zu Problemen. Oft ist eher die psychische Befindlichkeit nach dem Flüggewerden der Kinder sowie die Neuausrichtung auf den Partner zu erörtern. Bei jeder Veränderung im Leben ist Meditation von unschätzbarem Wert. Sie stärkt und verschafft Klarheit und Einsicht. Damit verläuft das nächste Lebensstadium ruhiger, gesünder und problemloser.

Es gibt vieles, was Frauen in diesem Lebensabschnitt helfen kann. Gewöhnlich nimmt die Nierenenergie, speziell das Yin (Wasser), nun langsam ab. Niere und Leber werden überhitzt, was zu Hitzewallungen und emotionaler Labilität führt. Hitze im Herzen ist schweißtreibend, löst Ängste aus und hat Schlaflosigkeit zur Folge. Die Behandlung zielt vor allem auf Kräftigung der Nieren sowie Beruhigung von Leber und Herz ab.

BEHANDLUNG

Ernährung	Massage	Kräuter	Arztbesuch
Eine generell gesunde Ernährung *(siehe S. 59)* und Vermeidung von Kaltem und Rohkost.	Je nach Verletzung kommen unterschiedliche Punkte in Frage *(siehe S. 26 bis 28)*. Bei Qi- und Blutstagnation schmerzen sie und werden *Ah-Shi*-Punkte genannt *(siehe unter Rückenschmerzen)*. Nacken: Dü3, B10, GB21; Schulter: GB21, Di15, DW14, Di14; Ellenbogen: Di11, Di10, Di12, Di4; Handgelenk: DW4, DW5; Hüfte: GB30, GB29, GB34; Knie: Xiyan, Ma44, Mi9, GB34; Knöchel: Ma41, GB40, B60. Je nachdem kneten oder greifen Sie diese Punkte *(siehe S. 91 bis 96)*. Massieren Sie die Gelenke mit Essig, um Versteifungen zu lindern und die Sehnen zu lockern *(siehe S. 89)*.	Für Ältere ist *Du Huo Ji Sheng Wan* angezeigt. Zum Einreiben verwenden Sie das Öl *Die Da Wan Hua You (siehe S. 118 ff.)*. Zur anfänglichen Linderung der Verletzung kühlen Sie die Entzündung mit einer Seetangkompresse. Lassen Sie eine kleine Menge in einem Topf mit 4 Tassen Wasser aufkochen und 20 Minuten weiterköcheln. Befeuchten Sie nach dem Abkühlen etwas Gaze oder Mull und bandagieren die verletzte Stelle damit. Bei Prellungen verwenden Sie Salbei- oder Chrysanthemenblütentee dazu *(siehe S. 115)*.	• Bei starken Schmerzen. • Bei Schock (Schwitzen, Blässe, schnellem »Faden«-Puls). • Wenn das Gelenk nicht bewegt werden kann. • Bei starker Schwellung oder Prellung.
Eine gesunde Ernährung *(siehe S. 59)*, dazu Walnüsse und Kastanien. Vermeiden Sie kalte Speisen und Rohkost. Essen Sie energetisch Warmes *(siehe S. 55)* sowie feingeschnittene Lammniere in einer Suppe oder Reisschleim *(siehe S. 60)*.	Kneten: N7 und Le3 *(siehe S. 91 und 95)*; seitwärts reiben: B23, B57 und B25 *(siehe S. 94)*; und in Schwingung versetzen: Ma25, EG6 und EG4 *(siehe S. 98; Punkte siehe S. 26 bis 28)*.	Stärken Sie das Nieren-Yang mit *Jin Gui Shen Qi Wan (siehe S. 120)*.	• Bei starken Symptomen. • Bei Verstopfung mit Bluten. • Bei Verschlechterung. • Abwechselnd mit Durchfall (Verstopfung gefolgt von Durchfall am nächsten Tag, dann Verstopfung, dann Durchfall usw.) • Bei Erbrechen und aufgedunsenem Unterleib.
Eine generell gesunde Ernährung *(siehe S. 59)* und zusätzlich mehr kühlende Speisen. Vermeiden Sie Gewürze und Nahrungsmittel mit heißer Energie *(siehe S. 55)*.	Kneten: Ma25, B37, Di11 und Di4 *(siehe S. 91 und 95, Punkte S. 26 bis 28)*.	*Run Chang Wan (siehe S. 122)*.	
Eine generell gesunde Ernährung *(siehe S. 59)* und außerdem Speisen zum Glätten des Leber-Qi *(siehe S. 55)*.	Kneten: Le3, B25, B57 und B37 *(siehe S. 91 und 95, Punkte S. 26 bis 28)*.	*Xiao Yao Wan (siehe S. 124)*.	
Eine generell gesunde Ernährung *(siehe S. 59)*. Vermeiden Sie Speisen mit heißer Energie *(siehe S. 55)*. Essen Sie Walnüsse und Kastanien oder einmal wöchentlich etwas feingeschnittene Lammniere in einer Suppe oder im Reisbrei *(siehe S. 60)*.	In Schwingung versetzen: H7, N3, Mi6 und Le3 *(siehe S. 98)*; reiben: B23, B15 und B18 *(siehe S. 94)*. Bei starkem Schwitzen zusätzlich reiben: N6 und Lu7 *(Punkte siehe S. 26 bis 28)*.	*Gui Pi Wan (siehe S. 120)*.	• Bei schwerwiegenden geistigen oder seelischen Störungsanzeichen.

ACHTES KAPITEL

CHINESISCHE ÄRZTE

METHODEN UND AUSBILDUNG

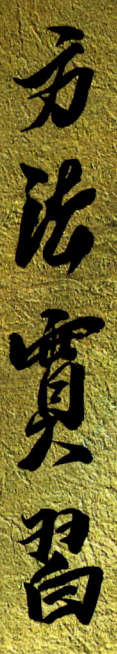

- *Die Suche nach einem Arzt*
  der chinesischen Medizin
- *Wie verläuft eine Untersuchung?*
- *Wie wird diagnostiziert und behandelt?*
- *Ausbildung in chinesischer Medizin*

Dieses Kapitel enthält Empfehlungen zur Suche nach einem chinesischen Arzt, zu dem Sie Vertrauen haben und bei dem Sie sich wohl fühlen können. Zudem werden die jeweiligen möglichen Arbeitsmethoden sowie die Mittel der Diagnose dargestellt. Wer sich für eine Ausbildung in chinesischer Medizin interessiert, findet nachfolgend ebenfalls einige weiterführende Ratschläge als Hilfe bei dieser Suche.

DIE WAHL EINES CHINESISCHEN ARZTES

Aus meiner eigenen Praxis weiß ich, daß Patienten verschiedene Gründe haben, sich von einem in chinesischer Medizin spezialisierten Arzt behandeln zu lassen. Entweder verursacht ein bestimmtes Symptom Beschwerden bzw. schränkt sie ein. Oder die Dinge sind ohne definierbare Krankheitsanzeichen irgendwie »nicht ganz im Lot«. Vielleicht kommen sie auch nur zur Behandlung, um bei guter Gesundheit zu bleiben und späteren Beeinträchtigungen vorzubeugen (was immer häufiger der Fall ist, je bekannter die chinesische Medizin wird).

Sich für eine alternative Heilmethode zu entscheiden ist ein bedeutender Schritt, vor allem dann, wenn man mit der Behandlungsform nicht vertraut ist. In der Regel empfiehlt es sich zunächst, jemanden aufzusuchen, der seine Qualifikation belegen kann und zum Beispiel einem entsprechenden Dachverband angeschlossen ist.

Allerdings gibt es auch seriöse und erfolgreich arbeitende Ärzte und Heilpraktiker, die aus verschiedenen Gründen keinem Berufsverband angehören. Deshalb führen wir im folgenden einige weitere Kriterien zur Wahl des geeig-neten Therapeuten an, die Ihnen bei Ihrer Suche als Orientierungshilfe dienen sollen.

AUSBILDUNG

Es ist außerordentlich wichtig, daß Sie sich danach erkundigen, wo der Arzt seine Kenntnisse erworben hat. Wie lange hat er sich ausbilden lassen? Es gibt zahlreiche Schulen und verschiedene Abschlüsse. Lassen Sie sich vom Arzt auch darüber informieren. (Auf S. 157 finden Sie einige nützliche Adressen von TCM-Gesellschaften bzw. Berufsverbänden.)

SPRACHBARRIEREN

Wenn Sie zu einem chinesischen Arzt gehen, gibt es eventuell Verständigungsschwierigkeiten. Diese brauchen aber nicht unbedingt ein Problem darzustellen. Ich kenne Kliniken, die auch Übersetzer beschäftigen.

Die meisten chinesischen Ärzte sind erfahrene Puls- und Zungendiagnostiker und gute Beobachter *(siehe S. 151)*, so daß Sie auch hier eine effiziente Therapie erfahren können. Persönliche Fragen zu besprechen wird allerdings kaum möglich sein, wenn der Arzt Ihre Sprache nicht beherrscht.

DIE »ATMOSPHÄRE« BEI DER BEHANDLUNG

Eine Behandlung hängt nicht nur von anerkannten Zeugnissen nach einer entsprechenden Ausbildung ab. Es geht vor allem um das Gefühl, das Sie einem Arzt gegenüber empfinden. Die Heilung findet in einer entspannten, vertrauensvollen Atmosphäre statt, in der Sie sich sicher fühlen. Die Beziehung zum Arzt (und umgekehrt) ist also der wichtigste Faktor überhaupt. Bedenken Sie, daß Sie möglicherweise persönliche Gefühle und Gedanken mit ihm besprechen werden, jedenfalls lassen Sie sich auf eine Weise behandeln, die Sie tief berühren kann. Sie ist viel wirksamer und bestimmt heilsamer, wenn das Verhältnis zum Arzt stimmt.

MITMACHEN

Ich kann Ihnen nur empfehlen, aktiv an Ihrer Gesundheit mitzuarbeiten. Besprechen Sie mit Ihrem Arzt, was Sie tun können. Fragen Sie alles, was Sie wissen wollen, aber beachten Sie auch seinen Rat. Dann wird Ihnen die Behandlung schneller und umfassender nutzen.

Bevor Sie damit beginnen, erkundigen Sie sich nach der möglichen Dauer und Häufigkeit der Arztbesuche. Am besten besprechen Sie solche Fragen gleich zu Anfang, damit Sie im Verlauf der Behandlung genau wissen, was auf Sie zukommt.

KOSTEN

Die Behandlungskosten hängen von vielen Faktoren ab. Der Ort einer Klinik spielt oft eine große Rolle. Erkundigen Sie sich, welches Preisniveau in Ihrer Umgebung normal ist, und besprechen Sie sich vor der Behandlung mit dem Arzt, damit Sie wissen, was auf Sie zukommt. Erkundigen Sie sich auch bei Ihrer Krankenkasse, ob sie dazu bereit ist, einen Teil der anfallenden Kosten zu übernehmen.

CHECKLISTE

Die wichtigsten Punkte, die Sie bei der Wahl eines chinesischen Arztes beachten sollten, sind:

- *Welche Ausbildung hat er genossen?*
- *Gehen Sie nach Möglichkeit zu jemandem, der Ihnen empfohlen wurde.*
- *Besprechen Sie Ihren Fall (einschließlich der Kosten) mit dem Arzt, bevor Sie sich zur Behandlung entschließen.*

DER ARZTBESUCH

Jeder Arzt hat seine eigene Art, sich alle nötigen Informationen zu beschaffen, aufgrund deren er die Diagnose stellt und die Behandlung bestimmt. In der chinesischen Medizin sind vor allem die Puls- und Zungendiagnose geradezu eine Kunst geworden. Nachfolgend erfahren Sie, was Sie bei Ihrem ersten Besuch bei einem chinesischen Arzt erwartet.

DIE KONSULTATION

Im allgemeinen dauert der Besuch bei einem chinesischen Arzt mindestens eine halbe, manchmal eine ganze Stunde. Die Krankengeschichte wird aufgenommen: Beschwerden werden schriftlich festgehalten, und der Arzt erkundigt sich nach Ihrem jetzigen wie auch früheren Gesundheitszustand. Zunge und Puls werden untersucht, um so eine Diagnose zu stellen.

Die drei wichtigsten Methoden sind also Befragen (dabei hört sich der Arzt an, an welcher Stelle sich die Disharmonie bemerkbar macht), den Puls fühlen und die Zunge untersuchen.

Die Pulsdiagnose

Der Puls wird am Handgelenk gefühlt. Er erlaubt dem erfahrenen Arzt oder Therapeuten einen Einblick in den Zustand der Körperenergien und das jeweilige Gleichgewicht zwischen ihnen. Es dauert Jahre, bis man die Pulsdiagnose beherrscht. Ein Meister in dieser hohen Kunst kann Ihnen sagen, welche Geschehnisse in Ihrer Kindheit zu Ihren jetzigen Beschwerden geführt haben.

Der Puls an beiden Händen ist verschieden, und auf jeder Seite gestattet er an drei verschiedenen Punkten Aussagen über jeweils ein bestimmtes Organ (siehe Abb.). Die rechte Hand hängt mit dem Qi zusammen und liefert Hinweise über Lunge, Milz und das Nieren-Yang, die linke über das Blut sowie Herz, Leber und das Nieren-Yin.

An jedem Punkt bestimmt der Arzt die Energie, den Pulsschlag und die Qualität der Energie. Ein »drahtiger« Puls beispielsweise fühlt

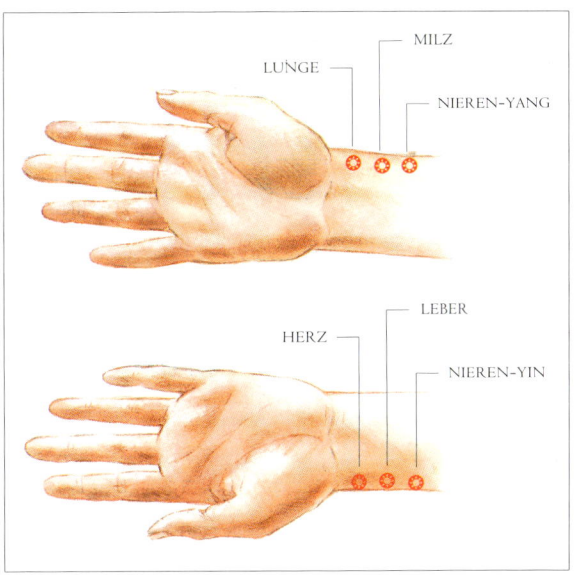

Die Pulsdiagnose an verschiedenen Punkten des Handgelenks erlaubt dem Facharzt, die Disharmonie und ihren Sitz im Körper festzustellen.

sich im wahrsten Sinne des Wortes wie ein gespannter Draht an und deutet auf eine Leber-Disharmonie hin. Ein »schlüpfriger« Puls ist der traditionellen Beschreibung zufolge wie »rollende Perlen auf einem Jadeteller« und zeigt Feuchtigkeit und Schleim im Körper an. Ein »abgehackter« Puls »gleitet wie ein scharfes Messer einer Bambusstange entlang« und ist ein deutlicher Hinweis auf Blut-Schwäche.

Es gibt noch viele weitere Pulsqualitäten zu erfühlen, die dem Arzt ein recht genaues Bild der Disharmonie und der betroffenen Körperstellen vermitteln.

Die Zungendiagnose

Die Zunge liefert wie jedes Organ Informationen über den gesamten Körper. Die Reflexzonenmassage und Irisdiagnostik funktionieren aus dem gleichen Grund. Die Organe entsprechen verschiedenen Bereichen der Zunge (siehe Abb.).

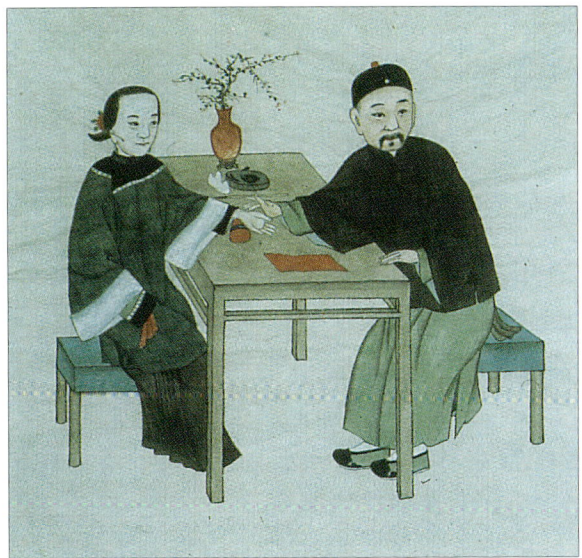

In diesem Aquarell aus »Chinesische Handwerkskünste und Berufe« von Zhou Pei Qun aus dem 19. Jahrhundert ist die traditionelle Pulsdiagnose festgehalten.

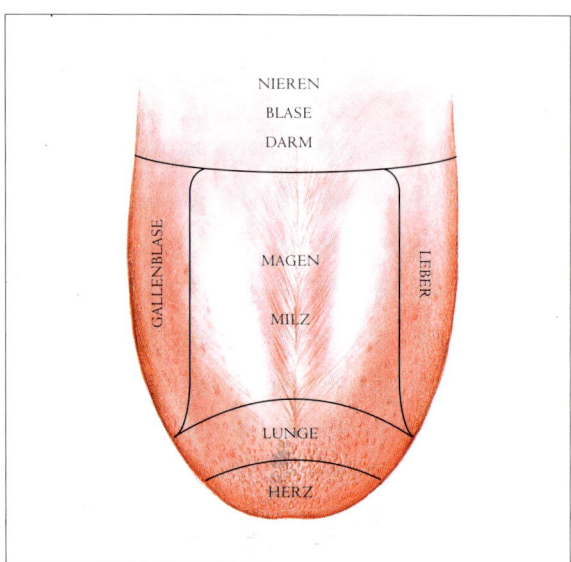

Jeder Bereich der Zunge entspricht einem Organ. So kann der Fachkundige seine Diagnose durch Untersuchung der Zunge stellen.

Die Farbe der Zunge liefert dem in der traditionellen chinesischen Medizin erfahrenen Therapeuten Hinweise auf die »Menge« des Qi im Körper. Eine blasse Zunge bedeutet Qi- oder Blutschwäche oder beides. Eine rote Zunge zeigt Hitze im Körper an, und eine rote Zungenmitte weist auf Magen-Hitze hin.

Der Zustand der Zunge erlaubt zudem treffsichere Aussagen über die Befindlichkeit der inneren Organe. Zeichnen sich zum Beispiel die Zähne am Zungenrand ab, ist das Milz-Qi schwach, während Risse und Sprünge auf der Zunge gewöhnlich bedeuten, daß Hitze die Säfte austrocknet, ähnlich wie auch Hitze Sprünge in der Erde bildet.

Der Zungenbelag wiederum zeigt verschiedene Einflüsse im Körper an, zum Beispiel Feuchtigkeit oder ein eingedrungenes Witterungselement: Ein weißer Belag bedeutet Kälte, ein gelber Hitze. Bei einer Blasenentzündung *(siehe S. 132)* beispielsweise treten Feuchtigkeit

und Hitze in der Blase auf. Dabei entsteht ein gelber Belag an der Zungenwurzel.

Was dann?

Nach der Diagnose wird gewöhnlich ein Behandlungsplan und eine allgemeine Vorgehensweise aufgestellt, die Ihr Arzt mit Ihnen bespricht. Er sagt Ihnen, wie Sie aktiv bei der Behandlung mitmachen können. Vielleicht gibt er Ihnen spezielle Ratschläge in bezug auf Ihre Ernährung, Entspannung oder Übungen. Kräuter, Massage und Akupunktur werden manchmal ebenfalls eingesetzt.

Vorbereitung auf die Untersuchung

Die meisten Ärzte empfehlen ihren Patienten, vor der Untersuchung einige Ratschläge zu beherzigen: Die Beobachtung spielt in der chinesischen Medizin eine große Rolle, und deshalb ist es besonders wichtig, keinerlei Anzeichen oder Beschwerden zu verbergen.

Halten Sie sich deshalb an die folgenden Empfehlungen:

VOR DER UNTERSUCHUNG

- *Säubern oder bürsten Sie Ihre Zunge nicht! Das könnte Hinweise beseitigen, die bei der Zungendiagnose wichtig wären.*
- *Verwenden Sie kein starkes Parfüm oder Deodorant; es könnte wichtige Anzeichen überdecken.*
- *Trinken Sie am Tag der Behandlung, besonders vor einer Akupunktursitzung, keinen Alkohol, weil er nachteilige Reaktionen auslösen könnte.*
- *Trinken Sie auch keinen Kaffee vor der Konsultation, weil sich der Puls verändern kann.*
- *Seien Sie so entspannt wie möglich und zuversichtlich, daß dies der erste Schritt ist, um Ihre Gesundheit wiederzuerlangen – und zu bewahren.*

BEHANDLUNGSMETHODEN

Von den verschiedenen Behandlungsmethoden werden im folgenden Akupunktur, Moxibustion und Schröpfen sowie das Verschreiben von Kräuterarzneien besprochen.

AKUPUNKTUR

Bei der Akupunktur werden ganz feine Nadeln an bestimmten Punkten in die Haut gesetzt. Das Qi wird durch ihre Anwendung gestärkt und ausgeglichen, auch dadurch, daß man sie in einer bestimmten Weise bewegt. Das Ganze ist gewöhnlich schmerzlos. Ist die Nadel gesetzt, beginnt das Qi, bei der Nadel »anzukommen«. Dieses »Energieankommgefühl« wird *De Qi* genannt und entsteht auch bei der Massage *(siehe dort)*. In China wird es mit verschiedenen Begriffen beschrieben, etwa als Schmerz, Fülle oder Kribbeln. Japanische Akupunktur ausübende Ärzte verwenden viel feinere Nadeln und setzen sie nicht so tief, weshalb die Empfindung dort, wenn überhaupt, viel schwächer auftritt.

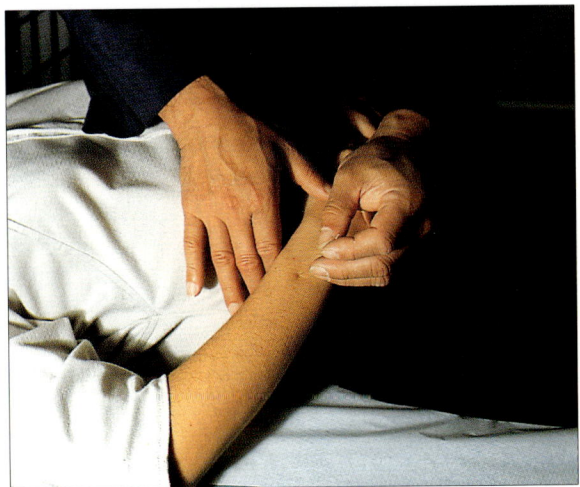

Feine Nadeln werden schmerzlos zum Ausgleich von Qi und Blut an bestimmten Punkten gesetzt. Das De-Qi-Gefühl zeigt an, daß das Qi »angekommen« ist.

Behandlungsdauer

Die Nadeln bleiben etwa eine Viertelstunde in der Haut, aber auch das variiert je nach Arzt und Leiden. Gewöhnlich gilt: Je länger die Nadeln gesetzt bleiben, desto stärker ist die Wirkung. Bei Patienten mit einem schwächeren Qi verwendet der Arzt in der Regel weniger Nadeln bei einer kürzeren Anwendungsdauer.

Nach der Behandlung

Nach der Behandlung sollten Sie sich körperlich nicht anstrengen und keinen Alkohol trinken. Lassen Sie die Behandlung wirken – dann nutzt sie am meisten –: Entspannen Sie sich, essen Sie eine leichte Mahlzeit, und machen Sie später ein paar sanfte Übungen.

Häufigkeit der Behandlung

Wie oft Sie behandelt werden, hängt vom Arzt, seiner Akupunkturform und Ihrer Energie ab. In China werden chronische Leiden jeden zweiten Tag behandelt, akute Leiden täglich (was im Westen nicht immer möglich ist).

Wenn jemand zum ersten Mal zu mir kommt, wende ich bei entsprechender Diagnose gewöhnlich Akupunktur an und verschreibe eine Kräuterrezeptur. Dann sehe ich den Patienten zwei oder drei Wochen später und danach in den meisten Fällen einmal im Monat wieder, wobei er in der Zwischenzeit weiterhin Kräuterarzneien einnimmt. In akuten Fällen oder bei schweren Leiden, bei denen er mehr Hilfe braucht, sind die Besuche häufiger.

Reaktionen auf die Behandlung

Auf eine Behandlung können verschiedene Reaktionen eintreten. Die Energie ist bis zu einem gewissen Grad wieder ausgeglichen, und manche Patienten haben danach einen leichten

Kopf, sind benommen, müde, energiegeladen oder fühlen sich einfach nur »anders«. Solche Empfindungen können unterschiedlich lange anhalten und machen sich im Lauf der Behandlungen, wenn das Qi stärker und ausgeglichener wird, immer weniger bemerkbar.

Die Reaktionen sind auch je nach Beschwerden verschieden. Nach der ersten Behandlung kann – manchmal für kurze Zeit, ein paar Stunden oder einen Tag – eine Verschlimmerung eintreten. Dies liegt daran, daß das Qi durch die Behandlung gestärkt ist, und zeigt eine Besserung an. Das kommt beim gesündesten Menschen vor. Später treten diese Reaktionen gewöhnlich nicht mehr auf.

Manche Patienten stellen nur eine leichte Besserung fest. Auch diese Reaktion ist positiv, und nachfolgende Sitzungen bauen darauf auf. Bei anderen aber, auf jeden Fall wenn jemand schon länger an bestimmten Krankheitsanzeichen leiden, ändert sich unter Umständen nach mehreren Behandlungen gar nichts. Das liegt an einer »festgefahrenen« Disharmonie. Der Patient fühlt sich aber wahrscheinlich doch »an sich« besser und ganz allgemein wohler, hat

mehr Energie und schläft tiefer. Nach mehreren weiteren Behandlungen sollten die Beschwerden dann langsam nachlassen. Das geschieht schneller, wenn:

• sie noch nicht so lange bestehen,
• das Qi stärker ist,
• der Patient seine Lebensweise ändert und bei der Behandlung mitmacht,
• mehrere Methoden gleichzeitig angewendet werden, etwa Akupunktur und Kräuterarzneien, Übungen und Entspannung.

MOXA

Die Moxibustion oder Verwendung von *Moxa* (getrocknetem Beifuß), die nur von einem erfahrenen Fachmann angewendet werden darf, ist ein Beispiel für eine wärmende Behandlung. Die Moxa wirkt wärmend und energiesteigernd und wird an bestimmten Reizpunkten eingesetzt, um das Qi zu stärken und Schmerzen zu lindern.

Je nach Umstand wird die Moxibustion verschieden angewendet. Das Verbrennen von Moxa auf einer Scheibe Ingwer beispielsweise wärmt stärker: Die Hitze dringt durch den Ingwer in den behandelten Punkt. Direkt auf der Nadel

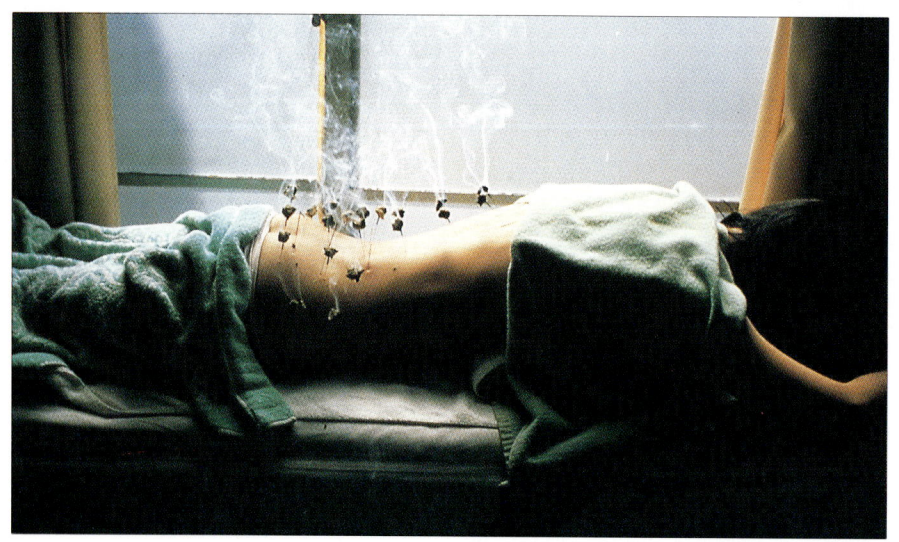

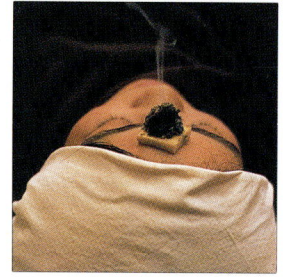

Oben: *Ein Moxakegel wird auf einer Ingwerscheibe auf den Reizpunkt gestellt und an der Spitze angezündet.*
Unten: *Die wärmende Energie gelangt über die Nadeln direkt in den Reizpunkt.*

wird die wärmende Energie unmittelbar in den Reizpunkt geleitet. Moxazigarren erwärmen den Punkt, über den sie gehalten werden, und Moxakästchen erwärmen größere Körperteile und helfen bei Kreuz- und Menstruationsschmerzen.

SCHRÖPFEN

Beim Schröpfen werden Gläser oder Bambusbecher auf bestimmte Körperpartien gestülpt. Das fördert den Qi- und Blutfluß bei schmerzhaften Leiden oder zerstreut Wind und Kälte in akuten Fällen wie Erkältungen oder Fieber.

Bevor das Glas auf die zu behandelnde Stelle gestülpt wird, hält man zuvor kurz einen alkoholgetränkten, brennenden Wattetupfer hinein. Beim Herausziehen entsteht ein Vakuum, der Schröpfkopf saugt sich an der Haut fest und bleibt einige Minuten lang sitzen *(siehe Abb.)*. Durch den Sog des Vakuums entstehen manchmal oberflächliche schmerzlose Druckstellen, in der Regel ohne Folgeerscheinungen.

KRÄUTER

Es gibt Hunderte hochwirksamer Kräuterarzneien und Rezepturen, die nur ein Facharzt verschreiben sollte. Die Konsultation vor der Kräuterbehandlung ist in der Regel kurz, da dazu nur die Fallgeschichte und eine Untersuchung er-

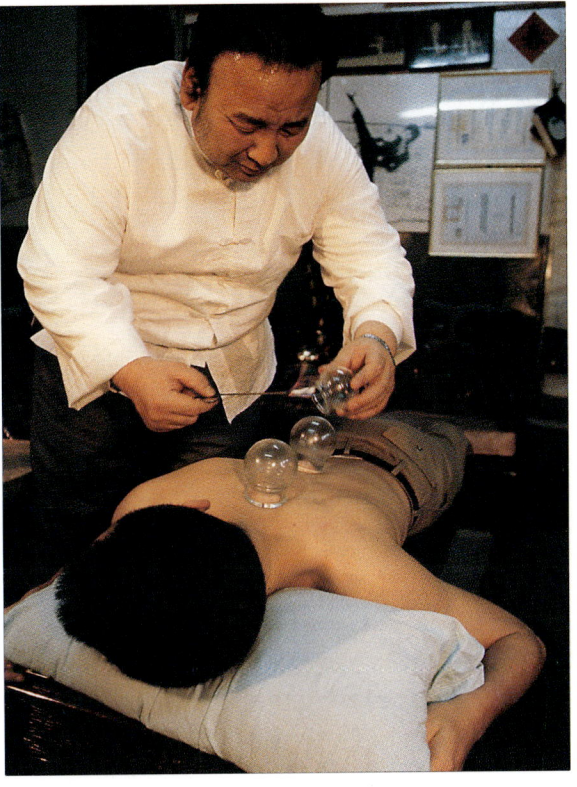

Vor der Entdeckung von Antibiotika wurden in Krankenhäusern Schröpfköpfe zur Fiebersenkung verwendet.

forderlich sind. Die meisten Patienten kommen nach etwa zwei Wochen zur Kontrolle wieder, danach gewöhnlich einmal im Monat.

AUSBILDUNGSMÖGLICHKEITEN IN CHINESISCHER MEDIZIN

Die Ausübung der chinesischen Medizin ist außerordentlich nützlich. Damit kann man anderen helfen und das eigene innere Heilungspotential fördern. Wenn Sie sich als Arzt oder Heilpraktiker für eine Ausbildung in chinesischer Medizin interessieren, sollten Sie einige Punkte überdenken.

Es gibt viele verschiedene Ausbildungsstätten diverser Traditionen, ein Zeichen für ihre Vielfalt und Verbreitung über das Ursprungsland hinaus. Manche ausgezeichnete Schulen bieten eine professionelle Ausbildung auf hohem Niveau. Es empfiehlt sich also stets, sich über die Schule, ihre Geschichte, die Art der Ausbildung und vor allem mögliche Anwendungsarten zu erkundigen. Wird die Ausbildung beispielsweise nach einem erfolgreichen Abschluß (von einem Berufsverband) anerkannt?

AUSBILDUNGSKOSTEN

Die Ausbildung in chinesischer Medizin ist eine große finanzielle Belastung, weil es in der Regel keine Stipendien oder öffentlichen Gelder dafür gibt. Die meisten, die chinesische Medizin studieren, sind Mitte Zwanzig bis Mitte Fünfzig, und viele haben bereits eine andere Beschäftigung. Vielleicht müssen sie während der Ausbildung weiterarbeiten; das ist sowohl zeitlich wie energetisch eine Mehrbelastung, was sich negativ auf die Familie auswirken kann.

KLINISCHE AUSBILDUNG

Wie viele andere Akupunkteure und Kräuterkundige habe auch ich die Akupunktur in China erlernt. Durch die große Patientenzahl konnte ich dort viel praktische Erfahrung sammeln. An einem einzigen Tag habe ich dort mehr Kranke gesehen als in einer westlichen Klinik in einer Woche! Ganze Krankenhäuser arbeiten in China mit traditioneller Medizin, und eine so umfassende klinische Erfahrung ist für die spätere Behandlung eigener Patienten von unschätzbarem Wert. Selbstverständlich ist es meistens nicht möglich, zur Ausbildung nach China zu reisen; aber man kann versuchen, eine Klinik oder einen Ausbildungsplatz zu finden, die möglichst stark frequentiert werden und in denen man unter Supervision viele verschiedene Fälle zu sehen bekommt.

BEHANDLUNGSSTIL

Chinesische Medizin kann auf verschiedene Weisen angewendet werden. Kein Weg ist der einzig richtige, und es ist vorteilhaft, sich dieses weiten Anwendungsspielraums bewußt zu sein. Japan, Vietnam und Korea etwa haben die chinesische Medizin verschieden beeinflußt. In der japanischen Kräuterheilkunde etwa wird viel niedriger dosiert als in der chinesischen. Es ist besser, eine Methode gründlich zu erlernen, als viele nur oberflächlich zu kennen.

DIE AUSBILDUNG

In der chinesischen Medizin gibt es ungemein viel zu lernen. Sie ist jedoch eine Kunst, und deshalb ist die *Anwendung* des Gelernten so wichtig. Läßt der Lehrplan Raum für die eigene Entwicklung in der Beratung, T'ai Chi Chuan, Qi Gong und Meditation? Das sind Dinge, die nach dem Abschluß mit den Patienten zu besprechen sind – deshalb ist es unumgänglich, damit vertraut zu sein und sie in das eigene Leben integriert zu haben.

EIN GUTER ARZT DER CHINESISCHEN MEDIZIN

Nach der westlichen Denkweise gliedert man Geschehnisse und Gedankengänge gewöhnlich in Einzelteile auf. Aber eigentlich stehen Patient und Arzt miteinander in Verbindung und sind gegenseitig voneinander abhängig. Wenn wir als Ärzte den Patienten helfen wollen, müssen wir dieselben Methoden im eigenen Leben anwenden. Das Ziel ist nicht, einen vollkommenen Menschen zu schaffen, der seine Weisheit an andere weitergibt. Vielmehr ist die Einsicht nötig, daß wir alle zu einer Disharmonie von Qi und Blut neigen und gemäß den Grundsätzen der chinesischen Medizin leben sollten, um gesund zu bleiben.

Eine gute Behandlung hängt nicht so sehr davon ab, *was* man tut, sondern *wie* man es tut. Dabei werden in der Meditation und im Qi Gong erworbene Fähigkeiten umgesetzt, die eine »Seins«-Weise statt einer »Handlungs«-Weise fördern. Erlangen wir diesen Zustand als Arzt oder als Patient, geschieht wahre Heilung, und Leiden werden gelindert.

ADRESSEN

ALLGEMEINE ORGANISATIONEN

DEUTSCHLAND:
Internationale Gesellschaft für Chinesische Medizin
Franz-Joseph-Straße 38
80801 München
Tel. 0 89/33 56 74

Arbeitsgemeinschaft für klassische Akupunktur und Traditionelle Chinesische Medizin e.V.
Badallee 2
25832 Tönning
Tel. 0 48 61/18 10

SCHWEIZ:
ZG-TCM, Zürcher Gesellschaft für Traditionelle Chinesische Medizin
c/o Frau Corinne Steinbrüchel
Teienstraße 68
8706 Feldmeilen
Tel./Fax 01/9 23 48 08

ÖSTERREICH:
Internationale Gesellschaft für Chinesische Medizin
Prof. Zhong Haiying
Sechsschimmelgasse 16
1090 Wien
Tel. 01/3 10 92 55

KRANKENHÄUSER UND KLINIKEN

Spezialklinik Höhenkirchen für Naturheilverfahren
Bahnhofstr. 16
85635 Höhenkirchen
Tel. 0 81 02/89 30

Klinik für Traditionelle Chinesische Medizin
Ludwigstr. 2
93444 Kötzting
Tel. 0 99 41/60 90

Institut für Traditionelle Chinesische Medizin
St.-Vinzenz-Krankenhaus

Schloßstr. 85
40477 Düsseldorf
Tel. 02 11/9 58 29 05

Zusätzliche Adressen für Akupunktur und Qi Gong
Dr. Gabriel Stux
(Akupunktur)
Goltsteinstr. 26
40211 Düsseldorf
Tel. 02 11/36 90 99

Großmeister Zhi-Cang Li
Qi-Gong-Institut Li
Görzer Straße 181
81549 München
Tel. 0 89/68 25 67

BEZUGSMÖGLICHKEITEN FÜR KRÄUTER

DEUTSCHLAND:
Chinesische Heilkräuter
Peter Weinfurth
Herner Str. 299, Haus 6

44809 Bochum
Tel. 02 34/9 53 66 30
Fax 9 53 69 61

Chinamed
Holzhausen 10
83317 Teisendorf
Tel. 0 86 66/79 51

SCHWEIZ:
Fa. Senecura (für Granulate)
Blumenweg 12
5000 Aarau
Tel. 0 62/8 22 81 84
Fax 0 62/8 22 06 25

Darüber hinaus gibt es inzwischen zahlreiche Apotheken, die sich auf chinesische Heilkräuter spezialisiert bzw. ein Sortiment vorrätig haben. Jede Apotheke kann bei den genannten oder anderen Bezugsquellen chinesische Kräuter für Sie bestellen.

LITERATUR

Bensoussan, Alan: *The Vital Meridian.* Churchill Livingstone, Edinburgh 1991.

Craze, Richard: *Feng Shui for Beginners.* Hodder and Stoughton, London 1994.

—, und Tang, Stephen: *Chinese Herbal Medicine.* Pitakus, London 1995.

Elias, Jason, und Ketcham, Katherine: *Im Haus des Mondes.* Knaur-Tb. 76071.

Huang-di Nei-jing, Des Gelben Kaisers Klassiker der Inneren Medizin. Volks-Verlag, Peking 1963.

Jilin, Liu (Hg.): *Taoist Meditation and Longevity Techniques.* University of Michigan Press 1989.

Kaptchuk, Ted. J.: *Das große Buch der Chinesischen Medizin.* Heyne, München 1966.

Kwok, Man-Ho: *Feng-Shui-Set. Der Perfekte Weg zur Gesundheit, Wohlstand und Glück.* Goldmann, München 1995.

Laotse: *Tao te king,* Text und Kommentar, übersetzt von Richard Wilhelm. Eugen Diederichs, München 1978.

Lau, Theodora: *Das Große Buch der chinesischen Astrologie.* Knaur-Tb. 4112.

Maciocia, Giovanni: *Die Grundlagen der Chinesischen Medizin.* Verlag f. ganzheitliche Medizin, Kötzting, 1994.

MacRitchie, James: *Qi Gong. Chinesische Gesundheitsübungen.* Fischer-Tb., Frankfurt 1995.

Paulus, Ernst, und Ding, Yu-he: *Handbuch der traditionellen chinesischen Heilpflanzen.* Haug, Heidelberg 1987.

Pongratz, Joachim: *Qi Gong im Alltag.* Knaur-Tb. 86075.

Reed Gach, Michael: *Heilende Punkte. Akupressur zur Selbstbehandlung von Krankheiten.* Knaur-Tb. 76002.

Reid, Daniel: *Chinesische Heilkunde.* Trias, Stuttgart 1995.

—, *Das chinesische Gesundheitsbuch. Das Tao der Gesundheit, der erfüllten Sexualität und des langen Lebens.* Econ, Düsseldorf 1997.

Rinpoche, Sogyal: *Das tibetische Buch vom Leben und vom Sterben.* O. W. Barth – Scherz, München 1993.

Stux, Gabriel: *Akupunktur. Grundlagen, Techniken, Anwendungsgebiete.* Beck, München 1996.

—, Stiller, N., Pomeranz, B.: *Akupunktur – Lehrbuch und Atlas.* Springer, Berlin 1993.

Too, Lillian: *Feng Shui.* Droemer Knaur, München 1997.

Unschuld, Paul Ulrich: *Chinesische Medizin.* Beck, München 1997.

Van Alphen, Jan, und Aris, Anthony (Hg.): *Oriental Medicine.* Serindia Publications, London 1995.

Wiesman, Nigel, Ellis, Andrew, und Zmiewski, Paul: *The Fundamentals of Chinese Medicine.* Paradigm Publ., Brookline, MA 1989.

Wühr, Erich: *Gesund durch chinesische Heilkunst.* Gräfe und Unzer, München 1996.

Zhao, Yan: *Selbstheilung durch chinesische Medizin. Qi Gong, Akupressur, Ernährung.* Knaur-Tb. 76128.

REGISTER

Kursiv gesetzte Seitenzahlen: Abbildungen.

A

Abhandlung über das medizinische Wissen (*Hai Thuong y tong tam linh*) 16
Aerobic 65
Akupunktur 8, 16 f., 24–29, 108, 153 f., *153*, 156; Geschichtliches 11 f., 16f; Lehrmittel der Song-Dynastie 12, *12*; Punkte 26–29, *26–28*
Alchimie, innere 70; -stische Übung 81
Alter: Ernährung im 56
Anästhesie mit Akupunktur 17
Angst: Auflösung negativer Energie 70, *70 f.*
Ängste 32, 47, 128; Auflösung negativer Energie 70, *70 f.*
An Mo 6, 24, 86–98; ärztliche Hilfe 88; für Freunde und Familie 88–98, *90–98*; Kontraindikationen 89; Nutzen 86 f.; [Technik *90–98, 90–98*]
Ärger, Auflösung negativer Energie 70, *70 f.*
Arzt: Ausbildung 149; Behandlungsmethoden 153–155; Konsultation 150–152; Suche 149 f.
Asien, -karte *15*; Verbreitung in 14–16
Asthma 108
Astrologie 8, 31
Atem: Konzentration auf 51; -übung zur Entspannung *50*, 51
Atemnot 32, 34, 40
Augen, schmerzende 107 f.
Ausbildung 155 f.
Ausbildungsanerkennung 155
Auswurf 34, 128

B

Babys *s. Kinder*
Baden 14
Bagua 25; Auflösung negativer Energie 70, *70 f.*; aufzeichnen 69; 69
Balsam 89
Bauchschmerzen 99
Behandlung, falsche 47; Methoden 7
Beine: Wasser 32
Benommenheit 32, 47

Beschwerden, Eigenbehandlung bei alltäglichen 127–147
Blase: Meridian und Punkte *26–28*, 41; gepaartes Organ 24; Zungendiagnose 152, *152*
Blasenentzündung 128
Blässe 32, 34, 35, 40
Blaue Flecken (Prellungen) 47
Blut 20; Disharmonien 21 ff.; -fluß 24, 91; Funktion 21; Kräuter 111; Lebensstil 43–48; Leber und 38; Massage 91; Puls-/Zungendiagnose 151 f.; stagnierendes 47
Blutdruck, hoher 89
Bodhidharma 63
Bronchitis 23
Buch der Wandlung 31
Buddhismus 12, 14 ff., 20, 48; Mantra 49; Mönche 14 ff., 63 f.

C

Chakras 81
China, Volksrepublik 13, 17
Chinesische Massage 6, 8, 17, 85–101, 127; Anwendung 88–98; *90–98*; Eigenmassage 74, *74–76*; Geschichtliches 86; für Kinder 23, 99, *100 f.*; Massageträger 89; Qi-Fluß 24; Wirksamkeit 85
Chinesische Medizin: Ausbildung 155 f.; Geschichtliches 11–17; Grundsätze 6; Ursprung 11–13
Chiropraktik 99

D

Dantian (drei) 66, 72, *72 f.*, 77, *77–80*
Darm: Zungendiagnose 151 f.,*152*
»Das illustrierte Werk der Reizpunkte, die auf dem bronzenen Modell gefunden wurden« (*Tong-ren Shu-xue Zhen-jiu Tu Jing*) 12
»Das tibetische Totenbuch« 52
Depression 128 ff.
»Des Gelben Kaisers Klassiker der Inneren Medizin« (*Huang-di Nei-jing*) 11, 16, 53, 86

Diagnose 22; Puls- 12, 151, *151*; Zungen- 151 f., *152*
Diät *s. Ernährung*
Dickdarm: Meridian und Punkte *26–28*, 35; gepaartes Organ 24
Dreifacher Erwärmer: entsprechendes Element Feuer 32; Meridian und Punkte *26–28*; gepaartes Organ 24
Drüsenschwellungen 36
Dualität 20, 30 f.
Dünndarm: Meridiane und Punkte *26–28*, 33; gepaartes Organ 24
Durchfall 24, 35, 44, 99, 130 ff.

E

Eigenbehandlung bei alltäglichen Beschwerden 127–147; Massage 74, *74–76*
Einheit 20, 30
»Eisenhemd«-Übungen 64
Empfängergefäß 24, 81; Meridiane und Punkte 26, 29
Energie, *s. auch Qi:* aufladen 77, *77–80*; -austausch 65; Disharmonien bebeben 103 ff.; Gleichgewicht 22; Heilkräuterwirkung 105 ff.; -kreislauf, kleiner 81, *81–83*; Nahrungs- 53–56; -niveau 24–29; -zentren 66, 77; -zuwachs 72, *72 f.*
Entspannung 43 f.; Atemübung *50*, 51
Erbrechen 99, 144
Erde (Element) 30, 34 ff.
Erkältung 34, 44, 106, 132
Ernährung 16 f., 23, 127; im Alter 56; für Babys und Kleinkinder 54; chinesische -grundsätze 56–58; und Gesundheit 52–61; Rezepte 59 ff.; für Schwangere 54 f.
Essig 89

F

Feng Shui 8
Feuchtigkeit 34–36, 45, 47
Feuer (Element) 30 ff.
(Finger)nägel 38
Fleisch 56 f.
Fünf Elemente 6, 11, 30–41; Organentspre-

chungen 30–41; Verschmelzung 70, *70 f.*

G

Gallenblase: Meridian und Punkte *26–28*; gepaartes Organ 24; Zungendiagnose 151 f., *152*
Gebärmuttervorfall 35
Gefühle: Einfluß auf Kinder 23; und Gesundheit 23; und Organe 23
Gefühllosigkeit 38, 132
Gehen 65
Geist 48 f.; Ebenen 49
Gelenkprobleme 99; – schmerzen 132
Geomantie 8
Gesammelte geordnete Verschreibungen großer Einheit (*Daidô ruijûhô*) 15
Gesicht, rotes 32, 34
Gesundheit 22 f.; und Lebensstil 43–48; geistige 47 f.
Gewichtsverlust 34
Gifte 47
Ginseng 47
Gleichgewicht 22; Heilkräuter 103; Qi Gong 77, *77–80*
Goldener Steinball 72, *72 f.*
Grippe 106
Güte 70, 87

H

Halsschmerzen 134
Herz: Auflösung negativer Energie 70, *70 f.*; Disharmonien 32, 47; entsprechendes Element Feuer 30 ff.; sonstige Entsprechungen 32; Meridian und Punkte *26–28*, 33; gepaartes Organ 24; Zungendiagnose 151 f., *152*
Herzbeutel: entsprechendes Element Feuer 31 f.; Meridian und Punkte *26–28*; 33; gepaartes Organ 24
Herzklopfen 32, 47
Herzleiden 89
Hitze 32, 47
Hitzekrankheiten 13
Hitzewallungen 146
Holz 30, 36
Hua Tuo 11
Hunag-di Nei-jing *s. Des gelben Kaisers Klassiker der Inneren Medizin*

chungen 30–41; Verschmelzung 70, *70 f.*
Husten 14, 24, 34, 36, 40, 47, 108, 134
Hyperaktivität, geistige 32

I, J

I Ging 31
Impotenz 40
Indische Medizin 14, 16
Jahreszeiten 44 ff., *45*; Elemente 30, Gesundheit 44 f.
Japan 6, 13 ff., 86, 111, 156
Jesuiten 16 f.
Jing 38, 40, 43, 46, 72, 77

K

Kälte/-empfinden 32, 35, 40
Kehle, trockene 32, 34, 40
Keuchen 40, 47, 108
Kinder: Disharmonien 23; ererbte Konstitution 22; gesund aufziehen 23; gesunde Kost 54; Massage 23, 86, 99, *100 f.*; Reife 23; unharmonisches Familienleben 23; Verdauungsstörungen 99
Kleinkinder: gesunde Kost 54; Verdauungsstörungen 99, *100 f.*
Klima 22, 44, 57
Knie, Stärkung 107 f.
Knochen: -einrenken 86; Stärke 40
Knochenmark 40
»Knochenmarkwäsche« 64
Kochen 58 ff.
Kolik bei Kleinkindern 136
Kommentierter Klassiker der Schwierigkeiten (*Nan Jing*) 11
Kommunismus 12 f.
Konstitution 22, 43
Konsultation 150–152
Kopfschmerzen 14, 38, 136; und Gallenblasenmeridian 24, 38
Korea 6, 13 ff., 156
Körperliche Betätigung 45
Krankheit; infolge Disharmonien 22 f.; Diagnose 12, 22, 151 f., *151 f.*
Kräuter: Heilkunde 6, 8, 16 f., 43, 99, 103–125, 127; Behandlung 155; Eigenbehandlung 111 ff.; Einzelkräuter *110*, 114–117; Empfehlungen 112; Geschichtliches 12, 103 f.; Hausapotheke 111 f.

Kontraindikationen 109; für die Massage 86; als Nahrungsmittel 53, 61; Rezepturen 113, 118–125; tierische Bestandteile 104; Verabreichung 109–111; Vorsichtsmaßnahmen 109; Wirksamkeit 103, 105

Krebs 89

Kreuzschmerzen 40, 138 ff.

Kribbeln 38, 138

Kulturrevolution 17, 64

Kummer 23; Auflösung negativer Energie 70, 70 f.

L

Lao-tzu (Laotse) 20, 157

Lebensstil 42–61; vorgegebener 43 f.

Leber; Auflösung negativer Energie 70, 70 f.; Disharmonien 38; entsprechendes Element Holz 30, 36–38; sonstige Entsprechungen 38; Massage 99, 100; Meridiane und Punkte 26–28, 39; gepaartes Organ 24; Puls- und Zungendiagnose 151 f., 151 f.

Leitbahnen s. Meridiane

Lendenschmerzen 107 f.

Lenkergefäß 24, 81; Meridian und Punkte 26–28, 29

Lethargie 45

Li Shi-Zhen 12, 12

Lunge 23, 30–34, 44; Auflösung negativer Energien 71, 70 f.; Disharmonien 34; Entzündung 23; entsprechendes Element Metall 30, 32–34; sonstige Entsprechungen 34; Meridiane und Punkte 26–28, 35; gepaartes Organ 24; Puls- und Zungendiagnose 151 f, 151 f.

M

Magen: Ernährung 56–58; Massage 99, 100; Meridian und Punkte 26–28, 37; gepaartes Organ 24; Schwäche 47; Zungendiagnose 152

Mantra 49

Massage siehe chinesische Massage

Maße und Gewichte 113

Mastdarmvorfall 35

Masturbation 46

Meditation 7, 24, 43 f., 46, 48–52, 127; Definition 48 f.; Haltung 49, 50; und Konzentration 49; Lehrer 52; Raum 52; Übung 51; Zeit für 52

Medizin, Schulen 13

Menstruation: Beschwerden 23, 99, 138; körperliche Betätigung und 45

Meridiane 20, 24, 26–28; Disharmonien 24; Eigenmassage 74, 74–76; -paare 24; Punkte 24 ff.; »Sonderleitbahnen« 24

Metall (Element) 30, 32–34

Milz 34–37; Auflösen negativer Energie 71, 70 f.; Disharmonien 35 f., 47; entsprechendes Element Erde 30 f.; sonstige Entsprechungen 36; Ernährung 56–58; körperliche Betätigung 45; Massage 90, 99, 100 f.; Meridian und Punkte 26–28, 37; gepaartes Organ 24; Puls- und Zungendiagnose 151 f., 151 f.

»Milz-und-Magen-Stärkungs«-Schule 13

Missionare 16 f.

Mitgefühl 87

Mitte, Energie sammeln 68, 68 f.; finden 67

Mönche, buddhistische 14 ff., 63 f.

Moxibustion 16, 154 f., 154

Mückensehen (Mouches volantes) 38

Müdigkeit 32, 34 f., 40, 44 f.

Mund, trockener 32, 34

Muskelschmerzen 99, 132

N

Nabel, Energie sammeln im 68, 68 f.

Nachtschweiß 32, 34, 40, 47

Nackenschmerzen

Nahrung: Energie 53–56; Geschmacksrichtung 54; und Gesundheit 52–61; Gelüste 55; verschobene 53; Zubereitung 58

Natur, Beziehung zur 30, 44

Nieren 20, 38 ff.; Auflösung negativer Energie 70, 70 f.; Disharmonien 40, 47; schädliche Energie 44; entsprechendes Element Wasser 30, 38; -haushalt 40; Lungenenergie 33

ser 30; sonstige Entsprechungen 30, 40; körperliche Betätigung 45; Kräuterheilmittel 106 ff.; Meridian und Punkte 25, 26–28, 41; gepaartes Organ 24; sexuelle Betätigung 45 f.; Puls- und Zungendiagnose 151 f., 151 f.

»Nördliche Heilkunde« (Thuoc bac) 16

O

Obst 57

Ödem 40

Ohrensausen 40

Ohrenschmerzen 136

Organe: Gefühlsentsprechungen 32 ff.; Lage 31; Organentsprechungen 30–41; -paare 24; und Qi 20; Reinigung 70, 70 f.

Ostheopathie 99

P

Parasiten 47

Perikard siehe Herzbeutel

Periode siehe Menstruationsbeschwerden

Prämenstruelles Syndrom 38, 138

Präventivmedizin 7; An Mo 88

Pubertät 43

Pulsdiagnose 12, 151, 151

Punkte 24 f., 26–28, 29, 33, 35, 37, 41; Qi-Gong- 66, 66

Q

Qi 6 f., 19–41, 77; Behandlungsmethoden 7; Disharmonien 21–23; Definition 20; Elemente 31–41; Energieniveau 24–29; -Fluß 24; Funktion 21; Lebensstil und 41–48; durch Massage 86 f.; Rolle 20 f.

Qi Gong 6 ff., 17, 24, 43 ff., 63–83, 127; Anleitungen 67; äußeres 77, 77–80; Definition 63; Geschichtliches 63 f; inneres 81, 81–83; Punkte 66, 66; stilles 68, 68 f.; Übungen 68–83, 68–83; unwillkürliches 65; Zweck 64

R

Rauchen 44

Regelblutungen mit Schmerzen 138

Reife (Alter) 23

Reizbarkeit 38

Rezepte 59–61

»Rezepturen für zweiundfünfzig Leiden« (Wu shi er bing fang) 103

Rückenschmerzen 138 ff.

Ruhe 43 f.

S

Säfte: Disharmonien 21; Fluß 24; Funktion 21; Samenflüssigkeit 45 f.

Samenerguß: Erschöpfung sexueller Energie 46; vorzeitiger 40

Sanjiao s. Dreifacher Erwärmer

Schamanentum 11, 13

Scheidenfluß 36, 140

Schlaflosigkeit 32, 142

Schlankheit, übermäßige 34

Schleim s. Feuchtigkeit

Schnupfen 144

Schreikrämpfe 99

Schröpfen 155, 155

Schulterschmerzen 140

Schwangere, Diät 54 f.

Schwimmen 45

Seelische Gesundheit 47 f.

Seelische Störungen 32

Sehnen 38

Selbsthilfe 9

Sesamöl, geröstetes 89

Sexuelle Betätigung 45 f.; Jugendlicher 23

Sexuelles Verlangen 40, 45

Shen 70, 77

Shinto 14

Sicht, getrübte 47

Signaturenlehre 106

Sorge: Auflösen negativer Energie 70 f., 70 f.

Sportler 65

Streitende Reiche 11

Streß 43 f.

Stuhl, abnormer 36, 40

»Südliche Heilkunde« (Thuoc nam) 16

Sun Si-miao 12, 12

T

T'ai Chi Chuan 6 ff., 45, 46

Taiwan 14, 111

Talkumpuder 89

Tanzen 65

Taoismus 11, 15, 17, 20, 48

Taubheit 40

Tee 109

ten Rhijne, Willem 16

Tennisarm 45

Tibet 14, 48 f.

Ticks 38

Tigerbalsam 89

Traditionelle chinesische Medizin (TCM) 14

Traditionelle vietnamesische Medizin 16

Tui Na 6, 24, 86, 99

U

Übelkeit 144

»Über kälteinduzierte Krankheiten« Shang-han Lun) 11, 103 f.

Überlieferung 17

Übungen 7 f.

Unfruchtbarkeit 40

V

Vegetarisch essen 58

Verdauungsstörungen 35; bei Kindern 99; Kindermassage bei 100 f.

Vergeßlichkeit 32

Verletzungen 47, 146

Verschmelzen der Fünf Elemente 70 f., 70 f.

Verstopfung 40, 99, 146

Vietnam 6, 14, 16, 156

Visualisieren 48, 51

Vorsichtsmaßnahmen 9, 88, 109

W

Weissagungskunst 31

Wang Wei-yi 12

Wasser (Element) 30, 38; -haushalt 40; Lungenenergie 33

Wasserlassen, Störungen 33, 36, 40

Wechseljahre 43, 146

»Wertvoller Spiegel der östlichen Medizin« (Tongui pogam) 16

Westliche Medizin 6, 47; Einfluß des Ostens auf 16 f.

»Wichtige Verordnungen aus dem Goldenen Schrein« (Jin-gui Yao-lue Fang Lun) 12

»Wichtigste medizinische Techniken« (Ishinpô) 15

Wirbelsäulenverletzung 89

Witterung s. Klima

Würmer 47

Y

Yang, Schule zur Stärkung 13

Yasuyori, Tambo no 15

Yin und Yang 6, 11, 19 f.; Dualität 20, 30 f.; Elemente 30–41; Jahreszeiten 30

Z

Zahnen 99

Zellulitis 40

Zhang Zhong-jing 11 f., 12, 103 f.

Zittern 38

Zungendiagnose 151 f., 152

Über den Autor und die Berater

Dr. med. Stephen Gascoigne hat 1976 an der Universität Liverpool in Medizin promoviert. Darauf arbeitete er zuerst in der allgemeinen Medizin, bevor er 1983 seine eigene Praxis mit den Schwerpunkten Ernährung und Allergien eröffnete. Er hat sich 1985 in Shanghai im International College of Chinese Medicine in Akupunktur ausbilden lassen und nach dem Abschluß seine eigene Akupunkturpraxis eröffnet, die er bis heute in West Cork in Irland betreibt. 1993 erwarb er das Diplom in chinesischer Kräuterheilkunde an der London Academy of Oriental Medicine. Er ist der Autor von *Prescribed Drugs and the Alternative Practitioner* sowie *The Manual of Conventional Medicine for Alternative Practitioners*. Letzteres ist inzwischen in vielen Fachhochschulen für alternative Medizin sowohl in Großbritannien als auch den Vereinigten Staaten ein Grundlagenwerk. Er gibt Vorlesungen in einigen Universitäten, unter anderem im *Integrated College of Chinese Medicine* in Reading (England).

James MacRitchie ist Qi-Gong-Lehrer und Autor weithin anerkannter Bücher über Qi Gong (z. B. *Qi Gong*, Fischer-Tb., 1995). Außerdem gibt er *The International Chi Kung/Qigong Directory* (das bei der unten aufgeführten Adresse bezogen werden kann) heraus. Er hat vor der *National Commission for the Certification of Acupuncture (NCCA)* das Diplom in Akupunktur erworben und zusätzlich ein englisches Akupunkturexamen abgelegt. Seit 1977 übt er klassische Akupunktur aus, ist stellvertretender Leiter an *The Chi Kung School at The Body-Energy Center* und Mitglied der Pekinger *World Academic Society of Medical Qigong*. Darüber hinaus ist er Präsident der Gründerversammlung von *The Chi Kung/Qigong Association of America*.
Anschrift:
The Chi Kung School at
The Body-Energy Center
PO Box 19708
Boulder, CO 80308, USA
Tel.: 1–3 03–4 42 31 31
Fax: 1–3 03–4 42 31 41

Der Geisteswissenschaftler *Robert Cran* hat im *Nanjing College of Traditional Chinese Medicine* einige Bereiche der chinesischen Medizin studiert, darunter die chinesische Massage, Akupunktur und Kräuterheilkunde. Er ist Mitglied verschiedener Berufsverbände einschließlich des *British Acupuncture Council* sowie des *Register of Chinese Herbal Medicine* und *Register of Chinese Massage Therapy*. 1991 hat er die *London School of Chinese Massage Therapy* gegründet. Er führt eigene Praxen in chinesischer Medizin in London, Durban und in Kerala in Indien.
Anschrift:
The Chinese Medicine Practice
253 East End Road
East Finchley
London N2 8AY
Tel. und Fax: + 44–1 81–4 44 01 03
E-Mail:
101340. 1114@compuserve.com

Dank

Besonderer Dank gebührt allen meinen Lehrern, darunter Nguyen Tinh Thong, für die Vermittlung eines reichen Wissensschatzes, und ebenso meinen Patienten, deren Offenheit mich immer aufs neue inspiriert.

Viele haben an diesem Buch mitgearbeitet, denen ich sehr zu Dank verpflichtet bin, unter anderem Lei Zhou An, Ian Breakspear, Stefan Chmelik, Hilary Gascoigne, Angela und John Hicks vom College of Integrated Chinese Medicine, Kirk G. Haney, Stephen Janz, Efrem Korngold, Susan Mears und Alan Treharne sowie Zoë Hughes, Tessa Monina und Pritty Ramjee vom Verlag Eddison Sadd für ihren großen Einsatz und ihr berufliches Können.

Speziell danke ich Robert Cran und James MacRitchie für ihre wertvollen Beiträge.

ABBILDUNGSNACHWEIS

12 (Bronzefigur) aus Reid, Daniel, *Chinese Herbal Medicine*, 1996 Kümmerly + Frey; 12 mit freundlicher Genehmigung des *Needham Research Institute*; 20 E. T. Archiv; 25 Wellcome Institute Library, London; 45 Bridgeman Art Library, London; 46 Keith Cardwell/Impact; 64, 104 mit freundlicher Genehmigung des *Needham Research Institute*; 106 Melanie Friend/The Hutchison Library; 110 J. Hart/The Hutchison Library; 151 Wellcome Institute Library, London; 153 Images Colour Library; 154 Agiajara/Visions/Impact; 155 © 1996 Nik Wheeler.

EDDISON SADD dankt den Modellen Sarah Adie, Robert Cran, Maxine Deslandes, Jacqueline McLellan, Sarah Pritchard, Emma Smith, Lin Jun Wen und Ethan West.

EDDISON SADD EDITIONS

Herausgeber: . . . . Zoë Hughes,
Tessa Monina
Art Director: . . . . Elaine Partington
Art Editor: . . . . Pritty Ramjee
Fotografie: . . . . Gill Orsman,
Stephen Marwood
Make-up: . . . . Karen Fielding
Illustrationen: . . . . Julie Carpenter,
Anthony Duke